肿瘤中医外治法

主编 贾立群 李佩文

中国中医药出版社
·北 京·

图书在版编目（CIP）数据

肿瘤中医外治法/贾立群，李佩文主编 . —北京：中国中医药
出版社，2020.6（2022.12 重印）
ISBN 978－7－5132－6066－4

Ⅰ. ①肿…　Ⅱ. ①贾…　②李…　Ⅲ. ①肿瘤－外治法
Ⅳ. ①R273

中国版本图书馆 CIP 数据核字（2020）第 006283 号

中国中医药出版社出版

北京经济技术开发区科创十三街 31 号院二区 8 号楼
邮政编码　100176
传真　010－64405721
三河市同力彩印有限公司印刷
各地新华书店经销

开本 880×1230　1/32　印张 11.5　字数 289 千字
2020 年 6 月第 1 版　2022 年 12 月第 2 次印刷
书号　ISBN 978－7－5132－6066－4

定价　58.00 元
网址　www.cptcm.com

服务热线　010－64405510
购书热线　010－89535836
维权打假　010－64405753

微信服务号　zgzyycbs
微商城网址　https://kdt.im/LIdUGr
官方微博　http://e.weibo.com/cptcm
天猫旗舰店网址　https://zgzyycbs.tmall.com

如有印装质量问题请与本社出版部联系（010－64405510）

《肿瘤中医外治法》
编委会

编写说明

中医学已有几千年历史，在悠久的历史长河中，中医学不断发展和创新，为人民的健康做出了独特贡献。中医外治法是中医临床重要的诊疗方法之一，具有"简、便、验、廉"的特色。早在两千多年前，《黄帝内经》就记载应用膏法、熨法、熏法等外治方法治疗疾病。此后，在中医学发展过程中，中医外治法被不断丰富和完善。清代医家吴师机的《理瀹骈文》成为中医外治学发展史中的经典著作。"外治之理即内治之理，外治之药即内治之药，所异者法也。"这一理论指导后人在中医外治法中不断实践和创新，解决了临床中多种疑难病证，丰富了中医临床诊疗手段和方法，形成了中医内病外治的诊疗特色。

近四十年来，中医外治法在肿瘤临床上不断创新和应用，已成为中医肿瘤专科的重要特色技术。中日友好医院中西医结合肿瘤内科早在二十世纪九十年代初就研制了治疗癌性疼痛、恶性胸腹水的外用制剂，取得了很好疗效，引领了当代肿瘤中医外治法的发展。此后，在解决肿瘤放疗、化疗、靶向药所致各种并发症的实践中形成了各种中医外治技术，并运用现代药理学实验技术阐明了其作用机理及作用途径，为肿瘤中医外治法提供了理论基础。肿瘤中医外治法是当代中医的一个重要创新领域，本书编写旨在为肿瘤外治法的发展起到促进作用。

本书编写以中日友好医院中西医结合肿瘤内科之中医外治法在肿瘤临床上的应用技术和实验研究成果为主要内容，兼收了全国其他肿瘤专科验证有效的中医外治技术和方法，并且得到了国医大师朱良春老师的指导和启发，在此特别致谢。

本书可供肿瘤临床医生参考，但是由于编者水平有限，难免有不妥之处，还望读者提出意见和建议，以便修订时完善。

中日友好医院　贾立群

2020 年 1 月

目 录
CONTENTS

第一章　概述 ……………………………………………… 1

　　第一节　肿瘤与中医外治法 ……………………………… 1

　　第二节　中医外治的常用方法及特点 …………………… 4

　　第三节　中医外治法的优点与注意事项 ………………… 9

第二章　中医外治法药理学研究 ………………………… 13

　　第一节　药物透皮吸收检测实验方法 …………………… 13

　　第二节　常用促透技术 …………………………………… 16

　　第三节　中药透皮促进剂研究进展 ……………………… 29

　　第四节　中医外治法治疗恶性肿瘤并发症的实验研究 … 44

　　第五节　中医外治法防治化疗相关不良反应的实验研究 … 58

　　第六节　中医外治法防治放疗相关不良反应的实验研究 … 71

第三章　中医外治恶性肿瘤并发症 ……………………… 76

　　第一节　恶性胸腔积液 …………………………………… 76

　　第二节　恶性腹腔积液 …………………………………… 85

　　第三节　癌性疼痛 ………………………………………… 96

　　第四节　肿瘤所致多汗症 ………………………………… 128

　　第五节　恶性心包积液 …………………………………… 132

　　第六节　恶性不完全性肠梗阻 …………………………… 136

　　第七节　褥疮 ……………………………………………… 145

第四章　中医外治肿瘤化疗相关不良反应 ················ 154

第一节　周围神经毒性 ·················· 154

第二节　手足综合征 ··················· 161

第三节　化疗药物外渗 ·················· 168

第四节　化疗性静脉炎 ·················· 177

第五节　恶心呕吐 ···················· 188

第六节　骨髓抑制 ···················· 192

第七节　脱发 ······················ 198

第八节　化疗引起的关节痛、足跟痛 ··········· 201

第五章　中医外治肿瘤放疗相关不良反应 ·············· 206

第一节　放射性皮肤损伤 ················· 206

第二节　放射性食管炎 ·················· 217

第三节　放射性直肠炎 ·················· 223

第四节　头颈部放疗不良反应 ··············· 229

第六章　中医外治肿瘤手术相关并发症 ·············· 254

第一节　上肢淋巴水肿 ·················· 254

第二节　术后腹胀 ···················· 261

第三节　术后创口不愈 ·················· 266

第四节　术后胃瘫 ···················· 268

第七章　中医外治肿瘤生物靶向药及免疫相关不良反应 ······ 276

第一节　生物靶向药物相关皮疹 ············· 276

第二节　靶向药物所致皮肤干燥综合征 ·········· 281

第三节　靶向药物所致手足皮肤反应 ··········· 283

第四节　免疫相关性皮肤不良反应 ············ 284

第八章　中医外治肿瘤常见症状 ················· 288

第一节　便秘 ······················ 288

第二节　腹泻 ……………………………………… 292

第三节　失眠 ……………………………………… 297

第四节　下肢水肿 ………………………………… 302

第五节　头痛 ……………………………………… 306

第六节　疲乏 ……………………………………… 309

第九章　中医外治肿瘤 ………………………… 314

第一节　皮肤癌 …………………………………… 314

第二节　食管癌 …………………………………… 318

第三节　宫颈癌 …………………………………… 320

第四节　结直肠癌 ………………………………… 326

第五节　乳腺癌 …………………………………… 330

第六节　黏膜白斑 ………………………………… 334

第七节　原发性肝癌 ……………………………… 339

第八节　前列腺癌 ………………………………… 342

第十章　温经通络中医外治法 ………………… 345

第一节　经络疏通疗法 …………………………… 345

第二节　温通穴位贴 ……………………………… 348

第三节　通络散洗剂 ……………………………… 352

第四节　舌痛调护法 ……………………………… 355

第一章 概述

恶性肿瘤外治法散见于中医历代医著，早在两千多年前的《周礼·天官》就有记载："疡医掌肿疡、溃疡、金疡、折疡之祝药、劀杀之剂。"其中"祝"的意思就是用药外敷，"杀"是用药腐蚀。《灵枢·痈疽》曰："发于腋下，赤坚者，名曰米疽，治之以砭石，欲细而长，疏砭之，涂以豕膏。"文中的"豕膏"即是用豚脂调制而成的外用软膏剂。宋代东轩居士用麝香膏治疗癌发，杨士瀛用蓖麻子、乳香膏、神功妙贴散治疗"癌"症，窦汉卿将金银烙铁用艾火烧红治疗唇癌，明代陈实功用阿魏化坚膏治疗失荣（恶性淋巴瘤），清代名医王维德用"活蟾破腹连杂，以蟾身刺孔贴于患口，连贴三日"治疗乳岩，清代吴谦在《医宗金鉴》中指出，乳岩初起"速宜外用灸法""外贴季芝鲫鱼膏"。《理瀹骈文》一书中也曾介绍噎膈、反胃、积聚等外治方法，把肿瘤外治法向前推进了一步。

第一节 肿瘤与中医外治法

一、恶性肿瘤概述

恶性肿瘤已经成为威胁人类健康和生命的重要疾病。根据世界卫生组织（WHO）的报告，2000 年全球癌症死亡人数已经超过700 万大关，占全部死亡人数的 12%（在发展中国家占 9%，在发达国家占 21%）。流行病学数据显示，2011 年中国肿瘤登记年报数表明，2008 年我国肿瘤登记地区癌症新发病例近 20 万，发病率为

299.12/10 万，累积（0~74 岁）为 22.27%，死亡率为 184.67/10 万。全国有肿瘤登记地区，恶性肿瘤发病率居第 1 位的是肺癌，其次为胃癌、结直肠癌、肝癌和乳腺癌，前 10 位恶性肿瘤占全部恶性肿瘤的 75.94%，已经造成了沉重的社会负担。目前，肿瘤治疗手段主要有手术治疗、化学药物治疗、放射治疗、生物靶向治疗等，其目的都是为了提高患者的生活质量，延长生存时间。

二、中医外治与肿瘤

恶性肿瘤及其合并症病情多变，牵涉脏腑器官较多，症状复杂，外治法在疾病各个阶段都可以应用，尤其进入中晚期后，患者多出现疼痛、胸腹水、淋巴结肿大等并发症，此期中医多辨证为本虚标实、虚实夹杂，在治疗上往往顾此失彼，困难很大。由于正气已虚，患者体质较差，常用的软坚散结、活血破瘀等治疗方法及药物受到一定限制，而外治法则无此禁忌。中药的局部治疗药效专一，且可灵活调整，一些患者口服汤药困难，则可以通过中药灌肠、穴位贴敷等方法使药物作用于身体，达到治疗目的。

三、中医外治肿瘤领域取得的成果

近年来，中医外治法在肿瘤相关治疗中取得了许多成果。中日友好医院中西医结合肿瘤内科在老一代肿瘤专家张代钊教授、李佩文教授带领下，经过二十多年的发展，在中医外治肿瘤方面形成特色。尤其是在防治癌性疼痛、恶性胸腹水、化疗性周围神经病变及手足综合征、放化疗性口腔黏膜炎等方面，研制而成特色中药外用制剂，具有起效快、安全、方便、经济等特点。

1. 痛快消乳膏外敷治疗癌性疼痛

中日友好医院中西医结合肿瘤科首次针对中重度骨转移癌痛开展了多中心、前瞻性、随机、对照临床研究，审因辨证为"阴瘤阻络"，建立中医"消瘤散结"治法，形成痛块消乳膏外治技术，联合吗啡滴定，可有效控制癌痛，疼痛缓解率93.94%，并可减少吗啡用量、延长疼痛缓解时间，较单纯使用吗啡组有明显优势。将吗啡滴定给药原则与中医外治相结合，最大程度消除了癌痛个体化差异和阿片类药物用量误差，开拓性地建立了客观、量化、伦理的中医癌痛疗效评价模式，并首次复制了乳腺癌骨转移癌痛大鼠模型，从癌性骨痛、骨质破坏、骨转移肿瘤生长三个方面，阐明了痛块消乳膏外用中药治疗骨转移癌痛的作用机理。

2. 通络散洗剂治疗周围神经毒性和手足综合征

中日友好医院中西医结合肿瘤科经过临床观察和对中医外治化疗所致周围神经毒性和手足综合征的研究，辨证为"寒凝络阻、毒蕴生疮"，率先提出"温经通络、解毒止痛"治法，获得同行专家共识，创建通络散洗剂外治技术，疼痛缓解率88.06%，有效改善患者生活质量，解决了长期以来国内外肿瘤临床对此种疼痛缺乏有效治疗的难题。同时建立化疗药物神经毒性疼痛动物模型，发现中药淫羊藿、老鹳草等外用可保护背根神经节、改善神经传导速度、降低 P 物质表达，从而促进表皮神经纤维再生。

3. 实脾消水膏外敷治疗恶性胸腹腔积液

中日友好医院中西医结合肿瘤科经过十余年的临床观察，参阅中医经典与国内外文献，并经过临床实践反复验证，最终得出治疗恶性胸腹腔积液的有效治疗原则——益气消饮，温阳化瘀。这打破了以往以健脾利水为主要治则治疗恶性胸腹腔积液的思路和方法，开辟了恶性胸腹腔积液治疗的新途径，形成了中晚期恶性肿瘤患者疑难并发症治疗的关键技术。恶性胸腹腔积液是晚期恶性肿瘤的常见合并症，严重影响患者生活质量。常规胸腹腔穿刺引流、利尿、全身及腔内化疗的疗效有限，毒副反应较大，中晚期肿瘤患者无法耐受。中药外治技术具有简、便、效、廉的特点，很好地开辟了恶性胸腹腔积液的治疗新途径。中日友好医院中西医结合肿瘤科系统、深入地研究了中药外治恶性胸腹腔积液的作用机制。基础研究证实，中药实脾消水膏外用对多种小鼠腹水癌有明显抑制作用，并通过体外透皮吸收和体内透皮吸收实验，测定中药消水膏多种有效成分可以透皮吸收，从而达到抑瘤、消水、调节免疫的作用。课题组率先在国内复制成功了肺癌胸膜转移模型，进一步证明了该药的作用机理。

第二节　中医外治的常用方法及特点

应用中医外治法治疗恶性肿瘤可谓源远流长，早在两千多年前的《内经》中已有记载。如《灵枢·痈疽》曰："发于腋下，赤坚者，名曰米疽，治之以砭石，欲细而长，疏砭之，涂以豕膏。"外治鼻祖吴师机在《理瀹骈文》中提出："外治之理，即内治之理，外治之药，即内治之药，所异者法耳。"临证善用敷、熨、熏、擦等各种外治方法，治疗多种疑难病证，尤其癥瘕、痈疽等类似现代肿瘤的病证，并将其特点总结为简、便、效、廉。近年来，中医外治法以其用药量少、不良反应少、疗效明确、患者易接受等优势，越来越得到临床的广泛应用，在控制肿瘤并发症、减轻放化疗不良反应、改善症状等方面发挥其独特疗效，近年来成为肿瘤专科特色技术之一。特别是在癌性疼痛、恶性胸腹水、口腔溃疡、化疗性周围神经病变等方面，具有很好疗效，受到国内外同行的关注。肿瘤临床常用的中医外治方法有敷贴、涂擦、浸泡、熏洗等，也引入了雾化吸入、离子导入等新技术。

一、贴敷疗法

敷贴疗法是将鲜药捣烂或将干药研成细末，制成膏药、药饼，或直接涂敷于患处或穴位上的一种外治法。早在《内经》就有"内者内治，外者外治"的记载。敷贴疗法给药途径直接，药源广泛，药物取材多较简单，不用耗费过多金钱。贴敷药物的制作可简可繁，家庭多用较简单的药物配伍及制作，易学易用，经简单学习就可掌握要领，不用复杂的机器和医疗设备，无论是医生还是患者或者家属，都可兼学并用、随学随用，易于推广。

此外，贴敷疗法是药物直接敷于体表，而达到治病的目的，便于随时观察病情的变化，随时加减更换，很少发生副作用，具有稳定可靠的特点。贴敷疗法常用制剂类型有散剂、糊剂、膏剂及丸剂等。

1. 直接敷贴法

直接贴敷法是应用新鲜生药，捣成泥状，外敷于肌表等病变部位。

适用范围：适用于体表肿瘤、癌性疼痛、肿瘤的一些并发症及化疗药物对局部组织和血管的刺激。如应用芦荟和马铃薯，以适当比例捣成泥状，直接外敷患处，可治疗化疗引起的静脉炎。

2. 膏药外敷法

膏药是中医外治的一大特色剂型，可使药力直达病所。其使用方便，吸收面积固定，持续时间长，可减少用药次数。

（1）薄贴法：硬膏古称薄贴，是用膏药外贴穴位或患部以治疗疾病的方法。清代《医学源流论·膏药论》中云："今所用之膏药，古人谓之薄贴。"硬膏剂是用药物浸于植物油中煎熬，并加入黄丹再煎，利用黄丹在高热下发生物理变化凝结而成的制剂，俗称药肉。因其富有黏性，敷贴后能固定患处，使患部减少活动，保护溃疡创面，可以避免外来刺激或感染。由于硬膏的制备较复杂，临床广泛应用受到限制。

（2）软膏外敷法：软膏包括油膏和水煎膏。油膏是将药物与油类基质，如猪脂、麻油、白矾及凡士林等煎熬或捣匀成膏的制剂。其优点是柔软、润滑，无板硬黏着不舒的感觉，尤其适用于病灶的凹陷褶缝之处，或大面积溃疡。水煎膏是将药物水煎后加入赋形剂而成，例如中日友好医院院内制剂抗癌消水膏，水煎制剂中加入薏苡仁煎成糊状，外敷于体表，治疗恶性胸腹水，具有药量大，药效强等特点。

适用范围：该制剂适用范围很广，适用于体表肿瘤、癌性疼痛、恶性胸腹水等并发症，在肿瘤治疗的全过程皆可配合使用。

3. 散剂外敷法

散剂也称粉剂，系药物粉碎、均匀混合而制成的干燥粉末状制剂，加水、酒、醋、蜂蜜、猪胆汁、麻油等调和，直接敷于皮肤局部，是传统固体剂型。散剂药物粉碎程度大，易铺散，覆盖面积广，制备工艺简单，储存、携带比较方便。但其易吸潮变质，刺激性、腐蚀性强的药物，以及含挥发性成分较多的药物一般不宜制成散剂。

适用范围：例如，止汗散（五倍子等组成）敷在神阙穴，对多汗症具有很好疗效。

二、浸洗法

浸洗法包括洗、沐、浴、浸、渍、浇、喷、噀等外治方法，与现代理疗学中的水疗法相似，所不同者，水疗法只是利用水的冷热温凉等物理性能来治病，而浸洗法兼有发表、祛寒、行气、活血、退热、解毒等作用，扩大了治病范围。

洗法、沐法、浴法：这三种外治方法基本相同，都是将药物煎成药液，对患者的局部或全身进行洗浴，如洗头、洗手、洗足、洗澡等。

浸法、渍法：这两种方法基本一致，但所需要的药液较多，时间较长。所不同的是，渍法比浸法的时间更长一些。

浇法、喷法、噀法：这三种方法基本相似，做法也相当方便。其特点是时间短，所用药液少。用这三种方法对患者不同部位疾患施药时，可灵活运用，互为补充。

适应证：化疗引起的周围神经毒性、手足综合征；手术并发症，如乳腺癌术后上肢水肿等。

三、涂搽法

涂搽法主要用于酊剂，所谓酊剂即指药物用规定浓度的乙醇浸出或溶解而制成的澄清液体制剂。酊剂制备简单，易于保存，一般盛于避光容器中，放于阴凉处保存即可。因酊剂有刺激性，凡破溃后或皮肤有糜烂者均禁用。

适用范围：例如，止痛酊（中日友好医院制）直接涂搽于肌表，具有活血化瘀，疏经通络，行气散滞之功，尤其适用于各种癌性疼痛等。

四、箍围消散法

将药散与液体调制成糊状敷贴于患部，借助药散箍集围聚、收束疮毒的作用，使肿块消散。即使肿瘤破溃后余肿未消者，亦可用它来消肿，截其余毒。溃后肿势散漫不聚而无集中之硬块者，也可使用。

适用范围：主要适用于甲状腺癌、乳腺癌，以及其他肿瘤转移至体表引起体表肿块者。

五、熨法

将药物炒热后装入布袋内，或将棉絮布纱等物投入药物或药酒中煮过后绞干敷于体表，借助于热力的物理作用，有时加酒、醋等挥发性液体，更常配以芳香性药物而起窜透作用。这样，比单纯热疗作用更显著。

适用范围：例如，健脾理气的药物经加温后外敷腹部治疗胃瘫等。

六、熏洗法

熏洗法是用药物煎汤，趁热在患部熏蒸、淋洗和浸浴的方法。早在东汉张仲景所著的《金匮要略》中就已载有用苦参汤熏洗治疗狐惑病蚀于下部者，可谓是熏洗法的最早记载。此法借助药力和热力的综合作用，可疏通腠理，流通气血，祛腐生肌，改善局部血供，适用于肛周病变、妇科肿瘤并发症等。

七、药捻法

将腐蚀药加赋型剂制成线香状的药捻，插入细小的创口中或瘘管、窦道内，以引流祛腐、促使其创口愈合的方法。常用于肿瘤术后并发瘘管或窦道者。药捻，又称药线、捻子、拈子、纸捻、药条，古代医籍中更有称之为"经"者。

八、腐蚀法

应用药性峻猛、能祛腐拔毒的药物敷于肿瘤表面，以腐蚀瘤体，从而达到使癌毒外泄、瘤体消散或脱落的目的。对于瘤体已溃破，腐肉糜烂，亦可用此法以祛除腐肉，生肌敛疮。例如，应用红花、紫草、姜黄等药物制成水煎剂，外敷治疗肿瘤溃烂等并发症，具有消瘤祛腐生肌之效。

九、灌肠法

是用导管自肛门经直肠插入结肠灌注液体，在肠道内发挥作用。其亦可达到供给药物、营养、水分等作用。

适用范围：治疗放射性肠炎、不完全性肠梗阻等。

十、雾化吸入法

雾化吸入法是将药液以气雾状喷出，由呼吸道吸入的方法。此种方法简便，吸入时黏膜用药均匀，吸收面积较大，药物易于进入黏膜表皮细胞，起效快，但是由于其给药途径的特殊性，应用范围不是很广，临床常用于肺部及鼻咽部的肿瘤。

十一、含漱法

是将配方药物煎成药汁后，让患者漱涤口腔，治疗口腔、咽喉肿瘤及并发症的方法。本法药汁可与黏膜直接接触，局部起效快，有清热解毒、祛腐除脓、清洁口腔等作用。

十二、塞法

将药物制成相应的栓剂，塞于阴道、肛门等处，以起到治疗作用。常用于阴道癌、宫颈癌、直肠癌等有局部病灶者。

十三、中药现代外治法

如中药离子透入法、超声药物透入法、中药介入法、腔内注入药物法等，对于多种肿瘤可起到直接的抑制和杀灭作用。

十四、针灸

包括针法与灸法，即用毫针、艾条等工具，加上一定的操作法，通过经络、腧穴的传导，起到温阳祛寒、活血散瘀、疏通经络、拔引蓄毒、调和气血等作用，从而治疗全身疾病，临床应用方便，无成瘾性和毒副作用。针刺法多用于癌性疼痛、癌性肠梗阻，以及化疗引起的骨髓抑制性恶心、呕吐等不良反应。

第三节　中医外治法的优点与注意事项

一、中医外治法的优点

外治法来源于长期的医疗实践，内容丰富，方法多样，手法、器械、药物并用，施治部位比较广泛，适用于内、外、妇、儿、五官等各科疾病，具有操作简便，价格低廉，奏效迅速，使用安全，副作用小，易于普及推广等特点。

1. 中医外治方法多样

一种病有多种外治方法。如口腔溃疡可用锡类散局部外搽；可以黄连水含漱；用细辛末涂脐，治疗复发性口疮效果良好；用大黄、九香虫等加入植物油，熬制成油剂，治疗口腔溃疡有神效；亦可以针刺内庭、厉兑等穴位，治疗胃火炽盛所致口腔溃疡。

2. 局部用药，可使药物直达病所

如用桂枝、红花、川芎、老鹳草、淫羊藿等温阳通络中药泡洗手足，治疗化疗药物所致周围神经毒性、手足综合征；用桃仁、红花、细辛、姜黄、透骨草、伸筋草等活血通络药物热敷患处，治疗乳腺癌术后上肢淋巴水肿；中药灌肠防治放射性肠炎；颈椎病项强臂麻，用活血通络的药物作枕，其疗效并不逊于内服，且免除了长期服药之苦。

3. 适宜于不能口服药物的人群和病种

婴幼儿口服药物比较困难，如外感发热，可用艾灸大椎穴，退热效果确切。幼儿遗尿可用五倍子等研末敷脐，也可用于治疗婴幼儿自汗、盗汗。流行性腮腺炎用仙人掌加鸡蛋清捣碎调敷患处有很好疗效。有些吐泻患者不能服药，可用生姜、半夏炒熨脘腹，一般30分钟可以止吐，或用生姜片贴于内关穴上来防治服药呕吐。恶性肿瘤患者合并胸腹水，且体弱不胜逐水攻下剂者，可用实脾消水膏外敷利水消肿。

4. 经济方便

如治疗胃脘冷痛，可艾灸中脘穴，或炒盐热敷脐部。治疗腹泻可用马齿苋煮水服，亦用艾叶煎水洗足治泄泻。可用大蒜泥涂足心治鼻衄。这些均有很好疗效。

5. 可用于急救和预防疾病

古方通关散可以治疗中风、痰厥，突然不省人事，行军散辟秽开窍，治中暑头晕目眩，神志不清，这都是中医常用的急救药品。中药灌肠的方法通过直肠给药，可使药效发挥迅速，现已成为中医急症的外治方法之一，如中药灌肠治疗高热昏迷，食醋熏蒸或滴鼻，可以预防流感。

6. 使用安全，副作用小

中医外治法避免了口服药物，可随时观察其适应和耐受情况，施治得当，剂量掌握得好，一般不会发生毒副作用，即使出现问题，亦可随时停用，方便掌握，不会给患者造成多大痛苦，较内服药安全。因此，其适应证广，禁忌证少，老弱妇幼皆宜。

二、中医外治法要注意的问题

1. 遵循辨证论治的原则

外治与内治虽然施治方法不同，但所依据的基础理论是统一的。因此，应用外治法首先必须以中医理论为指导，以辨证论治为原则。吴尚先曾经说过："外治必如内治者，先求其本，本者何？明阴阳，识脏腑也……虽治在外，无殊治在内也。"又说："外治之理即内治之理，外治之药亦即内治之药，所异者，法耳。"因此，只有在辨证的基础上遣药处方，才能取得预期疗效。

2. 选择适宜的外治方法

吴尚先说："大凡上焦之病，以药研细末，搐鼻取嚏发散为第一捷法；中焦之病，以药切粗末炒香，布包敷脐为第一捷法；下焦之病，以药或研或炒，或随症而制，布包坐于身下为第一捷法。"又说："若脏腑，则视病所在，上贴心口，中贴脐眼，下贴丹田，或兼贴心俞与心口对，命门与脐眼对，足心与丹田应。"明确告诫我们，要根据脏腑、三焦选择适宜的外治方法。在临床上，属心肺系统疾病，常选用吸入法，如熏烟治感冒、超声雾化治哮喘、气雾剂治心绞痛等。治肠胃病，用药物炒热熨胃脘、药末贴脐、中药灌肠等法，可使药力直达病所而收捷效。

3. 选择适宜的药物

外治之药亦即内治之药，然同一味药，内服要炮制，外治却要生用。例如：川乌、草乌、半夏、南星等。白芥子生用可引起发疱，若经炒制，则失去外治的功效。故吴尚先说："膏中用药必得气味俱厚者，方能得力，苍术、半夏之燥，入油则润，甘遂、牵牛、巴豆、草乌、南星、木鳖子之毒，入油则化，并无碍。又炒用蒸用，皆不如生用，勉强凑用，不如意换用。"外治除宜选取生、猛、气味俱厚的药物外，重金属和矿石类药，如轻粉、水银、朱砂、铅丹、雄黄、明矾、硫黄等，虽然有毒，但穿透性强，易于皮肤吸收，可适当配伍，从严掌握，短暂使用。另外，芳香走窜的麝香、冰片、丁香、肉桂等，可增强皮肤渗透吸收能力，故在外治法中经常选用。

4. 选择合适的赋形剂

外治给药途径主要是经皮肤渗透吸收，透皮吸收的多少，直接影响外治的疗效，因此，赋形剂的选择颇为重要。二甲基亚砜、氮酮为目前常用的皮肤渗透促进剂，用其调制药末，可提高透皮吸收能力，为理想的赋形剂。植物油的穿透性次于动物油，其黏稠度低，可适当加黄、白蜡使用。水、药汁、酒、醋制赋形剂，比干敷吸收要加快几倍，其共同缺点为无黏稠度，药粉易于干燥，对皮肤有刺激。蜂蜜有"天然吸剂"之称，用其作赋形剂，不仅可促进药物从皮肤吸收，且具有不易蒸发、防止干燥刺激的优点。此外，薏苡仁等中药亦可制成赋形剂使用。

参考文献

[1]吴震西．中医外治法浅说(五)[J]．中国乡村医生杂志，1995,(12):10-11.

[2]刘艳．中医多元疗法之常见外治方法的护理注意事项[A]．中华中医药学会、广西中医药大学．中华中医药学会第八次外治学术会议论文集[C]．中华中医药学会、广西中医药大学，2012:5.

第二章　中医外治法药理学研究

透皮给药系统（TTS）是指在皮肤表面给药，使药物以恒定速度（或接近恒定速度）通过皮肤各层，进入体循环，产生全身或局部治疗作用的新剂型。TTS 是无创伤性给药的新途径，其优点表现为：药物吸收不受消化道内 pH、食物和药物在肠道移动时间等复杂因素影响；避免药物在肝脏的首过效应；可持续控制给药速度；用药部位在体表，中断给药方便。在 TTS 研究中对药物的理化性质有严格要求，如适宜的溶解度、分子量、较低的熔点、适宜的辛酸－水分配系数及 pH 等。皮肤的屏障作用是决定药物渗透速度的关键。皮肤的渗透速度存在着个体差异及身体不同部位之间的差异。人体各部位渗透速度按下列顺序依次增加：足底、前臂、脚背、头皮、腹股沟、阴囊、耳后。由于皮肤的屏障作用，使大多数药物，即使起效剂量低、疗效高的药物，透皮渗透速度也难以满足治疗需要。因此，克服皮肤屏障作用，促进药物在一定时间内透皮渗透达到治疗量，是许多药物透皮给药系统研究的关键问题之一。

第一节　药物透皮吸收检测实验方法

一、体外经皮渗透实验方法

1. 静态小室

（1）双隔室静态小室：水平封闭性 Valia – Chien 扩散池是水平式（两室）扩散池最常见的形式，皮肤夹在两玻璃池之间，一侧为扩散池，另一侧为接收池。该法适用于液状透皮制剂的体外透皮实验。置穿透剂水溶液于实验皮肤的一侧，使其向另一侧具有一定流速的水溶液中扩散，两侧同时配有搅拌器，经一定时间后，测定药物浓度的变化。

（2）单隔室静态小室：垂直型的 Franz 扩散池，是目前常用的一种单隔室静态小室，其上部为扩散池，直接与空气接触，下部为接收池，两池之间为皮肤。将固定有实验皮片的释放池安装在单隔室的上侧，置药物透皮剂于离体实验皮肤上，在水浴中恒温一定时间，吸取实验皮肤下隔室中被搅拌溶液进行测定，监测药物透过情况。

2. 流通扩散小室

这种方法是一种比单隔室法更为先进的方法，主要模拟毛细血管的作用，在皮肤下加一灌注流以带走透过皮肤的物质，从而可获得更好的透皮吸收生理评价。该法虽好，但装置复杂，并未得到广泛应用。

3. 简单扩散小室

将实验皮片夹在一根装有实验药物的管的一端，并浸在一个大的含有接受液的池中。该装置十分简单，可因地取材，是一种常用的体外实验法，与上述装置相比，虽然不容易模拟体内的生理环境，但在一定程度上能反应体内的药物吸收情况。

4. 实验皮片选择

（1）离体动物皮肤：较为常用的实验动物皮肤是鼠的皮肤和家兔的皮肤。小猪的皮肤近似于人的皮肤，蛇蜕无活性、由纯角质层构成、无毛发、与人体皮肤相似，但渗透性略小，渗透速度与人的角质层接近，一般作为皮肤角质层模型用于体外实验。

（2）人工合成膜：尽管人工合成膜与在体实验相关性较差，但它能为控释膜的选择提供较为可靠的数据，而且实验结果易于重复，对于透皮吸收研究的标准化和质量控制具有重要意义。目前，应用比较多的人工合成膜有乙烯 - 醋酸乙烯共聚物薄膜（EVA）、壳聚糖（Chitosan）、硅橡胶薄膜（Silastic）。

（3）组织工程皮肤：组织工程皮肤作为皮肤模型，可以避免皮肤剥离等烦琐操作，克服易于破损的缺点，而且最大优势在于它的实验重现性好。EpiDerm、SkinEthic、EpiSkin 等多种组织工程皮肤获得商品化，被广泛应用于药物经皮吸收方面的研究。国内在这方面的研究刚刚起步，采用气 - 液界面方式培养 HaCaT 细胞构建适用于经皮给药研究的组织工程皮肤，目前已应用于实验研究。

二、体内经皮渗透实验方法

1. 化学测定法

该方法是根据药物透皮吸收的原理，直接将药膏涂在皮肤上，在不同间隔时间测定血、尿、粪中药物的含量，观察药物的透皮吸收情况。由于有些药物的透皮吸收量很小，药物在体内的分布和代谢很复杂，有时可用测定用药部位残存药物量来反映药物透皮吸收情况。

2. 组织检查法

该方法是通过检查组织及其切片以测定某些药物应用于皮肤后对局部组织的影响。

3. 同位素示踪法

该方法是利用放射性同位素标记药物来研究药物释放、穿透和吸收，是一种比较精确的方法，可以直接测定用药部位放射量的变化，也可测定体内血液、尿液或器官中的放射物质的量。

4. 生理反应法

该方法是根据生理作用，测定药物产生局部或全身作用的时间与程度。

5. 正常人体剩余量法

这种方法是以给药量与残余量的差值为药物的吸收量。根据药物在受试人体的残余量可知外用药未透过人体皮肤的药量，并计算回收率和透皮速率。

6. 微透析法

微渗析法（Microdialysis）是以透析原理为基础，在组织中植入一支薄的具半透性的透析管，模仿毛细管的作用，在组织细胞间隙测定药物浓度的一种在体连续取样技术方法。

7. 其他

常用药物透皮研究方法还包括放射免疫法（RIA）、化学发光免疫法（CLIA）及荧光标示法等。

大量实验表明，体内法能客观反映药物透皮吸收情况及对生理效应的影响，但操作复杂，要饲养实验动物，一些新药也很难用体内法进行实验。体外法操作简单，可以控制环境、考查药物透皮吸收的特定影响因素，不足之处是不能真实反映体内生物环境的影响。体内法与体外法之间有很好的相关性，但在药物滞后时间、释放速率方面差别很大。通过对实验资料的分析，建议筛选透皮吸收药物，应首先进行体外实验法，了解药物透皮吸收能力，并选择合适的透皮促进剂，通过控制用药环境考察药物透皮吸收的特定影响因素，然后选择适当的动物进行体内实验，掌握药物经透皮给药的用药量、药效及对皮肤的刺激作用，以确定临床疗效。

第二节　常用促透技术

一、化学促透技术

化学促透技术是指通过促透剂来增加药物吸收，是目前促进药物透皮吸收的主要手段。能帮助药物穿过皮肤角质层和表皮扩散的物质即为透皮促进剂及吸收促进剂，总称为促进剂。它是现代透皮给药系统研究中最活跃的成分之一。目前，促进药物透皮吸收的主要化学手段是透皮吸收促进剂，其作用机制可概括为溶解皮肤脂质或使蛋白质变性，从而促进药物在角质层的扩散性，增加药物在皮肤中的溶解度，使药物的透皮吸收率增加。透皮吸收促进剂的种类繁多，按其化学性质可分为两大类：合成促进剂和天然促进剂。

1. 月桂氮䓬酮及其类似物

月桂氮䓬酮（Azone）是促透剂的一个典型代表，只有在最佳浓度时才发挥最佳的促进作用，有研究认为，月桂氮䓬酮产生最佳渗透作用的浓度为2% ~6%，但因药而异。对亲水性药物的促透作用大于对亲脂性药物的促透作用。月桂氮䓬酮的促透作用起效慢，一般2 ~10小时，但维持时间长，有的一次使用可维持5天之久。月桂氮䓬酮对甾体类药物、抗生素类药物、抗肿瘤药、解热镇痛药、驱虫药、降压药、抗血栓药、治疗冠心病心绞痛药、抗真菌药、抗结核药、解毒药、非甾体类药物等均有促透作用。月桂氮䓬酮已应用到十几大类不同性质、不同疗效药品的透皮吸收制剂中，显示了极强的适应性。

2. 有机酸及其酯类化合物

研究者在人体皮肤上研究了不同脂肪酸对纳洛酮的促透作用差异，发现所有不饱和脂肪酸都比相应的饱和脂肪酸促透作用强。研究不同脂肪酸对环孢素A的透皮吸收速率影响，结果发现，其透皮吸收速率随脂肪酸双键数目的增加而减小，随着脂肪酸链的延长而增加。油酸是脂肪酸中应用最广泛的促透剂。

另外，研究发现，一些酯类也有很强的促透作用。N，N－二甲氨基乙酸十二烷酯（DDAA）对消炎痛的促透作用与月桂氮䓬酮相似，但用量少、起效更快。DDAA的衍生物N，N－二甲氨基异丙酸十二烷酯（DDAIP）对消炎痛的促透作用比月桂氮䓬酮更好。辛酸单甘油酯、辛基－6－氨基己酸、N－乙酰脯氨酸戊醇酯、一些胆碱酯类、一些内酰胺酯类都有较强的促透作用。

3. 吡咯烷酮类衍生物

该类物质具有较广泛的促透作用，对极性、半极性和非极性药物均有一定的促透作用。常用的有：1－丁基－3－十二烷基－2－吡咯烷酮、1－己基－2－吡咯烷酮、1－月桂酰－2－吡咯烷酮、N－甲基－2－吡咯烷酮等。该类促透剂与月桂氮䓬酮类似，具有用量低、毒性小、促进作用强等特点。

4. 溶剂类

主要有二甲基亚砜、丙二醇、乙醇等，常与其他类促透剂联合应用，起到协同作用。常用的组合有丙二醇/月桂氮䓬酮、丙二醇/油酸。将小青龙汤添加透皮促进剂改制成青龙贴剂，考察月桂氮䓬酮、丙二醇、冰片、薄荷油等4种透皮促进剂单独和任意2种合用的促渗效果，结果表明，月桂氮䓬酮和丙二醇合用促渗效果最优，药物透皮速度大于不同透皮促进剂单独应用时的促渗效果。

5. 天然产物中的促透剂

从中药中寻找新的透皮吸收促进剂正越来越引起研究者的重视。该类促透剂具有起效快、毒副作用小等优点，而且有的本身就具有较强的药理活性。常用中药透皮促进剂将在本章第三节中讨论。

二、物理促透技术

物理促透技术主要通过电磁场、超声波、激光等物理手段来促进药物的透皮吸收，最适宜于蛋白质、肽类和某些大分子药物的透皮吸收。由于需要特殊设备，限制了这类方法的应用。

1. 离子导入法（Iontophoresis）

离子导入法是一种促进药物透皮吸收很有潜力的方法，尤其适用于采用透皮促进剂难以奏效的药物，如多肽蛋白质等大分子药物和离子型药物等。通过改变皮肤的分子排列，使皮肤的渗透性发生变化，皮肤角质层随之形成孔道，由此增加肽类和蛋白质分子的透皮量。主要通过电斥、电渗作用和电流诱导，引起角质层结构紊乱等，使皮肤通透性增加。利用水平双室扩散池的方法，考察离子导入法，证明离子导入法有明显的透皮作用，并且离子导入与氮酮等促渗剂联用能起到协同作用。

采用益肾液离子导入治疗慢性肾功能衰竭肾阳虚证，结果表明，总有效率明显优于单纯西药组，中医症状积分明显下降，对畏寒肢冷、倦怠乏力、腰膝酸痛等症状治疗效果明显。采用眼底出血方联合中药离子导入治疗糖尿病视网膜病变，结果表明，联合离子导入治疗组的疗效及总有效率明显优于单纯口服中药治疗组。

2. 超声波法（Sonophoresis）

超声波法是指药物在超声波的作用下，通过皮肤进入组织的过程。超声波促进皮肤给药的机理可能是：①给药局部的热效应，造成药物通透性增加。②给药局部辐射压作用，使药物沿着波传播方向推动，促进其渗透。③给药局部声微流作用，能够引起药物的对流转运透过皮肤，特别是通过毛囊和汗腺的转运。④超声波产生空化作用，造成皮肤角质层脂质双层的无序化排列，促进药物经皮渗透。

与离子导入法相比较，超声波法可透过皮肤以下 5cm，而离子导入法达到的深度不超过 1cm。超声波促进抗生素、甾体类药物、烟酸酯类药物及胰岛素等透皮给药都已见报道。采用中药超声波足浴结合穴位按摩治疗变应性鼻炎，治疗后睡眠、非鼻/眼症状、鼻症状、眼症状、情感反应和生活质量总分均明显下降。

中药超声波足浴结合穴位按摩可有效治疗变应性鼻炎，改善患者生活质量，效果明显优于氯雷他定对照组。

3. 电致孔法（EP）

利用瞬时高电压脉冲电场，使细胞膜等脂质双分子层形成瞬时而可逆的亲水性孔道，从而增加细胞膜的渗透性。电压越大，形成的孔道数量越多，药物透皮量越大。脉冲数和脉冲时间增加，则药物累积渗透量增大。脉冲电场结束时，类脂分子重新恢复其原先的无序定向，从而关闭通道。电致孔法不仅能促进离子型药物和中性分子的透皮吸收，还特别适于大分子药物的经皮给药。电致孔法透皮给正清风痛宁治疗纤维肌痛综合征，结果表明，治疗后患者压痛点个数、类比定级法（VAS）指数评分和汉密尔顿抑郁量表（HAMD）评分均明显下降，疗效明显优于单纯口服阿米替林治疗组。

4. 驻极体

驻极体具有外场效应、内场效应、微电流效应和生物效应。利用驻极体产生的持续稳定的静电场和微电流，使皮肤角质层脂质双分子间形成暂时可逆的通道并拓宽毛囊孔径，从而增加药物通透量。研究表明，驻极体对利多卡因和环孢素 A 等具有体外透皮促渗作用，并且与化学促渗剂具有协同作用。

5. 微针

微针与其他物理促渗方法存在本质区别。离子导入、电致孔、超声导入等方法实施的结果都是打乱皮肤角质层脂质的有序排列，增加药物对皮肤角质层的渗透性，而微针则是在皮肤角质层上打开垂直、可见的通道，微针经皮给药准确、快速、方便、无痛，汇集了传统给药方式的优点。目前，其给药方式有如下 4 种：①将微针刺入皮肤形成孔洞，再将含药贴剂敷在治疗部位。②在实心微针包裹药物后，刺入皮肤持续释药。③将药物包裹于可降解的微针中，刺入皮肤释药。④通过空心微针微注射给药。

经研究表明，微针作用于皮肤后可显著增加纳米粒的皮肤内递送量，纳米粒沉积在皮肤中缓慢释放药物，有利于局部皮肤给药。通过研究中药清痹巴布剂透皮给药和加微针后中药清痹巴布剂透皮给药的药动学参数发现，微针处理后透皮给药青藤碱的药时曲线下面积、峰值浓度均增大，可促进青藤碱的吸收，提高生物利用度。

6. 磁导入（Magnetophoresis）

通过施加磁场，并未改变角质层通透性，而是通过"磁运动"促进药物经皮吸收。脂质体、纳米粒等新剂型同时包载药物和超顺磁粒子，可作为载药磁共振显影剂，用于肿瘤热疗及靶向治疗。当利多卡因贴片施加磁场后，其透皮稳态流量增强因子明显增加。施加磁场可提高药物油水分配系数。经磁导入后，药时曲线下面积比未施加磁场时增加 2 倍多。

7. 激光

利用激光冲击靶物质形成的光机械波对皮肤造成冲击，其产生的能量融蚀或者剥蚀角质层，可以促进大分子药物的透皮吸收。该方法可以精确地控制角质层的剥蚀，并且对角质层的融蚀是可以恢复的。有研究表明，将皮肤反复暴露于激光中，皮肤透过性将增加 100 倍以上。超激光联合芬太尼透皮贴剂可明显提高老年带状疱疹合并糖尿病的显效率，既发挥了芬太尼透皮贴剂长效、强效、快速镇痛、使用方便的长处，又发挥了超激光作用确切、不易复发及安全性高、无损伤的优势，是一种短程、高效的好方法。

8. 超速微粉注射

超速微粉注射系统经皮给药技术，是利用 N2 的超高速流体通过对固体粒子进行加速，将微粉化的药物以无针、无痛形式高速透过角质层，释放到表皮和真皮表面，经皮注入人体的方式。

9. 电极扫描系统（ESS）

电极扫描系统是药物在电场作用下流向皮肤，药物会在贴片与皮肤的界面保持过饱和状态，使药物有最大的输入。通过调节电场的大小和方向，可控制药物的输入，甚至还可将电场方向反转，使药物的流向反转，将药物从皮肤内导出，这对于临床诊断和血药浓度监控很有意义。

10. 其他

对局部皮肤进行脉冲加热，从而在角质层中形成水性通道，也能有效促进药物透皮吸收。

三、纳米药物载体的透皮给药

纳米药物载体主要有脂质体、微乳/纳米乳、固体脂质纳米粒、纳米球/纳米囊、聚合物胶束、树状大分子，以及无机纳米载体等。纳米药物载体在经皮给药领域的研究迅速增加，并已经成为热点。

1. 脂质体（Liposome）

脂质体是一层或多层脂质双分子膜以同心圆的形式包封而成的微型球状体，它具有亲水和疏水两重特性，因而能较好地包裹亲水性物质和亲脂性物质。脂质体经皮吸收后，通过生物转化释放出其包裹的药物，对亲脂性强，用其他基质难以使之渗透皮肤的药物，仍有促进作用。近年随着研究的深入，国内外学者在普通脂质体的基础上开发出 pH 敏感脂质体、隐形脂质体、热敏脂质体、前体脂质体、光敏脂质体等新型脂质体，这些新型脂质体可以增强携带药物的靶向性，提高药物的稳定性。采用薄膜分散法制备延胡索乙素柔性脂质体，用改良的 Franz 扩散池法研究其透皮吸收。结果显示，延胡索乙素柔性脂质体 12 小时内累积渗透量和皮肤内滞留率明显高于对照组（酊剂对照组）。采用乙醇注入法制备苦参素空间稳定脂质体，用葡聚糖凝胶 G - 50 柱分离，HPLC 测定包封率。结果显示，平均包封率符合《中华人民共和国药典》要求，并且具有良好的体外缓释作用。

2. 微乳 （Microemulsion）

微乳作为一种新型的给药系统具有稳定性好、溶解能力强、制备简单、易工业化、可用滤过法灭菌等优点，能增加亲脂性药物的溶解度，对亲水性药物也具有较强的促渗作用。以油酸聚乙醇甘油酯为油相，制备葛根素微乳，采用改良的 Franz 扩散池，比较葛根素微乳和软膏中葛根素的透皮特性。结果表明，葛根素微乳的稳态渗透速率是软膏的 3 倍左右，微乳具有很好的促渗透作用。采用苍术油作为油相制备丹皮酚微乳，用 Valia – Chien 扩散池进行体外透皮吸收实验。结果表明，丹皮酚微乳的平均透皮速率、透皮系数明显提高，透皮促进作用较为显著，为天然透皮吸收促进剂作为油相应用于微乳奠定了基础。

3. 传递体 （Ttransfersomes）

传递体是在脂质体的磷脂成分中不加或少加胆固醇，同时加入膜软化剂，使其类脂膜具有高度变形性和渗透性。传递体粒径远小于脂质体，能增加载体的柔韧性、亲水性和渗透性。在透皮给药过程中可携带药物变形通过比自身小很多倍的孔径，有着极高的皮肤透过率。用薄膜分散法制备由三种不同表面活性剂（去氧胆酸钠、Brij30、Tween80）组成的槲皮素传递体，采用改良的 Franz 扩散池，以离体 SD 大鼠皮肤为渗透屏障，用高效液相色谱法测定接收液和皮内槲皮素的含有量。结果显示，传递体中药物累积透过量和皮内滞留量明显高于槲皮素的丙二醇溶液，并且去氧胆酸钠组成的传递体活性皮肤层的药量明显高于其他两种传递体。研究天山雪莲传递体在小鼠腹部皮肤的滞留量与时间的关系及其局部经皮给药的药动学，结果表明，天山雪莲传递体中有效成分能较快渗透进入皮肤，并在皮肤局部较长时间蓄积。

4. 纳米粒（NP）

纳米粒是直径为 10～500nm 的固状胶态粒子，活性成分（药物、基因等）通过溶解、包裹作用位于粒子内部，或通过吸附、耦合作用位于粒子表面。固体脂质体纳米粒（SLN）是以固态的天然或合成类脂（如卵磷脂、三酰甘油等）为载体，将药物包裹于类脂核中制成固体胶粒给药体系。固体脂质体纳米粒和纳米结构脂质载体在药物缓控释、靶向、透皮、黏膜给药等领域广泛应用，可提高药物释放速率，促进药物经皮吸收并具有靶向性，在皮肤给药治疗上具有很大的应用前景。水飞蓟素、雷公藤多苷、紫杉醇、鬼臼毒素及槲皮素等均有制成固体脂质的研究报道。

5. 醇质体

醇质体是由磷脂、低分子量醇及药物组成。在普通脂质体的处方中添加高浓度低分子量醇制备醇质体。高浓度的醇可以增加药物在角质层的溶解度，还能使角质层脱脂和脱水，保持长时间的促渗效果，使药物能够透过并进入皮肤，增加药物传输至深层皮肤的量，与普通脂质体相比，能显著提高药物透皮速率及其在皮肤中的滞留药量。醇质体应用于皮肤后，乙醇的透过和挥发改变了制剂中醇水的比例，在透皮传递的同时，醇质体在皮肤表面融合，最终形成脂膜，具有储库作用。目前，用于醇质体研究的药物有抗真菌药、非甾体抗炎药、激素类、抗病毒药，以及大分子药物等，如米诺地尔、双氯芬酸钠、睾酮、黄体酮、阿昔洛韦、超氧化物歧化酶、胰岛素，体内外试验显示，与普通脂质体相比明显提高了透过性能。

四、其他透皮吸收技术

1. β-环糊精包含物（β-CYD）

水溶性 β-环糊精可以促进难溶性药物从疏水性基质中释放，提高亲水性软膏药物在水相中的溶解度，从而促进药物释放。

β-环糊精为中空圆筒状结构，内部具有疏水性、外部具有亲水性的大分子。药物与β-环糊精形成包合物后用于经皮给药，可提高药物的溶解度、稳定性和渗透性，促进药物的经皮吸收，特别是对于挥发性强的药物，包合后可减少药物的挥发，保证药物的长效渗透。鼻腔灌流细辛脑羟丙基β-环糊精溶液剂后，家兔血液中细辛脑质量浓度与嗅脑、大脑、筛鼻甲内的细辛脑量，均高于静脉给药。这表明，细辛脑鼻腔给药脑内释药具有可行性，鼻腔给药药物的吸收量大于静脉给药。

2. 磷脂复合物

药物-磷脂复合物脂溶性大，能迅速渗入皮肤角质层，因其有较强亲脂性，暂时贮存于真皮中，复合物结构中的药物则逐渐释放。药物的磷脂复合物可改变原形药物的理化性质，增强药物的药理作用，延长药效时间，降低毒副作用，将复合物局部用药，可逐渐释放药物从真皮层进入血液循环，作用较慢，可起长效作用。葛根素磷脂复合物累积渗透量大于葛根素，而葛根素的渗透速率大于葛根素磷脂复合物。将葛根素制备成磷脂复合物能改善其脂溶性，进一步通过自乳化技术，可构建葛根素的磷脂复合物自乳化释药系统，以发挥二者的协同作用。

3. 水凝胶

水凝胶是由聚合物交联而成的三维网络状结构，富含水分。水凝胶经皮给药系统的优势是制备工艺简单，载药量高，能保持皮肤水化，促进药物经皮吸收。原位凝胶可基于环境（如 pH、温度、离子等）改变而在局部（如皮肤）发生液态-凝胶转变。采用大鼠构建炎症疼痛模型对复方马钱子凝胶的镇痛效果和IL-6水平的影响进行研究分析，发现用药之后大鼠的痛阈明显升高，血清 IL-6 水平明显降低，未出现任何不良反应，可以将其作为临床镇痛的常用药物。白头翁素是中药威灵仙的有效成分之一，具有抗菌、镇痛和镇静作用。由于白头翁素具有一定的刺激性，内服可引起恶心、呕吐和泄泻，还可刺激肾脏产生血尿、蛋白尿等不良反应。将白头翁素制备成经皮给药制剂不仅可以避免首过效应、降低不良反应，而且含 3% 月桂氮䓬酮的白头翁素 1% HMPC 凝胶剂可明显抑制二甲苯引起的小鼠耳壳肿胀，有望开发成为一种新型的中药抗炎经皮吸收制剂。

4. 前体药物（Prodrug）

前体药物法是指对药物进行化学修饰和化学结构改造，增加或改变官能团，合成前体药物，使其具有适当的水油分配系数等理化性能，增加药物通过皮肤的速率，促进药物透过角质层和皮肤，且透皮吸收后可经生物转化生成原来的活性母体药物。普萘洛尔制成的两种前体药物的透皮吸收速率是普萘洛尔的近 30 倍。萘普生的几种酯类前体药物透皮速率也有显著增加。

5. 酶抑制剂

选用酶抑制剂是促进肽和蛋白质类药物透皮吸收的有效方法。实验证明，使用离子导入法不能理想渗透的肽和蛋白质类药物，如果同时使用离子导入法和蛋白酶抑制剂，就能显著增加肽和蛋白质类药物的透皮率，如采用抑肽酶和胰蛋白酶抑制剂来促进鲑鱼降钙素的渗透。

无论是化学方法，还是物理方法，其目的都是为了提高药物的透皮吸收速率，因此，许多学者将化学方法与物理方法结合或者两种物理方法结合，取长补短。总之，透皮给药系统是一类新型的给药系统。随着研究的逐渐深入，将会开发出更多的新技术与新方法，也必将有越来越多的透皮给药系统应用于临床。

参考文献

［1］王双侠,魏雅冬,戴明. 离子导入对降钙素经皮促渗作用的研究［J］. 价值工程,2011,19（3）:290.

［2］Meidan VM, Al - Khalili M, Michniak BB. Enhanced iontophoretic delivery of buspirone hydrochloride across human skin using chemical enhancers[J]. Int J Pharm,2003,264(1/2):73 – 83.

[3]栗文杰. 益肾液离子导入治疗慢性肾功能衰竭肾阳虚证临床研究[J]. 中医学报,2013,28(117):255 – 257.

[4]吴鲁华,王雁,韦企平. 眼底出血方联合中药离子导入治疗糖尿病视网膜病变的临床观察[J]. 北京中医药大学学报(中医临床版),2013,20(1):41 – 43.

[5]中药超声波足浴结合穴位按摩对变应性鼻炎患者生活质量的影响[J]. 新中医,2013,45(10):95 – 97.

[6]史丽璞,刘志队,魏艳林. 电致孔透皮给药治疗纤维肌痛综合征 20 例[J]. 中国老年学杂志,2013,2(33):689 – 690.

[7]刘鸿越,江键,马琳,等. 驻极体及联用氮酮对环孢菌素 A 的体外透皮促渗作用[J]. 药学实践杂志,2012,30(6):440 – 442.

[8]梁媛媛,江键,崔黎丽,等. 驻极体促进药物透皮吸收的研究进展[J]. 中国医学物理学杂志,2007,24(4):264 – 266.

[9]万鲲,张来春,高申. 微针在经皮给药领域的研究[J]. 中国药物应用与监测,2008,5(5):21 – 23.

[10]张玮,高静,朱全刚,等. 微针阵列技术对纳米粒经皮给药的促透作用[J]. 第二军医大学学报,2010,31(12):1341 – 1345.

[11]甄小龙. 中药清痹 MEMS 微针巴布剂研究[D]. 西安:西北大学,2010.

[12]Murthy SN,Sammeta SM,Bowers C. Magnetophoresis for enhancing transdermal drug delivery:mechanistic studies and patch design[J]. J Controlled Release,2010,148(2):197 – 203.

[13]Medeiros SF,Santos AM,Fessi H,et al. Stimuli – responsie magnetic particles for biomedical applications[J]. Int J Pharm,2011,403(1/2):139 – 161.

[14]Brown MB,Martin GP,Jones SA,et al. Dermal and transdermal drugdelivery systems:current and future prospects[J]. Drug De-

liv,2006,13(3):175 - 187.

[15]王小平,莫世湟,李雅兰,等. 超激光联合芬太尼透皮贴剂治疗老年带状疱疹合并糖尿病[J]. 中国组织工程研究与临床康复,2007,11(13):2589 - 2592.

[16]金一,内田昌希,汪成发,等. 超高速氮气系统经皮微球给药研究[J]. 药学学报,2001,36(2):140 - 144.

[17]Brown MB,Martin GP,Jones SA,et al. Dermal and transdermal drugdelivery systems:current and future prospects [J]. Drug Deliv,2006,13(3):175 - 187.

[18]刘斌,工红,韩俊泉,等. 中药经皮给药及透皮吸收研究进展[J]. 中国中西医结合外科杂志,2012,18(6):641 - 643.

[19]刘广,齐娜,孙考祥,等. 延胡索乙素柔性脂质体的制备与透皮吸收[J]. 中国实验方剂学杂志,2013,19(8):37 - 39.

[20]赵菊香,程怡,昊琼,等. 苦参素空间稳定脂质体的包封率测定和体外释放度考察[J]. 中国实验方剂学杂志,2013,19(3):4 - 7.

[21]蒋楠,孙雯,李晔. 葛根素微乳的制备及体外透皮特性研究[J]. 西北药学杂志,2013,28(2):180 - 183.

[22]庞博,王园. 苍术油作为微乳油相促进丹皮酚透皮吸收的实验研究[J]. 甘肃中医学院学报. 2013,30(2):17 - 19.

[23]胡英,许娇娇. 槲皮素传递体的制备及体外透皮性能研究[J]. 中成药,2012,34(6):1048 - 1052.

[24]邢建国,马晓莉,王新春,等. 天山雪莲传递体的制备及其小鼠皮肤给药药动学特点[J]. 中国医院药学杂志,2013,33(3):202 - 205.

[25]薛梅,李学军,刘素嬡,等. 固体脂质纳米粒在中药研究中的进展[J]. 南京中医药大学学报,2012,28(6):597 - 600.

[26]刘雪丽,周雪峰,王晓璐,等. 促进药物透皮吸收剂型研

究进展[J]. 中国药业,2012,21(2):77 - 79.

[27]王光明,潘艳,孔秋玲,等. 细辛脑羟丙基 - β - 环糊精溶液剂鼻腔给药脑内释药可行性[J]. 中国实验方剂学杂志,2012,18(3):16 - 18.

[28]马云淑,赵浩如,林以宁. 葛根素及其磷脂复合物的体外透皮实验研究[J]. 中国中药杂志,2000,25(5):274 - 276.

[29]张立,尹蓉莉,崔名全,等. 葛根素磷脂复合物自乳化释药系统的处方优选[J]. 中国实验方剂学杂志,2013,19(10):57 - 59.

[30]杜丽娜,金义光. 经皮给药系统研究进展[J]. 国际药学研究杂志,2013,40(4):379 - 385.

[31]刘永新. 复方马钱子凝胶镇痛及对 IL - 6 影响作用分析[J]. 光明中医,2012,27(7):1318 - 1319.

[32]宁玉明,梁文权. 白头翁素凝胶剂的体外经皮渗透及小鼠抗炎试验[J]. 中国医院药学杂志,2006,26(12):1487 - 1489.

[33]高见曙,高建青,张丽菊. 药物经皮离子电渗的影响因素[J]. 中国药学杂志,1996,31(1):6.

第三节 中药透皮促进剂研究进展

近年来,透皮吸收促进剂已成为了增加药物透皮吸收的首选方法。中药的透皮吸收促进剂以其具有起效快、效果好、副作用小等优点,正日益引起人们的重视。因此,从中药中寻找透皮吸收促进剂,具有广阔前景。根据近年来的文献报道,本节按中药分类探讨中药透皮吸收促进剂。

一、解表药

1. 薄荷

薄荷主含挥发油,油中主要成分为薄荷醇、薄荷酮、异薄荷酮、薄荷脑、薄荷酯类等多种成分。其中薄荷醇是目前研究较多的一类中药 PE。薄荷油外用，能刺激神经末梢的冷感受器产生冷感，并反射性地造成深部组织血管的变化而起到消炎、止痛、止痒作用。众多实验研究证实，薄荷醇对水杨酸、抗生素、5 - 氟尿嘧啶、曲安缩松、双氯灭痛、酮康唑、达克罗宁、吲哚美辛和双氯芬酸钠等十多种药物具有促渗作用。薄荷油对达克罗宁有透皮吸收作用。薄荷脑可促进甲硝唑、扑热息痛、氯霉素的透皮吸收。通过薄荷醇和氮酮对甲硝唑透皮作用的比较，发现 2% 薄荷醇和 2% 氮酮均能促进甲硝唑透过皮肤，两者的透过率没有显著差异，但薄荷醇价格比氮酮低廉，且薄荷醇为纯中药提取物，安全性大，外用还有清凉感，因此它作为外用制剂的促渗剂是很有价值的。

2. 羌活

羌活挥发油主要含 α - 蒎烯、β - 蒎烯等成分，具有抗炎、镇痛、解热作用，并能缓解垂体后叶素引起的心肌缺血和增加心肌营养性血流量。李莲华等用改良的 Franz 扩散池进行透皮吸收实验，以紫外分光光度法测定士的宁，观察 5% 羌活挥发油对士的宁体外促透作用。结果发现，未加入与加入 5% 羌活挥发油相比，士的宁的 24 小时平均累积渗透量增加，平均透皮速率常数增加，增渗倍数为 1.36。另外，体外实验证明，5% 羌活挥发油对大黄藤素有较强的促透皮作用。

3. 细辛

细辛含挥发油，其主要成分为甲基丁香油酚、细辛醚、黄樟醚等。细辛挥发油具有解热、抗炎、镇静、抗惊厥作用，大剂量挥发油可使中枢神经系统先兴奋后抑制，显示一定不良反应。但作为透皮促进剂，通常加入量不超过 8%，因此认为在安全范围。观测细辛挥发油对颅痛定小鼠体外经皮渗透的影响，以氮酮为对照，发现 5% 细辛油的促透效果优于其他浓度，增渗倍数为 1.37，且细辛油 24 小时累积透过量明显高于 5% 氮酮组。

4. 防风、荆芥

防风挥发油主要含己醛和辛醛，荆芥挥发油的主要成分为胡薄荷酮、薄荷酮、D - 柠檬烯，荆芥、防风均具有镇痛、抗炎等作用。以裸鼠腹部皮肤为皮肤模型，以布洛芬为被促物，在体外药物透皮扩散试验仪上进行透皮吸收实验，用 HPLC 法测定布洛芬的含量。结果表明，防风和荆芥对布洛芬的促透作用较为显著，增渗倍数分别为 3.00 和 1.29。

5. 生姜

生姜为姜科植物姜的新鲜根茎，多年生草本宿根。生姜味辛，微温，主要含树脂状物质、生姜油、辣味素等，生姜含挥发油 0.25% ~3.0%，主要成分为姜醇、姜烯、水芹烯、莰烯、柠檬烯、芳樟醇、甲基庚烯酮、龙脑等，辣味素主要是姜辣素等。采用新西兰兔皮，测定生姜挥发油对杏仁苷的促透作用，结果显示，生姜挥发油的促透作用显著，并且优于二甲基亚砜。以激光多普勒血流计观察部分生药透皮吸收对血流动态的影响，即血流量的变化。结果表明，生姜能使血流量增加明显，这也可能是促进透皮吸收的主要原因。

6. 辛夷

辛夷具有散风寒、通鼻窍之功，挥发油是其有效成分。在磷酸川芎嗪透皮贴剂中分别加入 3%、5%、7% 辛夷挥发油促渗剂后，药物的 12 小时累积平均渗透量及增渗倍数均有所增加，其中 5% 辛夷挥发油促透作用最显著。

二、清热药

1. 黄连

黄连主含小檗碱、黄连碱、甲基黄连碱、掌叶防己碱、非洲防己碱、吐根碱等多种生物碱，并含黄柏酮、黄柏内酯等。从中药黄连中提取的小檗碱、黄连碱、巴马亭及黄连的甲醇提取物均能有效地促进 5 – 氟尿嘧啶的透皮吸收，增加极性药物在皮肤中的浓度，与表面活性剂一样具有增加皮肤渗透性的作用。

2. 桉叶

桉叶含挥发油 0.92% ~ 2.89%，其主要成分是 1,8 – 桉油素、蒎烯、香橙烯、枯醛、松香芹醇等。分别在辣椒碱巴布剂中添加薄荷醇、冰片、桉叶油 3 种辛香类中药，以氮酮为对照，进行透皮渗透试验。结果表明，3 种辛香类中药和氮酮对药物的迁移都有一定促进作用，其中以桉叶油最为突出。观察桉油及其在真空条件下分馏得到的各馏分和不同浓度的桉树脑对川芎嗪透过离体大鼠皮肤的促进作用。结果表明，各馏分中以 2% 浓度的 69.5 ~ 70℃ 馏分促透效果最好，与 1%、2% 桉树脑的促透效果相当。此外，2% 桉叶油及 5% 油酸等对三七皂苷 Rg1 均有显著促渗透作用。

三、祛风药

松节

松节含木质素、少量挥发油（松节油）和树脂，尚含有熊果酸、异海松酸等。陈丽等以双氯芬酸钠为模型药物，研究了松节油对药物的透皮吸收促透作用。结果显示，松节油对双氯芬酸钠的促透作用较氮酮弱，但其时滞较氮酮明显缩短。

四、化湿药

1. 草果、草豆蔻

草果含挥发油，油中含 α – 蒎烯、β – 蒎烯及 1,8 – 桉油素等。此外，含淀粉、油脂及多种微量元素。3% 氮酮、7% 草豆蔻油、5% 草果油及 5% 白豆蔻油对士的宁均有良好的促透效果，其增渗倍数分别为 2.72、3.28、3.31、2.33。5% 草果油、7% 草豆蔻油的稳态渗透速率明显高于阴性对照组。此外，草果挥发油对颅痛定溶液也有一定促透用。

2. 苍术

茅苍术含挥发油，油中主要成分为苍术醇和茅术醇的混合结晶物。小剂量挥发油呈镇静作用，同时使脊髓反射亢进，大剂量则呈抑制作用。以苍术油作为油相制备丹皮酚微乳，采用 Valia - Chien 扩散池进行体外透皮吸收实验，结果表明，苍术油作为油相的微乳显著提高了丹皮酚的透皮效果。此外，苍术挥发油可以促进布洛芬的经皮渗透作用，与不含挥发油者相比，其增渗倍数为 2.36。

五、温阳药

1. 高良姜

高良姜含挥发油 0.5% ~ 1.5%，油中主要成分为 1,8 - 桉叶素、桂皮酸甲酯、丁香油酚、蒎烯、荜澄茄烯及辛辣成分高良姜酚等。高良姜油对 5 - 氟尿嘧啶的促渗作用显著大于氮酮，具有较好的开发价值。

2. 干姜

干姜挥发油中的主要成分为姜烯、姜醇、水芹烯、莰烯、柠檬醛、芳樟醇、姜辣素等。姜的乙醇提取液能直接兴奋心脏，对血管运动中枢有兴奋作用；干姜有镇呕、镇静、镇痛、祛风健胃、止咳等作用。采用改良 Franz 扩散池法，以 HPLC 法测定模型药物乌头碱的累积渗透量，结果证明，7% 的干姜挥发油能明显促进乌头碱的经皮渗透，促渗倍数为 2.09，明显优于氮酮。另外，7% 的干姜挥发油还能促进雪上一枝蒿总碱的经皮渗透。

3. 肉桂

肉桂含挥发油，称桂皮油或肉桂油，油中主要成分为桂皮醛、乙酸桂皮酯、乙酸苯丙酯等。桂皮油具有镇静、镇痛、解热、抗惊厥等作用，对革兰阳性及阴性菌均有抑制作用。采用离体昆明种小白鼠皮肤为渗透屏障，以阿魏酸为指标成分，考察肉桂挥发油对阿魏酸透皮吸收的影响。结果显示，肉桂挥发油对阿魏酸的透皮吸收强于氮酮，其中 1% 的肉桂挥发油促渗作用优于2% 的肉桂挥发油。此外，肉桂挥发油对苦杏仁苷具有促透作用，且比现在通用的 PE 二甲基亚砜和氮酮对苦杏仁苷的促透作用显著。

4. 丁香

丁香含挥发油 16% ~ 19%，油中主要成分是丁香油酚、乙酰丁香油酚，微量成分有丁香烯醇、庚酮、水杨酸甲酯、α - 丁香烯、胡椒酚、苯甲醇、苯甲醛等。丁香挥发油对 5 - 氟尿嘧啶、双氯芬酸钠、苯甲酸、葛根素、苦杏仁苷等均有透皮促进作用。丁香挥发油对双氯芬酸钠有明显的促透作用，且当其与氮酮合用时，对双氯芬酸钠的促透作用更显著。

5. 花椒

花椒果皮中挥发油的主要成分为柠檬烯，占总油量的 25.10%，1,8 - 桉叶素占 21.98%，月桂烯占 11.99%，还含有 α - 蒎烯、β - 蒎烯、香桧烯、紫苏烯、芳樟醇、艾草脑等。花椒油对 5 - 氟尿嘧啶的促渗作用与氮酮相当，值得进一步研究开发。

6. 小茴香

小茴香含挥发油 3% ~ 6%，主要成分为反式茴香脑、柠檬烯、葑酮、艾草脑、γ - 松油烯、α - 蒎烯、月桂烯等，少量的香桧烯、茴香脑、茴香醛等。用扩散池技术，以裸鼠皮肤为试验材料，考察茴香脑、茴香醛及肉桂醛对 5 - 氟尿嘧啶体外透皮吸收的影响。结果显示，以上 3 种挥发性成分在联合使用 20% 乙醇或者 30% 丙二醇时，都可以显著提高 5 - 氟尿嘧啶的透皮吸收系数。小茴香油及主要成分茴香脑、茴香醛对 5 - 氟尿嘧啶均有一定的促渗作用。

7. 吴茱萸

吴茱萸所含挥发油的主要成分为吴茱萸烯、罗勒烯、吴茱萸内酯、吴茱萸内酯醇等，具有镇痛作用。以裸鼠腹部皮肤为皮肤模型，以布洛芬为被促物，在体外药物透皮扩散试验仪上进行透皮吸收实验，用 HPLC 法测定布洛芬的含量。结果表明，吴茱萸对布洛芬的促透作用较为显著，增渗倍数达到 3.46。

8. 荜澄茄

荜澄茄所含挥发油的主要成分为柠檬醛、甲基庚烯酮、柠檬烯、芳樟醇等，有镇静、镇痛、抗过敏作用，对组织胺和乙酰胆碱喷雾引起的支气管平滑肌痉挛有明显的保护作用。体外对金黄色葡萄球菌及大肠杆菌、痢疾杆菌、伤寒杆菌等有抑制作用。采用改良的 Franz 扩散池进行小鼠体外经皮渗透实验，以 HPLC 法测定罗通定的累积渗透量。结果表明，荜澄茄挥发油对罗通定具有明显促渗作用。此外，荜澄茄挥发油可明显促进乌头碱和雪上一枝蒿总碱的透皮吸收，促渗倍数明显优于 3% 氮酮。

六、理气药

1. 云木香、沉香

以裸鼠腹部皮肤为皮肤模型，以布洛芬为被促物，在体外药物透皮扩散试验仪上进行透皮吸收实验，用 HPLC 法测定布洛芬的含量。结果表明，云木香和沉香的促透作用较为显著，其增渗倍数分别为 2.32、1.37。

2. 芦柑皮

以离体兔皮为透皮材料，采用皮片配对分配法设计实验以克服动物之间的个体差异，比较芦柑皮挥发油和丁香挥发油对 H 巴布剂的透皮促进作用。结果表明，芦柑皮挥发油可以增加 H 巴布剂中胡椒碱的透过量。

3. 厚朴

厚朴系木兰科植物厚朴或凹叶厚朴的干燥干皮、根皮或枝干皮，因含较高的挥发油又称之为油朴或烈朴。油中主要成分为按醇 α－柠檬烯酸、芳樟醇、榄香醇等物质。厚朴挥发油对苦杏仁苷的促透作用比二甲基亚砜和氮酮显著。药理研究表明，厚朴提取物对横纹肌具有松弛作用，这可能是厚朴促透作用的机理。

七、活血化瘀药

1. 川芎

川芎含生物碱（如川芎嗪），挥发油（主要为藁本内酯、香桧烯等），酚类物质（如阿魏酸），内脂素，以及维生素 A、叶酸、蔗糖、甾醇、脂肪油等。采用 HPLC 测定氟比洛芬，并用洗脱法、Franz 扩散池、匀浆法分别考察川芎挥发油在家兔体外和体内的透皮特性。结果表明，3% 剂量组进入皮肤总药量、接受液药量、皮肤累积药量较对照组增加。而且，其促透作用具有浓度依赖性，15% 剂量组较强。其作用机理可能为通过增加皮肤血流量，促进药物从表皮和真皮层到毛细血管的消除。此外，川芎的醚提取物中藁本内酯、Senkyunolide、蛇床内酯、丁烯基呋内酯、新蛇床内酯均具有皮肤渗透作用。川芎的醚提取物、挥发油成分、甲醇提取物及 0.4% 的藁本内酯均能明显促进安息酸的透皮吸收，且这种作用与温度有关，在 40℃时效果最佳。

2. 枫香脂

枫香脂主要含有挥发油，其中桂皮酸类约占 6.4%，萜类约占 84.4%，其他成分为 9.2%。枫香油对双氯灭痛、甲硝唑、甲氧氯普胺和川芎嗪均有明显的透皮促进作用，且作用效果优于氮酮。通过离体家兔皮肤渗透释药实验，测定枫香挥发油和氮酮对替硝唑溶液的促透作用。结果表明，5% 枫香挥发油对替硝唑透皮吸收有显著的促进作用，且作用效果明显优于氮酮。

3. 温郁金

在体外透皮实验装置上进行透皮吸收实验，用 HPLC 法测定布洛芬，证明温郁金挥发油对布洛芬的增渗倍数为 2.28。

八、化痰止咳平喘药

白芥子

白芥子含芥子油苷、白芥子苷，还含有脂肪油、芥子碱、芥子酶及数种氨基酸。以裸鼠皮肤为实验屏障，研究白芥子细粉、白芥子挥发油、白芥子脂肪油对黄芩苷的透皮吸收促进作用。结果表明，白芥子细粉、白芥子挥发油、白芥子脂肪油均可促进黄芩苷的透皮吸收。

九、开窍药

1. 冰片

冰片为龙脑、异龙脑混合消旋体，几乎不溶于水，易溶于醇，具有芳香开窍，止痛消炎的功效，能引药由肌表直达腠理。冰片具有开窍醒神、清热止痛的功效，较少单独应用，常用作"引药及佐药"。多种外用复方中药均含有冰片，为常用透皮促进剂。含 0.3% 和 0.5% 冰片的白斑霜软膏中氟尿嘧啶和地塞米松的经皮渗透量明显增加。冰片与樟脑对猪皮表面角质层脂质的抽提作用导致角质层的破裂及角质鳞片的脱落，证明了冰片促渗作用主要在角质层。另外，发现冰片与薄荷脑合用促透效果增强。

2. 石菖蒲

石菖蒲含挥发油 0.11% ~ 0.42%，主要为 β - 细辛醚、α - 细辛醚、细辛醚等，具有镇痛作用。7% 石菖蒲挥发油对模型药物乌头碱的渗透系数是无促渗剂对照组的 1.94 倍，表明石菖蒲挥发油作促渗剂对乌头碱的经皮渗透较氮酮更佳。

十、补益药

1. 当归

当归中含 β - 蒎烯、α - 蒎烯、莰烯等中性油成分，含对 - 甲基苯甲醇、5 - 甲氧基 - 2，3 - 二甲苯酚等酸性油成分，以及有机酸、糖类、维生素、氨基酸等。以豚鼠腹部皮肤为皮肤模型，分别以化妆品中常用的多糖（海藻糖）、多肽（燕麦多肽）、黄酮类（甘草黄酮）为被促物，以氮酮为阳性参照，通过 Franz 扩散池实验，评价当归等 4 种中药促透剂对不同结构类型物质的促透功效。结果表明，促透功效：当归 > 丁香 > 丹参 ≥ 氮酮 > 肉桂，而且 0.8% 当归提取物 ≥ 1% 氮酮。当归挥发油经离体兔皮肤及婴儿皮肤透皮速率常数与浓度呈正相关，随浓度增加而提高。当归挥发油对尼莫地平有促透作用，其中 1% 当归挥发油促透作用最强，使尼莫地平在离体兔皮肤和婴儿皮肤的透皮速率常数分别提高了 3.22 和 5.75 倍。

2. 甘草

甘草为中医常用药，从中分离出的甘草皂苷、甘草甜素、甘草次酸钠、甘草次酸二钾和琥珀酸甘草次酸二钠（$GAHSNa_2$），均有促进药物黏膜吸收的作用，其中以甘草皂苷为最强，用量在 1% 以下。用 $GAHSNa_2$ 配制的胰岛素制剂，小鼠鼻腔黏膜给药，15 分钟后血中胰岛素免疫活性就可达最大水平，血糖水平降到 1.4mol/L，且甘草类促渗剂溶血性均比癸酸钠、月桂酸钠小，且不刺激鼻黏膜，不使药物降解，也有报道用其配制的吡制剂具有良好的促渗作用。

十一、解毒杀虫药

1. 樟脑

樟脑为一种双环萜酮物质。采用两室扩散池体外透皮实验装置研究樟脑对水杨酸和 5 - 氟尿嘧啶透皮吸收的影响。结果表明，3%樟脑对水杨酸和 5 - 氟尿嘧啶均有促皮渗透作用，且作用效果与 3%氮酮相当。

2. 蛇床子

蛇床子含挥发油 1.3%，已从油中分离出 27 个成分，主要成分为左旋蒎烯、莰烯、异缬草酸龙脑酯等，还含香豆精类等成分，如蛇床明素、花椒毒素等。蛇床子有杀灭阴道滴虫的作用。蛇床子挥发油、冰片、薄荷醇单独应用时对甲硝唑经皮渗透均有促进作用，增渗倍数分别为 2.21、2.19、2.66。当蛇床子挥发油与冰片或薄荷醇合用时，促透效应比单用蛇床子挥发油时显著增强。蛇床子挥发油和冰片合用时储库效应显著增加。此外，蛇床子挥发油对甲硝唑有显著的促渗作用，蛇床子挥发油对双氯芬酸钠有良好的促透作用，但其与油酸无协同作用。

3. 急性子

急性子含凤仙甾醇、帕灵锐酸、皂苷、脂肪油、多糖、蛋白质、氨基酸、挥发油，以及槲皮素的多糖苷和山柰酚的衍生物等黄酮类物质。采用体外透皮吸收方法研究了中药急性子的不同浓度乙醇提取液对对乙酰氨基酚的促透皮吸收作用。结果显示，30%和 40%急性子的乙醇提取液具有促进对乙酰氨基酚透皮吸收的作用。

十二、其他

1. 烧酒

烧酒又称火酒、蒸馏酒等，主要成分为乙醇，具有活血祛寒功能，为极性溶剂。乙醇能增加药物的溶出度，提高药物的溶出量。中医所使用的白酒、米酒、黄酒、果酒等酒类不同于单纯的乙醇，其中还含有一些天然的芳香物、氨基酸、糖化物、果酸等，对皮肤角质层起着柔和、软化作用，也有助于渗透。

2. 杜香萜烯

杜香萜烯是从杜鹃花科杜香属狭叶杜香中提取的一种新的天然透皮吸收促进剂，有较好的增渗作用，可促进安定、丹参酮等药物的透皮吸收。采用傅立叶变换红外光谱和衰减全反射法，测定皮肤经不同浓度的杜香萜烯处理后角质层成分的变化，结果显示，杜香萜烯对角质层类脂双分子层会产生干扰并导致无序状态，主要是改变角质层的构象，松弛它们之间的结合力，以致形成微细孔道，从而提高极性药物对细胞内通道的渗透性，起到促进透皮吸收的作用。

我们在中药宝库中寻找透皮吸收促进剂时，首先应以我国传统的中医药理论为指导，根据药物的性味、归经、功效等特点，结合其化学成分和药理作用，对常用中药中有透皮吸收促进作用的中药进行分类整理。其次，应从大量的古今中医药文献中，选择有代表性的、与中药透皮吸收有关的外科及皮肤科医籍，选取书中记载的有透皮促进作用的中药，然后以现代化学分析法，提取分离其有效组分或单体，从而获得新型中药透皮吸收促进剂，为透皮给药系统的发展奠定基础。无论是中药还是西药，TTS研究都是一个系统工程，随着 TTS 的理论、辅料基质、质量控制、体内药代动力学研究等的深入，TTS 制剂必将有更好的发展前景。

参考文献

[1]韩永龙,王建明,李士峰,等.中药透皮吸收促进剂研究进展[J].中医药信息,2007,24(2):23 - 26.

[2]王晖,许卫铭.薄荷醇对两种不同性质化合物体外经兔皮吸收的影响[J].中国药房,2002,13(3):141 - 142.

[3]黄为民.薄荷醇增强达克罗宁表面麻醉作用的实验研究[J].中国药学杂志,2002,37(2):118 - 119.

[4]许卫铭,王晖,王宗锐.薄荷醇和氮酮对促进甲硝唑透皮

吸收作用的比较[J]. 广东药学,2001,11(2):42-43.

[5]李莲华,冯婧欢,马云淑. 羌活油对士的宁体外促透皮作用研究[J]. 中药材,2009,32(2):273-275.

[6]马云淑,程欣,阎红,等. 羌活挥发油对大黄藤素体外经皮渗透的影响[J]. 中成药,2008,30(9):1299-1301.

[7]程欣,马云淑,张晓雷,等. 细辛挥发油对颅痛定体外促透皮作用的研究[J]. 中国中医药科技,2008,15(3):193-194.

[8]罗晓清,顾瑶华,吴芝园. 八种中药挥发油对布洛芬促透作用的比较[J]. 中药材,2007,30(5):571-573.

[9]张仲源,张惠生,张丽敏. 促进透皮吸收的中药材(三)[J]. 中医外治杂志,2010,19(4):63-64.

[10]汉会勋,马云淑,崔利利,等. 磷酸川芎嗪透皮贴剂制备及辛夷挥发油促渗作用考察[J]. 中国药学杂志,2011,46(24):1916-1918.

[11]崔利利,马云淑,汉会勋. 干姜、辛夷、荜澄茄挥发油对罗通定经皮促渗作用[J]. 中药材,2011,34(5):753-757.

[12]沈琦,胡晋红,徐莲英. 肉桂等三种挥发油对苯甲酸透皮吸收的影响[J]. 中国医院药学杂志,2001,21(4):197.

[13]郝保华,马玲,徐花荣,等. 几种辛香中药对辣椒碱巴布剂促透皮吸收作用的研究[J]. 天然产物研究与开发,2006,18(4):637-639.

[14]沈航孝,徐惠南,沈腾,等. 桉油对川芎嗪透过离体大鼠皮肤的促进作用[J]. 中国临床药学杂志,2006,15(2):112-114.

[15]白志华,方晓玲. 三七总皂苷中人参皂苷 Rg1 体外透皮吸收的实验研究[J]. 中成药,2006,28(5):639-641.

[16]李中东,王宏图,施孝金,等. 桉油对丙酸氯倍他索乳膏经皮渗透和吸收的作用[J]. 中国医院药学杂志,2001,21(2):671.

[17]沈留英,杨志远,张毅,等. 3 种挥发油对小鼠士的宁经皮

渗透的影响[J].华西药学杂志,2010,25(1):4-6.

[18]马云淑,白一岑.草果挥发油对颅痛定的体外经皮渗透的影响[J].云南中医中药杂志,2006,27(1):401.

[19]庞博,王园.苍术油作为微乳油相促进丹皮酚透皮吸收的实验研究[J].甘肃中医学院学报,2013,30(2):17-19.

[20]沈琦,李文姬,徐莲英.高良姜等中药对5-氟尿嘧啶的促渗作用[J].中药材,2000,23(11):6971.

[21]李艳杰,白一岑,马云淑,等.荜澄茄等3种挥发油对乌头碱经皮渗透的影响[J].中华中医药杂志,2008,23(1):40-42.

[22]李艳杰,白一岑,马云淑,等.荜澄茄、干姜、辛夷挥发油对雪上一枝蒿总碱体外经皮渗透的影响[J].中国新药杂志,2008,17(4):310-313.

[23]高春华,张亚秋,王亚娟,等.肉桂挥发油对阿魏酸透皮吸收影响的研究[J].辽宁中医杂志,2009,36(1):100-101.

[24]卢露,杨中林.几种挥发油对苦杏仁苷膜剂促透作用的比较研究[J].中成药,2005,27(3):342-343.

[25]沈琦,蔡贞贞,徐莲英.中药丁香促进5-氟尿嘧啶透皮吸收的作用研究[J].中草药,1999,30(8):601-602.

[26]李彩君,王燕玲,方馥蕊.辛类中药挥发油对葛根素的透皮吸收促进作用研究[J].中国医药导报,2007,4(22):141-142.

[27]黄冬,吴铁,林坚涛,等.丁香挥发油与氮酮对双氯芬酸钠促透作用的比较研究[J].中国药房,2008,19(21):1623-1625.

[28]Shen Qi,Sun Xia,Qiu Ming-Feng,etal. Effect of Anisaldehyde,Anetholeand Cinnamaldehyde on the in vitro Percutaneous Absorption of 5-Fluorouracil[J].中国天然药物,2005,3(2):1011.

[29]沈琦,徐莲英.小茴香对5-氟尿嘧啶的促渗作用研究[J].中成药,2001,23(7):4691.

[30]崔利利,马云淑,汉会勋.荜澄茄挥发油对罗通定的经皮

促渗作用[J].云南中医学院学报,2011,34(2):18-21.

[31]李飞,杨小林,孙明珍.芦柑皮挥发油等对胡椒碱促透作用研究[J].中医药学报,2010,38(2):97-99.

[32]王慧菁,张立超,张永佳,等.川芎挥发油增加皮肤血流皮肤促透机制[J].中国药学杂志,2010,45(24):1925-1929.

[33]韩永龙,王建明,李士峰,等.中药透皮吸收促进剂研究进展[J].中医药信息,2007,24(2):23-26.

[34]钟江华,周晓舟,熊凤翔.中药透皮吸收促进剂的研究进展[J].氨基酸和生物资源,2010,32(4):63-68.

[35]徐贵丽,尚北城,赵益斌,等.白胶香挥发油对替硝唑透皮吸收促进作用的研究[J].广东药学院学报,2004,20(6):617.

[36]刘强,陈兴兴,孙学刚,等.白芥子促进黄芩苷透皮吸收的研究[J].中医外治杂志,2005,14(4):81.

[37]袁志翠,邢建峰,黄新亮,等.冰片对白斑霜中氟尿嘧啶和地塞米松体外透皮作用的研究[J].中药材,2009,32(8):1295-1297.

[38]张春凤,战伟,杨中林,等.双环单萜促透剂对川芎嗪透皮吸收的影响[J].药学学报,2010,45(11):1452-1457.

[39]周庄,林学锦.薄荷脑、冰片及合用对青藤碱体外透皮吸收的影响[J].福建中医药,2011,42(3):51-52.

[40]赵华,林婕,何聪芬,等.4种中药促透剂对不同结构类型物质的促透功效评价[J].中国实验方剂学杂志,2011,17(12):34-38.

[41]张京.当归、丁香挥发油透皮特性及促透皮吸收作用研究[D].西安:第四军医大学,2009.

[42]许卫铭,王晖,李昕,等.蛇床子挥发油、薄荷醇及冰片对甲硝唑促透作用的比较[J].中南药学,2006,4(2):111-113.

[43]蔡伟明,王晖,李昕,等.蛇床子挥发油和氮酮促透作用

的比较[J]. 中南药学,2004,2(2):831.

　　[44]艾春媚,王晖. 蛇床子挥发油对双氯芬酸钠经皮渗透的影响[J]. 广东药学,2002,12(1):43 – 44.

　　[45]艾春媚,王晖. 蛇床子挥发油与其他促透剂合用促透效果研究[J]. 时珍国医国药,2001,12(2):106 – 107.

　　[46]郝勇,刘景东,宋国龙. 急性子提取液促对乙酰氨基酚透皮作用[J]. 中国医院药学杂志,2005,25(7):612.

　　[47]方晓阳,叶青. 中药透皮吸收促进剂的研究与发展[J]. 中草药,2003,34(2):188 – 189.

　　[48]金红花,郑桂花. 杜香萜烯促进透皮吸收机理的研究[J]. 延边大学医学院学报,2001,24(1):25 – 29.

第四节　中医外治法治疗恶性肿瘤并发症的实验研究

一、恶性胸腔积液

1. 概述

　　恶性胸腔积液（MPE）是指由肺癌或其他恶性肿瘤累及胸膜或原发性胸膜肿瘤引起的胸腔积液,是晚期肿瘤常见的并发症。

2. 造模方法

　　（1）大鼠恶性胸腔积液模型:复苏液氮冻存的 Walker – 256 瘤株,调整活细胞浓度为 $1 \times 10^7/\text{mL}$。大鼠腹腔麻醉后,右侧背部脱毛,常规消毒,用静脉留置针自大鼠右侧腋后线于 11、12 肋间交点处垂直刺入,当针头刺入胸膜腔后,取出针芯,调整套管顶端至胸膜腔内。将 0.3mL Walker – 256 肿瘤细胞悬液接种到大鼠胸膜腔内,建立大鼠恶性胸腔积液模型。

（2）人肺腺癌胸膜转移裸鼠模型（Kraus–Berthier L造模法）：取指数生长的人肺腺癌 A549 细胞，调整细胞浓度为 5×10^6/mL，接种于成年 BALB/c 裸鼠的右后背部。待肿瘤生长至最大直径（1~2cm）后，取肿瘤组织制备单细胞悬液，用 Trypan Blue 拒染法确定细胞活力，活细胞在 95% 以上，调整活细胞浓度为 1×10^6/mL。用 3 周龄 BALB/c 裸鼠，用 26 号细针通过第 5 肋间向小鼠胸腔注入单细胞悬液 0.2mL，建立人肺腺癌胸膜转移裸鼠模型。

3. 给药方法

局部贴敷法：取动物造模一侧背部，脱毛，外敷中药膏剂，每 24 小时更换 1 次。

4. 实验研究

（1）抗癌消水膏（中日友好医院）：抗癌消水膏由生黄芪、桂枝、莪术、老鹳草、牵牛子、冰片组成。采用大鼠恶性胸腔积液模型，给予抗癌消水膏治疗，每周连续用药 5 天，共用 2 周。结果显示，抗癌消水膏治疗后大鼠胸腔积液量明显减少，治疗效果与 rIL–2 相当。抗癌消水膏含有莪术挥发油、桂皮醛等有效成分，具有活血通络效果。莪术挥发油、桂皮醛均具有细胞毒作用。抗癌消水膏促纤维化机理主要是其有效成分透皮后，造成胸膜间皮细胞损伤，淋巴细胞等炎症细胞产生炎症应答，表达单核细胞趋化蛋白–1（MCP–1）等介质，引起胸膜纤维化。

（2）消水Ⅱ号（中日友好医院）：消水Ⅱ号由黄芪、苡仁、茯苓、莪术、桂枝、冰片等组成。采用人肺腺癌胸膜转移裸鼠模型，随机分为基质对照组、阳性对照组和外用中药组。外用中药组给予消水Ⅱ号外敷，阳性对照组腹腔注射顺铂。观察几组小鼠体重、摄食量、生存期及肿瘤细胞在胸膜腔的浸润程度。结果显示，消水Ⅱ号外敷后肿瘤细胞在胸腔里的浸润程度明显减轻，明显优于基质对照组。消水Ⅱ号可延长小鼠生存期，顺铂组中位生存时间为 36 天,消水 Ⅱ 号组为 43 天。消水 Ⅱ 号组中位生存时间明显长于顺铂治疗组,说明消水 Ⅱ 号外敷治疗能延长模型小鼠的生存时间。消水 Ⅱ 号外敷后瘤体组织中变构型 CD44(CD44v6)、基质金属蛋白酶 -9(MMP -9)、基质金属蛋白酶 -2(MMP -2)表达减弱,组织基质金属蛋白酶抑制剂 -1(TIMP -1)、组织基质金属蛋白酶抑制剂 -2(TIMP -2)的表达增强,与基质对照组相比均有显著差异。

二、恶性腹腔积液

1. 概述

恶性腹腔积液(MA)是指由肿瘤侵犯腹腔导致静脉及淋巴液回流障碍,或肿瘤致低蛋白血症影响组织液回收,或原发性腹膜肿瘤引起的腹腔积液。卵巢癌引起的恶性腹腔积液最为常见,其次为消化道肿瘤,还可由胰腺癌、肝癌、子宫癌等引起。

2. 造模方法

(1)小鼠恶性腹腔积液模型:采用 BALB/c 及昆明小鼠,腹腔注射接种对数生长期的肿瘤细胞悬液。瘤株可选用 HepA、S_{180}、L_{1201}、U_{14}、肝 H22 和 ECA5,每只接种肿瘤细胞数为 2×10^6 个。

(2)小鼠肝硬化腹水模型(Alakokko 造模法):采用雄性 ICR 小鼠,腹腔注射二甲基亚硝胺(DMN)溶液,连续 3 天,4 周后建立肝硬化腹水动物模型。

3. 给药方法

局部贴敷法:腹部剃毛,根据小鼠同身寸取穴法,取小鼠胸剑联合至耻骨联合上缘中点连线上 8/13 与 5/13 交界处,为小鼠脐部。采用中药膏剂,涂敷腹壁或贴敷脐部,并以纱布包裹,防止舔食,胶布固定,每日更换 1 次。

4. 实验研究

（1）抗癌消水膏（中日友好医院）：抗癌消水膏由黄芪、牵牛子、桂枝、猪苓、莪术、桃仁、薏苡仁等组成。采用小鼠恶性腹腔积液模型，给予抗癌消水膏外敷。结果显示在 HepA、S_{180}、L_{1201}、U_{14}、肝 H22 瘤株腹水模型中，外用抗癌消水膏治疗可明显减少腹水量、明显减轻小鼠体重。在 HepA、S_{180} 和 L_{1201} 3 瘤株的腹水模型中，抗癌消水膏治疗可明显延长小鼠生存期。

（2）消胀贴膏（上海中医药大学附属曙光医院）：消胀贴膏由生大黄、制甘遂、莱菔子、人工麝香、沉香、丁香、冰片组成。采用小鼠肝硬化腹水模型，给予消胀贴膏组脐部外敷，每日1 次，连续给药 7 天。结果表明，消胀贴膏可明显减少造模小鼠腹水量，其部分机制在于下调肝组织血管内皮生长因子（VEGF）表达、降低血清一氧化氮（NO）含量，从而抑制其异常增强的腹腔血管通透性。

三、癌性疼痛

（一）癌性骨痛

1. 概述

癌性骨痛是指由肿瘤侵犯骨组织或亲骨性恶性肿瘤转移至骨组织，或原发于骨组织的恶性肿瘤引起的疼痛。常见亲骨性恶性肿瘤包括乳腺癌、肺癌、肾癌、前列腺癌及甲状腺癌等。

2. 造模方法

（1）大鼠胫骨癌性骨痛模型（Medhurst 造模法）：采用雌性SD 大鼠，左后肢胫骨骨髓腔内接种 3×10^3 个转移性大鼠乳腺癌MRMT－1 细胞，或接种 3×10^4 个 Walker－256 肿瘤细胞，建立骨转移癌疼痛大鼠模型。

（2）小鼠胫骨癌性骨痛模型（Schwei MJ 造模法）：于膝关节处沿着股直肌肌腱方向切一长 0.5～1cm 的皮肤切口，小心暴露髌骨，先用一次性无菌 1mL 注射器的针头在髌骨沿股骨长轴方向穿刺打孔，然后换上 $10\mu L$ 注射器进入股骨骨髓腔，缓慢注入 $10\mu L$ 含 Lewis 小鼠肺癌细胞（$3.0 \times 10^5/L$）。

3. 给药方法

（1）浸洗法：将大鼠放置于特制的有机玻璃小室，前肢趴在斜面上，后肢浸泡于外用中药，浸洗后肢，每次 20 分钟，每日 2 次。

（2）局部贴敷法：酊剂、乳膏剂、凝胶剂及巴布剂，涂敷或贴敷造模后肢，避开皮肤伤口缝合处，每 24 小时更换 1 次。

（3）直肠给药法：栓剂采用经直肠给药法，每日 2 次。

4. 实验研究

（1）痛块消配方颗粒（中日友好医院）：痛块消配方颗粒由延胡索、乳香、姜黄、白芥子、莪术、冰片组成。采用大鼠胫骨癌性骨痛模型，造模后第 3 天起给予痛块消配方颗粒浸洗后肢。结果表明，痛块消可明显减轻骨转移癌疼痛大鼠痛行为学改变，抑制痛觉传导的初级传入神经元发生敏化，缓解背根神经节神经元核型变化，尼氏体改变及 P 物质表达变化，降低脊髓后角 c‑FOS 表达和胶质纤维酸性蛋白（GFAP）表达，并且抑制破骨细胞的过度激活，明显增加骨保护素（OPG）表达，从而使核因子 κB 受体活化剂配体（RANKL）与骨保护素比值（RANKL/OPG）呈现下降趋势，改善影像学评分和骨密度，减轻溶骨性骨质破坏。

（2）通络散结酊（第二军医大学长征医院）：通络散结酊由天南星、半夏、山慈菇及威灵仙组成。采用大鼠胫骨癌性骨痛模型，造模 12 天后应用通络散结酊及扶他林乳剂涂擦后肢，每日 1 剂。结果显示，给药 7 天后，通络散结酊和扶他林乳剂均可明显缓解冷痛觉过敏，用药 14 天后，通络散结酊仍有很好的效果，而扶他林乳剂效果明显低于用药 7 天时。这表明，通络散结酊对骨癌痛具有显著镇痛作用，且在扶他林乳剂效果不佳的骨癌痛晚期仍有镇痛作用。其作用机制主要与降低骨癌痛大鼠肿瘤局部前列腺素 E_2（PGE_2），升高脊髓内 β – 内啡肽（β – EP）水平有关。

（3）消痰通络凝胶（第二军医大学长征医院）：消痰通络凝胶由天南星、半夏、山慈菇及威灵仙等组成。采用大鼠胫骨癌性骨痛模型，造模后第 14 天起外用消痰通络凝胶。结果显示，消痰通络凝胶干预后大鼠的机械痛觉阈值较模型组明显升高，血清 Ⅰ 型胶原吡啶交联终肽（ICTP）水平较模型组明显降低，大鼠骨及下丘脑辣椒素受体 1（TRPV1）蛋白及 mRNA 表达较模型组明显下调。这表明，消痰通络凝胶可有效抑制骨癌痛，其治疗骨癌痛的机理可能与减少骨吸收、下调骨及下丘脑 TRPV1 的表达有关。

（4）冰茶栓（安徽医学高等专科学校）：冰茶栓由冰片、茶叶、蝮蛇毒等组成。采用大鼠胫骨癌性骨痛模型，于造模后第 15 天开始直肠给予冰茶栓，每日 2 次，共 10 天。结果显示，冰茶栓可显著抑制大鼠脊髓组织 GFAP 蛋白及其 mRNA 表达，降低模型大鼠外周血中 PGE_2 和肿瘤坏死因子 – α（TNF – α）含量。这表明，冰茶栓抑制骨癌疼痛作用机制与抑制脊髓星形胶质细胞激活，从而抑制疼痛在脊髓水平放大，并降低肿瘤组织分泌 PGE_2、TNF – α 等细胞因子有关。

（5）止痛巴布贴（辽宁中医药大学）：止痛巴布贴由延胡索、红花、马钱子、青风藤、桃仁等组成。大鼠胫骨癌性骨痛模型，造模后第 7 天起给予止痛巴布贴外用。结果显示，中药止痛巴布贴有较明显的镇痛作用。其作用机制主要与影响脊髓背角 N – 甲基 – D 天冬氨酸受体 2B（NMDA2B）和神经激肽 1（NK1）受体的活性，进而阻断细胞内信号转导途径，降低 pERK 和 p – p38 的表达，减少核内 cAMP 反应元件结合蛋白（CREB）的转录与翻译，降低 c – fos 基因的表达有关，即通过 MAPK – CREB 信号转导通路完成。此外，通过抑制星形胶质细胞活化，减少兴奋性神经调质和前炎症介质的释放来抑制中枢敏化的形成，从而发挥镇痛作用。

（6）奇正消痛贴（东直门医院）：采用小鼠股骨骨痛模型，造模后第 10 天起给予奇正消痛贴外敷造模后肢，每日 1 剂，连用 5 天。结果显示，奇正消痛贴治疗后对 Von Frey 纤维刺激的缩足反应百分率明显下降，热刺激痛阈时间明显延长。股骨 X 线显示，骨破坏程度较轻，放射学评分下降。局灶皮肤组织炎性介质 NF-α、内皮素 1（ET-1）、IL-1β 表达明显减少，脊髓后角 P 物质受体（SP-R）、c-fos 及 GFAP 阳性反应神经元表达均明显减少。提示奇正消痛贴对癌痛小鼠治疗有效，能够减轻痛行为，延缓骨破坏，其镇痛机制可能与外周和中枢机制共同参与有关。

（7）镇痛膏（东直门医院）：镇痛膏由川草乌、细辛、川椒、乳香、没药、丹参、急性子、姜黄、丁香、延胡索、冰片等组成。采用小鼠股骨骨痛模型，镇痛膏外敷于小鼠股骨骨转移部位，避开皮肤伤口缝合处，造模后第 10 天开始给药，连用 5 天。结果表明，Von Frey 纤维刺激的缩足反应百分率明显下降，热刺激痛阈升高。同时，股骨 X 线显示，镇痛膏组骨破坏程度较轻，放射学评分下降。局灶皮肤组织 TNF-α、ET-1、IL-1β 水平，以及脊髓后角 SP-R、c-fos 及 GFAP 阳性反应神经元表达均明显减少。提示镇痛膏对癌痛小鼠治疗有效，能够减轻痛行为，延缓骨破坏，其镇痛机制可能与外周和中枢机制共同参与有关。

（二）急慢性炎症疼痛

1. 概述

癌性疼痛的发生机制复杂，除肿瘤侵袭周围组织和神经外，肿瘤导致的炎性因子释放，刺激外周伤害感受器也促使癌性疼痛的发生。因此，除癌性疼痛模型外，治疗癌痛的镇痛药物常常同时采用炎症疼痛模型进一步评价。

2. 造模方法

（1）福尔马林致炎症疼痛模型：右足跖皮下注射弗氏完全佐剂（CFA）0.1mL，从外踝后外侧凹陷处将针头刺入皮下，然后转向足尖部，刺入胫腓骨和距骨之间，进针深度为5mm，建立炎症痛模型。

（2）醋酸致炎症疼痛模型：小鼠腹腔注射致痛剂（0.6%醋酸溶液，每只0.2mL），5分钟后计算扭体次数。扭体动作为：后肢伸展，身体扭曲、拉长，腹肌内凹，间歇性收缩等。观察20分钟内各小鼠的扭体反应次数及各组扭体小鼠数。

3. 给药方法

背部脱毛外敷巴布膏或局部外涂酊剂。

4. 实验研究

（1）痛块消巴布膏（中日友好医院）：采用福尔马林致炎症疼痛模型，观察痛块消外用对大鼠足趾肿胀及痛行为影响。结果表明，痛块消外用能明显减小大鼠足跖厚度，缓解痛行为学改变。其作用机制主要与减少局部炎症介质 PGE_2 释放，降低脊髓后角 SP 和 c－fos 表达有关。

（2）通络散结酊（第二军医大学长征医院）：通络散结酊主要组成为天南星、半夏、山慈菇及威灵仙。采用福尔马林致炎症疼痛模型，造模后24小时涂擦通络散结酊，每日4次，给药7天。结果显示，通络散结酊外用可明显减小大鼠屈/伸关节疼痛试验评分及踝周径。

（3）止痛Ⅰ号酊（广东省中医院）：止痛Ⅰ号酊由延胡索、丹参、红花、乌药、蚤休、血竭、土鳖虫、冰片等组成。小鼠腹部涂擦止痛Ⅰ号酊剂，每20分钟1次，连续6次，最后1次涂药30分钟后，予腹腔注射醋酸溶液，建立醋酸致炎症疼痛模型，5分钟后计算扭体次数。结果表明，止痛Ⅰ号酊对醋酸至疼痛有明显的抑制作用。小鼠腹部和脚板上分别给予止痛Ⅰ号酊，用秒表记录自小鼠投入恒温器内（55±0.5）℃至出现缩足反应的时间。结果表明，止痛Ⅰ号酊治疗组痛阈明显提高。

（三）荷瘤动物模型

1. 概述

为增强外用中药的镇痛效果，常根据原发肿瘤部位及中医证候选择相应穴位，进行穴位贴敷。因此，可采用荷瘤动物模型，贴敷动物相应穴位，观测外用中药对荷瘤动物痛行为学的影响。

2. 造模方法

（1）肺癌荷瘤小鼠模型：小鼠腋下接种 Lewis 肺癌细胞悬浮液，每只接种细胞数为 5×10^6 个，建立肺癌荷瘤小鼠模型。

（2）肝癌荷瘤小鼠模型：取荷肝癌（H22）小鼠腹水，调整细胞浓度至 $2 \times 10^6/mL$，每鼠右腋皮下接种 0.2mL，建立肝癌荷瘤小鼠模型。

3. 给药方法

穴位贴敷法：采用小鼠同身寸取穴法及《实验针灸学》大鼠穴位定位法。肺癌选取瘤区加肺郄，肝癌选取肝俞、脾俞、肾俞。穴位部位剃毛后贴敷巴布制剂。

4. 实验研究

（1）癌痛灵（河南中医学院）：癌痛灵由熟地黄、鹿角胶、姜炭、肉桂、麻黄、白芥子、三七、川乌、草乌、急性子、半边莲、白花蛇舌草、没药等组成。采用肺癌荷瘤小鼠模型，给予 K^+ 导入痛阈测定仪测定小鼠的基础痛阈、耐痛阈。结果显示，癌痛灵敷贴瘤区加郄穴有良好止痛作用。郄穴组敷贴癌痛灵 1 小时及 1 个疗程后，痛阈、耐痛阈明显提高，缓解癌痛迅速、明显，总有效率达85%。

（2）化积止痛巴布剂（河南中医学院）：化积止痛巴布剂由雄黄、青黛、芒硝、乳香、没药、莪术、芫花、蟾蜍、冰片等组成。采用肝癌荷瘤小鼠模型，穴位贴敷化积止痛巴布剂，同时给予益气化积方灌胃。益气化积方由黄芪、太子参、白术、灵芝、半枝莲、白花蛇舌草、薏苡仁、制鳖甲、八月札、牡蛎等组成。每日 1 次，共给药 14 天。末次用药后 30 分钟，采用热板法测定小鼠痛阈值，并计算痛阈提高百分率。结果显示，药物加穴位贴敷能够明显提高小鼠的痛阈值和痛阈提高百分率。

四、不完全性肠梗阻

1. 概述

结直肠癌以及妇科恶性肿瘤晚期常并发不完全性肠梗阻，出现肠道梗阻症状及进食困难、恶心呕吐等。不完全性肠梗阻亦能演变为完全性肠梗阻，应早诊断、早治疗、避免拖延时间加重病情。

2. 造模方法

（1）大鼠不完全性小肠梗阻模型（闫瑾造模法）：采用雄性 SD 大鼠，10% 水合氯醛麻醉下，贯穿缝扎末端回肠肠管，建立大鼠不完全性小肠梗阻模型。于大鼠左侧腹壁开腹，暴露回盲部，将中心静脉导管与回肠肠管并排放置，在距回盲部 2cm 处用圆针带丝线穿透肠系膜，绕过回肠肠管和中心静脉导管一并结扎，最后抽出中心静脉导管，造成不完全性肠梗阻。

（2）小鼠肠套叠模型：采用昆明种小鼠，在乙醚麻醉下行开腹手术，轻轻提起回盲部以上 10 ~ 15cm 处的一段肠管（约 4cm），用左手拇指、食指轻捏肠段远端，右手持一圆尖细玻璃棒，将近端肠管轻轻推入远端肠段的肠腔内，形成顺向单套式肠套叠。

3. 给药方法

外用膏剂贴敷神阙穴，胶布固定。依据《实验针灸学》中大鼠针灸穴位分布图及定位方法，以及小鼠同身寸取穴法定位神阙穴。每日贴敷 8 小时，连续贴敷 3 天。

4. 实验研究

大蒜硝黄膏（河北大学中医学院，河北省中医药管理局项目，河北省科技厅项目）：大蒜硝黄膏穴位贴由大蒜、芒硝和大黄组成。大蒜硝黄膏神阙穴贴敷可改善不完全性小肠梗阻大鼠的一般状况，降低小肠黏膜损伤评分，降低全血低切及高切黏度、血浆黏度、红细胞聚集指数，使血浆和小肠组织中的 NO、MDA水平降低，超氧化物歧化酶水平升高，改善不完全性肠梗阻模型小肠组织形态，保护肠黏膜结构的完整性，具有肠屏障保护功能。其作用机制可能与大蒜硝黄膏改善肠道血液循环、清除自由基、减轻自由基对小肠黏膜上皮细胞损伤，稳定机体内环境有关。大蒜硝黄膏神阙穴贴敷可使小鼠套叠肠管的还纳率、还纳程度明显提高。此外，还明显促进小鼠胃排空，加速小肠推进，并可使小鼠首次排便时间显著提前，排便量显著增多，粪便性状部分呈糊状。

五、多汗症

1. 概述

在肿瘤进展和抗肿瘤治疗中，肿瘤侵犯或释放的细胞因子导致胆碱能神经兴奋性增加，以及抗肿瘤药物的细胞毒性作用，使体细胞的生理功能受到暂时性损害，都促使多汗症的形成。多汗症虽不危及生命，但严重影响患者生活质量。严重的多汗可进展为水、电解质紊乱，导致有效的抗肿瘤治疗被迫中断，影响患者治疗获益。

2. 造模方法

（1）小鼠足跖汗腺分泌染色法（陈奇实验法）：采用昆明种小鼠，分别置于固定器内，仰卧固定，用胶布将双后肢固定在固定器上。用干棉签轻拭干小鼠足跖部原有的汗液。于小鼠足跖部皮肤涂上田－高垣试剂染色。采用放大镜仔细观察深紫色着色点（表示汗点）的出现时间、颜色和数量。

（2）大鼠气虚自汗模型（田磊造模法）：将 SD 大鼠置于特

制的 70cm×50cm×35cm 烟室中，每次 10 支香烟熏 25 分钟，每天 2 次，连续 30 天。烟熏 20 天后以麻黄汤（16g/kg）灌胃，每天 1 次，连续 10 天，建立气虚自汗模型。

3. 给药方法

（1）局部涂敷法：酊剂局部涂敷。

（2）穴位注射法：依据《实验针灸学》中大鼠针灸穴位分布图及定位方法，选取足三里穴，位于大鼠双后肢膝关节外，腓骨小头下约 5mm 处，直刺 7mm，穴位注射中成药注射液。模型复制结束后第 1 天开始给药，每天 1 次，连续 10 天。

4. 实验研究

（1）复方土槿皮酊、复方大蒜酊（湖北省鄂州市中心医院）：采用小鼠足跖汗腺分泌染色法，观测复方土槿皮酊和复方大蒜酊的敛汗作用。结果表明，2 种酊剂均可明显减少小鼠双足汗点，具有明显的止汗作用

（2）黄芪注射液（南京中医药大学附属医院）：观测中成药黄芪注射液足三里穴注射对大鼠气虚自汗模型的影响。结果显示，黄芪穴位注射可使大鼠下丘脑环磷酸腺苷、前列腺素、β－内啡肽含量显著减少。提示黄芪穴位注射通过降低体内致热物质含量，使体温达不到体温调定点，减少出汗症状，并且通过抑制体温负调节机制 β－内啡肽的释放，使下降的中枢体温调定点恢复正常，减少出汗症状。

参考文献

［1］田鑫,贾立群. 抗癌消水膏对恶性胸腔积液模型大鼠胸膜粘连的影响［J］. 北京中医,2007,26(2):116 - 118.

［2］Kraus - Bexfhier L,Jan,Guilbaud N,et al. Histology and sensitivity to anticancer dings of tow human non - small cell cancinomas implanted in thepleural cavity of nude mice ［J］. Clin Cancer Res, 2000,6(1):297 - 304.

[3]程志强. 中药消水 Ⅱ 号外敷治疗恶性胸水临床与实验研究[D]. 北京:北京中医药大学,2002.

[4]李佩文,谭煌英,万冬桂,等. 中药消水膏外敷治疗癌性腹水 120 例临床及实验研究[J]. 中医杂志,2006,41(6):358 - 359.

[5]Alakokko L,Pihlajaniemi T,Myers JC,et al. Gene expression of type Ⅰ,Ⅲ and Ⅳ collagens in hepatic fibrosis induced by dimethylnitrosamine in the rat[J]. Biochem J,1987,244(1): 75 - 79.

[6]薛立文. 艾灸小鼠神阙穴对小肠推进功能影响的观察[J]. 实用预防医学,2007,14(4):1258 - 1259.

[7]曾贞,邢枫,周爱民,等. 消胀贴膏外敷对小鼠肝硬化腹水的消退作用及对腹腔血管通透性的影响[J]. 临床肝胆病杂志,2012,28(9):689 - 694.

[8]Medhurst SJ,Walker K,Bowes M,et al. A rat model of bone cancer pain[J]. Pain,2002,96(1):129 - 140.

[9]邓博. 化瘀止痛法外用治疗骨转移癌疼痛的实验研究[D]. 北京:北京中医药大学,2010.

[10]俞珊. 通络散结酊治疗癌痛的临床和实验研究[D]. 上海:第二军医大学,2006.

[11]俞珊. 消痰通络凝胶对骨癌痛大鼠骨代谢及辣椒素受体 1 表达的影响[D]. 上海:第二军医大学,2009.

[12]严继贵,童晔玲,何国浓,等. 应用 Walker - 256 细胞建立大鼠骨癌痛模型[J]. 中华中医药学刊,2007,25(6):1128 - 1130.

[13]严继贵,王迎新,俞丽霞. 冰茶栓对骨癌痛大鼠脊髓 GFAP 及其 mRNA 表达的影响[J]. 现代中药研究与实践,2009,23(2):57 - 59.

[14]严继贵,王迎新,俞丽霞. 冰茶栓对骨癌痛大鼠外周血 PGE_2 及 TNF - α 含量的影响[J]. 中成药,2009,31(6):847 - 849.

[15]姜涌. 中药止痛贴镇痛机制研究[D]. 沈阳:辽宁中医药

大学,2012.

[16] Schwei M J, Honore P, Rogers S D, et al. Neurochern ical and cellular reorganization of the spinal cord in a murine model ofbone cancer pain[J]. J Neurosci,1999,19(24):10886 – 10897.

[17]白桦,李忠,陈维武,等. 奇正消痛贴外用缓解癌性疼痛的作用及相关机制研究[J]. 北京中医药大学学报(中医临床版),2009,16(2):1 – 5.

[18]刘耀,李忠,白桦,等. 镇痛膏外用缓解癌性疼痛的作用及相关机制研究[J]. 中医学报,2010,25(149):612 – 615.

[19]赵炜. 痛块消巴布剂制剂工艺及治疗癌痛的临床和机理研究[D]. 北京:北京中医药大学,2003.

[20]刘红香,熊亮,罗非,等. 大鼠踝关节疼痛试验评分指标的改进[J]. 中国疼痛医学杂志,1998,4(3):173 – 178.

[21]张海波,张敏妮,朱燕娟,等. 止痛Ⅰ号酊剂外用治疗急性疼痛实验研究[J]. 新中医,2013,45(7):176 – 177.

[22]孙六合,蒋可. 穴位敷贴癌痛灵治疗癌性疼痛的实验研究[J]. 江西中医学院学报,2002,14(2):19 – 20.

[23]林文注. 实验针灸学[M]. 上海:土海科技出版社,1994:286.

[24]王兰英,黄邦荣,展锐,等. 化积止痛巴布剂穴位贴敷配合益气化积方内服对 H22 荷瘤小鼠镇痛作用的影响[J]. 中国中医药信息杂志,2011,18(4):29 – 30.

[25]闫瑾,崔志清. 大承气颗粒对大鼠不完全性肠梗阻小肠上皮细胞保护作用的研究[J]. 中药药理与临床,2010,26(4):1 – 4.

[26]李忠仁. 实验针灸学[M]. 北京:中国中医药出版社,2003:327 – 329.

[27]马晓莉,王焱,韩波,等. 大蒜硝黄膏穴位贴敷治疗大鼠

不完全性肠梗阻的药效学研究[J].中成药,2012,34(10):
2012-2015.

［28］范炜.大蒜硝黄膏穴位贴敷治疗肠梗阻作用机理研究
［D］.保定:河北大学,2011.

［29］陈奇.中药药理研究方法学［M］.北京:人民卫生出版
社,1993:268-269.

［30］王好艺,黄幸芳,梅红武.复方大蒜酊的主要药效学研究
［J］.医药导报,2006,25(5):400-401.

［31］田磊,蒋宝平,方泰惠.大鼠慢性阻塞性肺疾病气虚自汗
模型制备［J］.中国中医急症,2009,8(1):101.

［32］李忠仁.实验针灸学［M］.第1版.北京:中国中医药出
版社,2003:327.

［33］范媛,朱佳,田磊.足三里注射黄芪注射液对气虚自汗模
型大鼠体温调节中枢的影响［J］.中国药房,2013,24(31):
2896-2898.

第五节　中医外治法防治化疗相关不良反应的实验研究

一、周围神经毒性

1.概述

化疗诱发的外周神经性疾病,即化疗致周围神经病变
(CIPN)。CIPN是由化疗药物直接损伤周围神经系统而导致的一
种神经毒性病变,为抗肿瘤药物常见的神经系统不良反应,并且
是许多化疗药物的主要剂量限制性毒性。临床常用的可引起CIPN
的化疗药物主要包括:铂类、紫杉类、长春碱类、沙利度胺和蛋
白酶抑制剂硼替佐米等,其中以奥沙利铂所致者最为常见。

2. 造模方法

（1）奥沙利铂导致的大鼠周围神经毒性模型（Homles 造模法）：采用 Wistar 大鼠，腹腔注射奥沙利铂，给药剂量为 4mg/kg，每周 2 次，连续 4 周，共 9 次，建立奥沙利铂导致的大鼠周围神经毒性模型。

（2）紫杉醇导致的大鼠周围神经毒性模型（Sarah JL 造模法）：采用雄性 SD 大鼠，腹腔注射紫杉醇，给药剂量为 2mg/kg，当时及第 2、4、6 天给药，建立紫杉醇导致的大鼠周围神经毒性模型。

3. 给药方法

局部浸洗法：采用中药配方颗粒剂，溶解于 1000mL 室温去离子水。将大鼠放置于特制有机玻璃小室，沿室壁缓慢倒入中药，浸泡爪部及尾部，每次 60 分钟，每日 2 次。

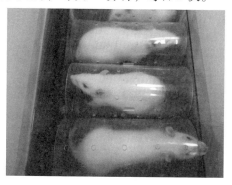

外用中药浸洗爪部及尾部

4. 实验研究

通络散配方颗粒（中日友好医院）：由老鹳草、川乌、红花、桂枝等组成。采用奥沙利铂导致的周围神经毒性大鼠模型，随机分为模型组和外用中药组。外用中药组给予通络散配方颗粒，浸泡爪部及尾部。模型组浸泡于等体积去离子水。观测结果表明，外用通络散配方颗粒可明显缓解模型大鼠的痛行为改变，使大鼠痛阈升高，改善神经传导速度，改善背根神经节神经元病理组织学形态，降低神经递质 P 物质表达，使外周血神经生长因子和表皮内神经纤维密度有所恢复。这表明，中药作用机制与降低背根神经节神经递质表达、促进表皮内神经纤维再生有关。此外，通络散配方颗粒对紫杉醇导致的周围神经毒性也具有良好疗效和安全性。

二、手足综合征

1. 概述

手足综合征（HFS）又称为掌跖感觉丧失性红斑（PPE）或肢端红斑。HFS 虽没有生命危险，但是严重影响患者生活质量，使有效的抗肿瘤治疗被迫中断，从而影响治疗效果。多种化疗药物都可诱导手足综合征的发生，其中最为常见的药物为卡培他滨（HFS 发生率为 50% ~ 60%）和阿霉素脂质体（HFS 发生率为 40% ~ 50%）。还可见于阿糖胞苷、环磷酰胺、多西紫杉醇、长春瑞滨等。

2. 造模方法

（1）阿霉素脂质体诱导的大鼠手足综合征模型（Yokomichi N 造模法）：采用 SD 大鼠，尾静脉注射阿霉素脂质体注射液，剂量为 9mg/kg，每日给药 1 次，共给药 4 次。

（2）手足综合征模型离体模型：采用离体培养的人角质形成细胞（HaCaT），培养条件为 DMEM 培养基，含 10% 胎牛血清，5% CO_2，37℃ 静置培养，传代。

1）在细胞培养基中加入 5 - 氟尿嘧啶（Hartinger J 造模法）：建立5 - 氟尿嘧啶/卡培他滨诱导的手足综合征模型离体模型。

2）在细胞培养基中加入阿霉素（Yokomichi N 造模法）：建立阿霉素脂质体/阿霉素诱导的手足综合征模型离体模型。

3. 给药方法

（1）局部浸洗法：同外用配方颗粒剂治疗周围神经毒性给药方法。

（2）离体模型给药法（Kono T 方法）：采用中药提取液，调节 pH 至中性。采用培养基分别稀释至 $3\mu g/mL$、$10\mu g/mL$、$30\mu g/mL$、$100\mu g/mL$ 和 $300\mu g/mL$，$0.45\mu m$ 滤过膜过滤，添加至各组，根据量效关系曲线，选取最佳浓度，进行观测。

4. 实验研究

通络散配方颗粒（中日友好医院）：由老鹳草、川乌、红花、桂枝等组成。初步研究结果提示，通络散配方颗粒对阿霉素脂质体和 5 – 氟尿嘧啶/卡培他滨导致的手足综合征具有良好疗效和安全性。

三、化疗药物外渗

1. 概述

化疗药物外渗是指化疗药物输注过程中渗出或渗浸到皮下组织中。外渗可引起局部疼痛、皮肤溃疡甚至坏死，肿瘤化疗药物静脉渗出发生率国内报道为 0.1% ~ 6.0%，国外报道为 5.0%。

2. 造模方法

（1）蒽环类药物外渗模型：常用药物为阿霉素和吡柔比星。实验动物可选用小鼠和家兔。采用皮下注射给药法，注射部位为侧腹部或背部。注射部位剪毛，备皮刀剃毛，碘伏消毒，皮下注射化疗药，制成皮丘。

（2）长春新碱类药物外渗模型：常用药物为长春新碱和长春瑞滨。实验动物可选用大鼠和家兔。注射部位为大鼠足跖、大鼠后肢（股骨小头上方 1cm）和家兔背部。注射方法同前。

3. 给药方法

局部涂敷法：酊剂、油剂、膏剂局部涂敷，外敷无菌纱布，每日更换 1 ~ 2 次。

4. 实验研究

（1）延胡索合剂（天津医科大学附属肿瘤医院）：采用小鼠吡柔比星外渗性损伤动物模型。随机分为模型对照组、延胡索合剂 1 组（外渗后 30 分钟湿敷）、延胡索合剂 2 组（外渗后第 3 天湿敷）和如意金黄散组（外渗后 30 分钟湿敷）。结果显示，延胡索合剂 1 组外渗性损伤面积明显缩小，愈合时间缩短，损伤程度轻，溃疡发生较晚，组织修复早，损伤组织中 VEGF 和 EGFR 的表达明显上调，高峰提前。这说明，延胡索合剂对小鼠吡柔比星外渗性损伤有良好的防治作用，疗效优于如意金黄散。其促进损伤愈合的机制可能与促使早期损伤组织释放 EGFR 和 VEGF，促进纤维组织增生有关。

（2）锦蓉酊剂（上海中医药大学附属龙华医院）：采用左足跖皮下注射长春新碱（生理盐水配成 25mg/100mL 的溶液）0.1mL，制造化疗药物外渗大鼠动物模型，随机均分成 4 组，各组动物立即分别外用生理盐水 0.5mL、锦蓉酊剂 0.5mL、锦蓉酊剂 0.25mL、地塞米松注射液 0.2mL，用药后 0.5、1、1.5、2、3 小时分别测量关节容积 1 次，每次测量后各动物再以相同药量用药 1 次。结果显示，锦蓉酊剂的大小剂量均可显著抑制长春新碱所致大鼠足跖肿。

（3）复方紫草油（甘肃省肿瘤医院）：复方紫草油由紫草、黄柏、白芷、冰片、芝麻油组成。采用家兔长春新碱化疗药物动物模型，随机分为紫草油联合山莨菪碱、云南白药、透明质酸封闭加红外线照射、空白对照 4 个组。结果显示，各组局部组织学改变、局部皮肤损伤分度之间有显著差异，复方紫草油和山莨菪碱可协同促进外渗药物的吸收分散，减轻急性炎症期的症状和局部组织损伤。

（4）虎力散（广东医学院附属深圳福田医院，广东省深圳市福田区公益性科研计划项目）：采用小鼠阿霉素化疗药外渗模型，给予虎力散外敷治疗，对照组采用传统局部封闭疗法。结果显示，药物组的有效率明显高于对照组，说明应用虎力散外敷治疗小鼠化疗药外渗明显优于传统局部封闭疗法。

（5）季德胜蛇药（镇江市第二人民医院）：采用新西兰家兔化疗药物外渗模型，随机分为环磷酰胺组、重酒石酸长春瑞滨组和阿霉素组，每组模型随机选择一半采用50%硫酸镁溶液，另一半用1∶5000呋喃西林加季德胜蛇药，外敷外渗局部。结果显示，1∶5000呋喃西林加季德胜蛇药外敷后局部肿胀消退指数显著高于50%硫酸镁溶液湿敷，且炎性反应明显减轻，说明1∶5000呋喃西林加季德胜蛇药外敷治疗化疗药物外渗可明显减轻局部炎性反应，是一种有效的处理方法。

（6）金黄散（上海复旦大学附属肿瘤医院）：采用家兔盐酸阿霉素化疗药物外渗动物模型，在每只家兔的四块外渗点上分别给予空白对照（A组）、金黄散外敷（B组）、利多卡因局封（C组）、二甲基亚砜外涂（D组）处理。结果显示，三种不同的处理方式均能缩小溃疡面积，使用解毒剂二甲基亚砜外涂对盐酸阿霉素所致的组织损伤疗效最佳，利多卡因封闭次之，再次为金黄散外敷。

（7）复脉膏：复脉膏由生大黄、野菊花、三棱、莪术、丹参、党参、冰片等组成，采用长春瑞滨化疗药物外渗大鼠动物模型，随机分为复脉膏组及50%硫酸镁组，两组大鼠左侧分别予复脉膏外敷、50%硫酸镁湿敷，右侧均予生理盐水外涂。结果显示，复脉膏外敷对动物皮肤无刺激及致敏反应。复脉膏外敷治疗能明显减小各时间点的平均皮损面积，减轻皮肤病理早期炎症反应、皮肤损伤，复脉膏组各时间点未见出血及血栓形成，后期皮损处可见充足的肉芽组织生成及鳞状上皮长入，其机制可能是通过促进损伤皮肤中VEGF表达加快创面的愈合。

四、化疗性静脉炎

1. 概述

化疗性静脉炎是由于化疗药物对血管的刺激而引起管壁的化学性炎症。化疗药物常造成血管平滑肌痉挛、血管内膜损伤，受累的静脉表现为发红或色素沉着、疼痛、血管变硬、呈条索状等炎症表现。严重者可出现局部皮肤水疱、溃疡、皮下组织坏死。

2. 造模方法

（1）蒽环类药物致家兔耳缘静脉炎模型：常用药物为阿霉素和吡柔比星，将家兔双侧耳缘静脉附近的毛拔除，碘伏常规消毒后，每侧用 4.5 号头皮针缓慢推入药物 4 ~ 5mg，推注速度为 1.0mg/min，避免药物渗漏。

（2）长春瑞滨致家兔耳缘静脉炎模型：长春瑞滨注射剂量为 1.0mg/kg。注射方法同前。

（3）氟尿嘧啶致家兔耳缘静脉炎模型：氟尿嘧啶注射剂量为 12mg/kg。每日给药 1 次，连续给药 3 天，缓慢推入，避免药物渗漏。

（4）氟尿嘧啶致小鼠尾静脉炎模型：小鼠尾静脉注射氟尿嘧啶，注射剂量为 35mg/kg，每日给药 1 次，连续给药 3 天，缓慢推入，避免药物渗漏。

3. 给药方法

局部涂敷法：从以穿刺点为中心，直径 0.5cm 的圆形以外的皮肤开始涂抹，纵向沿静脉回流方向涂 3 ~ 4cm，横向由耳缘外侧至耳缘静脉内侧涂 1.5 ~ 2cm，医用纱布或治疗巾覆盖涂药部位，保鲜膜或胶布固定。

4. 实验研究

（1）黄连解毒膏（安徽中医学院，国家中医药管理局中医肿瘤病学重点学科经费资助）：采用长春瑞滨所致家兔耳缘化疗药物静脉炎模型，随机分为模型组、黄连解毒膏组、喜辽妥组。治疗 72 小时后取标本，结果显示，黄连解毒膏减轻炎细胞浸润及循环障碍，降低 ICAM - 1 表达，并且黄连解毒膏疗效好于喜辽妥，说明黄连解毒膏可减轻化疗性静脉炎引起的局部组织损害，促进局部损伤组织修复，疗效显著。其作用机制是抑制血管损伤时细胞黏附分子 1 升高。

（2）三黄软膏（浙江省杭州市中医院，浙江省卫生厅中医药管理局科研基金项目）：采用长春瑞滨致兔耳化疗性静脉炎模型，随机分为 4 组，A 组采用三黄软膏干预，B 组采用季德胜蛇药干预，C 组采用多磺酸黏多糖乳膏干预，D 组作为对照。观察静脉炎发生情况，并于长春瑞滨致注射后 72 小时取局部静脉及周围组织进行病理切片、HE 染色，分析评价静脉及周围组织病理损伤程度。结果显示，A、B、C 组静脉炎发生率低于 D 组，静脉损伤程度轻于 D 组，A 组血管内皮肿胀、血管周围水肿、炎细胞浸润程度轻于 C 组，说明三黄软膏、季德胜蛇药、多磺酸黏多糖乳膏早期应用对诺维本致化疗性静脉炎均有防护作用，三黄软膏防护效果优于多磺酸黏多糖乳膏。

（3）芪柏制剂（河北省秦皇岛市中心血站）：采用酒石酸长春瑞滨致兔耳缘化疗性静脉炎动物模型，随机分为模型组、硫酸镁对照组、芪柏制剂实验组。在静脉推注酒石酸长春瑞滨注射液前 5 分钟，分别用硫酸镁和芪柏制剂涂抹耳缘静脉的局部皮肤，静脉推注后于 0、0.5、1、2、3 小时沿静脉走向涂抹。结果显示，芪柏制剂可减轻兔耳缘静脉血管周围出血、炎细胞浸润、循环障碍程度，说明芪柏制剂能有效地防治兔耳缘静脉化疗性静脉炎的发生。

（4）延胡索合剂（天津医科大学附属肿瘤医院）：延胡索合剂选用延胡索、大黄、侧柏叶、蒲黄等几味中草药加以调制，并冠名为"静炎安"，采用多柔比星致兔耳缘化疗性静脉炎模型，随机分为静炎安组、硫酸镁组、空白对照组，分别于干预后48小时、7天取局部静脉及周围组织，并用免疫组化法观察血管内皮生长因子、细胞间黏附分子表达情况。结果显示，静炎安组较硫酸镁组及空白对照组静脉炎损伤程度轻，愈合早，血管内皮生长因子、细胞间黏附分子表达下调，说明静炎安通过促进血管内皮细胞增生和修复，减轻炎症反应，进而对化疗性静脉炎有良好的防护作用。

（5）紫草膏（河北大学附属医院，保定市科学技术研究与发展计划项目）：采用多柔比星兔耳缘化疗性静脉炎模型，随机分为实验组和对照组，所有动物均采用自身对照，右耳为实验组，左耳为对照组，实验组按规定时间外涂紫草膏，对照组不处理。结果显示，采用紫草膏外涂能明显减轻对血管的损伤，从而保护血管，降低静脉炎发生率。

（6）丹七散瘀搽剂（山西省肿瘤医院）：采用氟尿嘧啶致化疗性静脉炎小鼠模型，随机分为3组，分别为阴性对照组、阳性对照组、治疗组。阴性对照组：不造模，不给药。阳性对照组：造模，不给药。结果显示：各组动物炎性细胞计数及水肿程度，阳性对照组高于阴性对照组，治疗组与阴性对照组无明显差异，镜下观察阳性对照组小鼠血管壁由原来的光滑变得粗糙，血管壁增厚，发生水肿，严重者血管内出现血栓，血管破裂，治疗组小鼠血管壁轻度水肿，炎性细胞轻度浸润，说明丹七散瘀搽剂对化疗性静脉炎有效。

（7）复方地黄酊（山东省淄博市第一医院，山东省淄博市卫生局立项课题）：采用盐酸多柔比星致家兔耳化疗性静脉炎动物模型，随机分为A组（空白对照组）、B组（应用复方地黄酊湿敷组）、C组（50%硫酸镁湿敷组），造模及干预后2、4、6、24小时，观察血管变化。结果显示，治疗后2、4、6小时，B组、C组在炎细胞浸润、血栓形成、血管周围出血、血管周围水肿方面与A组比较差异明显，治疗24小时，B组血管炎症较C组轻，说明复方地黄酊湿敷可减轻化疗性静脉炎引起的局部组织损害，促进局部损伤组织修复，效果优于50%硫酸镁湿敷。

（8）季德胜蛇药（浙江省杭州市中医院，浙江省中医药管理局立项课题）：采用长春瑞滨致兔耳化疗性静脉炎模型，随机分为季德胜蛇药干预组、喜辽妥软膏对照组及模型组，72小时后取材。结果显示，模型组静脉炎发生率为100%，静脉炎程度最重，季德胜蛇药干预组静脉炎发生率最低、程度最轻，病理损伤主要表现均为急性炎症病理特点，模型组病理损伤程度最重，三组干预后除纤维增生外，其余9个项目比较均有明显差异，季德胜蛇药组在血管周围水肿、炎细胞浸润、管腔充血病理损伤等方面轻于喜辽妥软膏对照组，季德胜蛇药干预效果优于喜辽妥软膏。

（9）马铃薯汁加地塞米松（山西医科大学）：采用氟尿嘧啶致家兔耳缘化疗药物性静脉炎模型，研究马铃薯汁和地塞米松制成的混合液外涂预防氟尿嘧啶化疗静脉炎的效果及机制。随机分为4组，A组（涂地塞米松与马铃薯汁混合液）、B组（不涂药组）、C组（涂地塞米松液）、D组（涂马铃薯汁）。结果显示，肉眼观察到静脉炎发生率A组低于其他组，免疫组化法观察到A组 ICAM-1 和 VEGF 阳性细胞百分数低于B组，说明按照规定方法用马铃薯汁和地塞米松制成的混合液外涂，从外观上看，可降低 5-氟尿嘧啶导致的静脉炎发生率，优于单纯涂抹马铃薯汁或地塞米松组，以及不涂药组，抑制率亦优于其他三组。这一作用与其抑制血管损伤时细胞黏附分子1和血管内皮生长因子的升高有关。

五、化疗致恶心呕吐

1. 概述

恶心呕吐是化疗最常见的毒副反应之一。如果没有镇吐治疗，70%~80%接受化疗的患者会出现恶心、呕吐等胃肠道反应。NCCN推出了在化疗药物致吐风险基础上联合用药的指南，尽管如此，仍有约30%的急性呕吐和50%的迟发性呕吐尚未得到有效控制。呕吐可导致水、电解质紊乱及营养缺乏，而且造成患者紧张、焦虑，惧怕化疗，从而使化疗推迟或被迫中断。

2. 造模方法

顺铂致家鸽呕吐模型（张再康造模法）：腹腔注射顺铂4mg/kg，单次给药，建立顺铂致家鸽呕吐模型。

3. 给药方法

局部贴敷法：选取家鸽胸脯后1/3的无毛区贴敷外用膏剂，造模前单次给药。

4. 实验研究

敷脐膏（中日友好医院）：由郁金、生姜、黄连、旋覆花等组成。采用顺铂致家鸽呕吐模型，造模前1小时贴敷敷脐膏，共观测3天。结果表明，敷脐膏可明显延长呕吐潜伏期，效果与格拉司琼相当，并且可明显减少呕吐次数，效果明显优于格拉司琼，提示敷脐膏可有效防治化疗呕吐模型的恶心呕吐。此外，小鼠皮肤毒性实验提示，敷脐膏具有良好的安全性。

六、化疗后脱发

1. 概述

化疗后脱发（CIA）是化疗药物常见的副作用之一，给患者心理上带来很大痛苦，从而降低了患者对化疗的依从性，防治化疗后脱发是肿瘤治疗中亟待解决的问题。

2. 造模方法

（1）离体培养的猪毛囊鞘细胞：采用猪耳部皮肤，沿毛发生长方向进一步切成1.5mm厚的皮肤小片，从真皮和皮下组织交界处切开，在解剖显微镜下，用手术刀分离生长期毛囊。放入用DMEM培养基配制的0.2% Ⅳ型胶原酶中，37℃孵箱中消化3～4

小时。PBS 清洗 3 次，弃上清，沉淀加入 DMEM 培养液混匀，300r/min 低速离心 2 分钟，上层的混悬液为真皮鞘细胞，培养条件为 DMEM 培养基，含 10% 胎牛血清，37℃，5% CO_2 静置培养。

（2）离体培养的猪毛囊：按上述方法分离生长期并将皮脂腺开口水平以上部分切除，培养条件为 Williams E 培养基，内含 L–谷氨酰胺和青霉素/链霉素，37℃，5% CO_2 静置培养。

3. 给药方法

（1）预防法给药法：培养基中先加入不同浓度的中药煎剂，24 小时后再加入阿霉素。

（2）同时给药法：中药煎剂与阿霉素同时加入培养基。

4. 实验研究

何首乌复方（南京医科大学）：由何首乌、黄芪、女贞子、川芎组成。何首乌复方可明显抑制阿霉素导致的猪毛囊鞘细胞凋亡，促进细胞增殖。其中预防给药效果更为明显。进一步研究表明，何首乌复方可明显拮抗阿霉素对离体培养的猪毛囊的毒性作用，促进离体培养毛囊毛发生长和改善毛球部形态变化，抑制毛囊中的凋亡细胞，提示何首乌复方对化疗后脱发具有防护作用。

参考文献

［1］司马蕾. 中药治疗化疗药物周围神经毒性的研究［D］. 北京:北京中医药大学,2008.

［2］Homles J,Stanko J,Varchenko M,et al. Comparative neurotoxicity of oxaliplatin,cisplatin,and ormaplatin in a Wistar rat model［J］. Toxicological Sciences, 1998,46(2):342 – 351.

［3］Yokomichi N,Nagasawa T,Coler – Reilly A,et al. Pathogenesis of Hand – Foot Syndrome induced by PEG – modified liposomal Doxorubicin［J］. Hum Cell,2013,26(1):8 – 18.

［4］孙甜甜,王华庆,钱正子,等. 延胡索合剂对小鼠吡柔比星外渗性损伤的防治及机制［J］. 中国新药杂志,2012,21(9):

1032 - 1037.

[5]杨金坤,赵爱光,钱雅奋,等. 中药锦蓉酊剂对化疗药物外渗性病变的临床与药效学研究[J]. 上海中医药杂志,2002,(6):33 - 35.

[6]陈一芬,耿志林,李承军,等. 季德胜蛇药外敷治疗化疗药物外渗的实验研究[J]. 护理学杂志,2007,22(11):39 - 40.

[7]张晓华,白兆琴,董玉兰,等. 复方紫草油联合山莨菪碱治疗长春瑞滨渗漏损伤的实验研究[J]. 护理学杂志,2008,23(13):1 - 3.

[8]黄万钟,姚月华,赵洁,等. 虎力散外敷治疗小鼠化疗药外渗的疗效观察[J]. 中国医药导刊,2010,12(5):843 - 844.

[9]顾文英,王磊萍,张丽. 盐酸阿霉素致家兔组织损伤后处理的实验研究[A]. 中华护理学会. 全国肿瘤护理学术交流暨专题讲座会议论文汇编[C]. 北京:中华护理学会,2004:31 - 33.

[10]陈姣,李平,许珩. 黄连解毒膏外敷治疗长春瑞滨致兔静脉炎的研究[J]. 中医药临床杂志,2012,24(4):323 - 326.

[11]冯莺,俞琦,邹建芳,等. 三黄软膏对诺维本致静脉炎预防作用的研究[J]. 中国中医药科技,2011,18(4):300 - 301.

[12]冯莺,俞琦,周玲,等. 三黄软膏防治诺维本所致静脉炎的实验研究[J]. 中华护理杂志,2012,47(4):341 - 343.

[13]张敬,洪月光,李丽清,等. 芪柏制剂对兔耳缘静脉化疗性静脉炎模型的影响[J]. 河北中医,2010,32(1):112 - 113.

[14]冯莉霞,王华庆,贺瑾. 延胡索合剂预防和治疗肿瘤化疗性静脉炎的实验研究[J]. 中国肿瘤临床,2012,39(15):1073 - 1076.

[15]杨小红,王娅南,孟景娜,等. 紫草膏对化疗性静脉炎防治作用的研究[J]. 中国实验方剂学杂志,2010,16(9):197 - 199.

[16]杨芳,杨喜花,阎磊,等. 丹七散瘀搽剂对化疗性静脉炎

动物模型的疗效研究［J］. 中国药物与临床,2012,12（9）:
1148 - 1149.

[17]王在英,谢兰英,王光红,等. 复方地黄酊湿敷治疗化疗
性静脉炎的实验研究［J］. 护理研究,2007,21(11):2847 - 2849.

[18]俞琦,冯莺,郑洁,等. 季德胜蛇药对诺维本致兔耳静脉
炎防护作用的研究［J］. 中国中医药科技,2013,20(1):30 - 31.

[19]杨文琴. 马铃薯汁加地塞米松预防氟尿嘧啶致静脉炎的
实验研究及临床观察［D］. 太原:山西医科大学,2010.

[20]杨静. 中药外敷防治家鸽化疗呕吐的药理机制的实验研
究［D］. 北京:北京中医药大学,2010.

[21]张再康,韩晓,白建乐,等. 对顺铂所致家鸽化疗呕吐模
型的改进［J］. 中国药理学通报,2002,18(5):584 - 585.

[22]张兴洪. 中药煎剂对猪毛囊毛发生长及阿霉素诱导的猪
毛囊细胞损伤的影响［D］. 南京:南京医科大学,2004.

第六节　中医外治法防治放疗相关不良反应的实验研究

一、放射性皮肤损伤

1. 概述

放射性皮炎是指各种类型射线,包括射线、粒子、电子、中
子和质子引起的皮炎。头颈部肿瘤的放射治疗常伴有放射性皮
炎。放疗后放射区内皮肤萎缩、变薄,软组织纤维化,毛细血管
扩张,照射区内皮肤可出现红斑、色素沉着、瘙痒、脱皮等干性
皮炎,严重时可出现水疱、溃疡、渗液、糜烂,导致湿性皮炎。

2. 造模方法

（1）大鼠放射性皮肤损伤模型（倪晨造模法）:雌性 SD 大

鼠用硫化钡进行左后肢照射野脱毛，戊巴比妥钠麻醉下，固定于特制鼠台，身体其他部分用铅板屏蔽。以直线加速器电子线6MeV 单次照射，剂量率为 200cGy/min，吸收剂量为 30～40Gy，照射面积为 2cm×4cm。

（2）小鼠放射性皮肤损伤模型：雌性昆明种小鼠，以 250kV 的 X 线机作为放射源，剂量 10Gy 照射小鼠后肢。

3. 给药方法

局部涂敷。

4. 实验研究

（1）溃疡油（中日友好医院）：溃疡油由当归、黄芪、紫草、红花、大黄组成。采用大鼠放射性皮肤损伤模型，观测溃疡油的治疗作用，观测周期为 30 天。结果表明，溃疡油治疗可减少大鼠Ⅳ度放射性皮肤损伤的发生，促进创面愈合。其作用机制与调节 Ku70 mRNA 表达、促进 Ku80 mRNA 表达有关。同时，溃疡油对大鼠的行为活动、皮毛光泽度、饮食、体重等均无影响，无任何急性、毒性反应，无大鼠死亡。这表明，溃疡油对大鼠正常皮肤和破损皮肤均不产生任何急性毒性反应。

（2）黑绛丹（北京中医医院）：黑绛丹治疗组放射性皮肤损伤小鼠疮面修复快而明显，浅表及重度溃疡均易结痂，湿性反应在短期内得到减轻，周围皮肤红肿明显消退，溃疡愈合快，疗效优于龙胆紫，与临床研究结果一致。

（3）金虎膏（湖北省荆州市第一人民医院）：金虎膏由金银花、虎杖、甘草、芦荟组成。采用大鼠放射性皮肤损伤模型，观测金虎膏的治疗作用，观测周期为 30 天。结果表明，溃疡油治疗可减少大鼠Ⅳ度放射性皮肤损伤的发生，促进创面愈合。

（4）木豆叶提取物（广州中医药大学）：采用大鼠放射性皮肤损伤模型，观测木豆叶提取物的治疗作用。结果显示，木豆叶提取物可延缓放射性创面出现的时间，降低皮肤损伤和创面溃疡的严重程度，升高创面愈合率，缩短愈合时间。病理观测结果显示，木豆叶提取物可促进创面组织成纤维细胞、上皮细胞、血管内皮细胞、真皮结缔组织和胶原纤维增生，减轻细胞超微结构的损伤。其作用机制与促进创面组织中 Ku70 mRNA 和 Ku80 mRNA 的表达，修复放射损伤引起的 DNA 断裂有关。

二、放射性直肠炎

1. 概述

放射性直肠炎（RP）是盆腔部位肿瘤放射治疗常伴有的并发症。急性 RP 发生于开始放射治疗的 1～2 周后，主要表现为肠蠕动增强、肠痉挛，出现腹痛、腹泻、里急后重和便血等症状。慢性 RP 则出现于放疗结束后数月乃至数年，除了上述症状外，还可出现肠腔狭窄，引起排便困难和不完全性肠梗阻等，甚至形成瘘管。

2. 造模方法

盆腔局部单次大剂量照射法（Kan S 造模法）：戊巴比妥钠腹腔注射麻醉下，将大鼠仰卧位固定在自制有机玻璃板上，以 6MV－X 线直线加速器照射。照射范围自耻骨联合至肛门，照射野面积 3cm×4cm，其余部位以 5cm 厚铅块屏蔽。源皮距 80cm，照射剂量 20Gy，剂量率 300cGy/min，建立大鼠急性放射性直肠炎模型。

3. 给药方法

（1）保留灌肠给药法：灌肠前使大鼠排出粪便，小心将特制大鼠灌肠器具用石蜡油润滑后插入肛门 4～6cm，抬高骶尾部，缓慢注入约 40℃ 药液 1～2mL，保持体位 5～10 分钟。每日 1 次，连续 7 天。

（2）超短波导入治疗：保留灌肠同时采用超短波治疗机进行导入治疗。

4. 实验研究

（1）肠瑞灌肠剂（山西省中医药研究院，山西省科技攻关项目）：肠瑞灌肠剂由地榆、仙鹤草、儿茶、白及等药物组成。采用盆腔局部单次大剂量照射法，观测肠瑞灌肠剂对放射性直肠炎大鼠的影响。结果表明，肠瑞灌肠剂能上调放射性直肠炎大鼠血浆 6 - 酮 - 前列腺素（6 - Kote - $PGF_{1\alpha}$）含量，下调血栓素 B_2（TXB_2）含量，从而降低 $TXB_{2P}/6 - Kote - PGF_{1\alpha}$ 比值。这表明，肠瑞灌肠剂可改善放射性直肠炎局部组织血液循环，抑制血小板活化，从而减轻炎症反应，促进肠黏膜修复。

（2）白头翁汤加减味煎剂（南通市肿瘤医院，南通市科技局基金项目）：白头翁汤加减味煎剂由白头翁、黄连、地榆炭、乌贼骨、白及、三七、血竭组成。白头翁汤加减味煎剂保留灌肠可明显促进放射性直肠炎大鼠摄食、饮水量及活动状况恢复，促进排便性状恢复，减少肛周脱毛区面积，改善直肠组织黏膜充血水肿、溃疡状况。其作用机制与抑制血清 IL - 6 和 IL - 8 表达有关。

（3）清热扶正汤（河北省沧州中西医结合医院）：清热扶正汤由槐角、地榆、三七、白及、马齿苋、黄连、黄柏、白头翁、苦参、炒大黄、黄芪、当归、白芍组成。清热扶正汤保留灌肠可减轻放射性直肠炎大鼠模型直肠组织炎症。其作用机制与抑制血清 IL - 8 表达有关。

（4）中药灌肠剂（河北省唐山市人民医院）：中药灌肠剂由黄芪、白术、金银花、生地榆、仙鹤草、苦参、败酱草、三七、蒲黄、槐花组成。中药灌肠剂保留灌肠加超短波导入，可明显上调放射性直肠炎大鼠血浆 6 - Kote - $PGF_{1\alpha}$ 含量，下调 TXB_2 含量，从而降低 $TXB_{2P}/6 - Kote - PGF_{1\alpha}$ 比值。

参考文献

[1]倪晨,王贵均,赵爱国.β 射线致皮肤放射性损伤动物模型的建立[J].中药新药与临床药理,2011,22(2):224 - 225.

[2]郁仁存,饶燮卿,金铃,等.黑绛丹治疗放射性损伤的临床及实验观察[J].实用癌症杂志,1995,10(3):194-195.

[3]胡艳,倪晨,易华,等.金虎膏预防放射性皮肤损伤的病理学机制探讨[J].时珍国医国药,2012,23(1):252-253.

[4]颜东亮.木豆叶提取物对急性放射性皮炎的作用及其机理研究[D].广州:广州中医药大学,2012.

[5]Kan S,Chun M,Jin YM,et al. A rat model for radiation-induced proctitis[J]. JKorean Med Sci,2000,15(6):6821.

[6]李宜放,刘丽坤,王晞星,等.肠瑞灌肠剂对放射性直肠炎大鼠血浆 6-Kote-PGF$_{1\alpha}$ 及 TXB$_2$ 的影响[J].中国医院用药评价与分析,2008,8(12):923-924.

[7]张金业,叶赟,张曦霞,等.不同药物保留灌肠治疗大鼠急性放射性直肠炎的效果[J].中华实用诊断与治疗杂志,2012,26(10):997-999.

[8]冯敬霞,王玲玲,刘春梅.超短波并中药灌肠对放射性直肠炎大鼠血浆 6-Kote-PGF$_{1\alpha}$ 及 TXB$_2$ 的影响[J].中国煤炭工业医学杂志,2009,12(4):631-632.

[9]窦保凤,李双标,张金格.中药对大鼠放射性直肠损伤的作用机制研究[J].中国现代医生,2009,47(15):70-71.

第三章　中医外治恶性肿瘤并发症

第一节　恶性胸腔积液

一、概述

恶性胸腔积液（MPE）是指由肺癌或其他恶性肿瘤累及胸膜或原发性胸膜肿瘤引起的胸腔积液，是晚期肿瘤常见的并发症。MPE 占整个胸腔积液的 25%，其中 75% 由肺癌、乳腺癌及淋巴瘤引起，其他肿瘤，包括卵巢癌和胃肠道肿瘤等，5% ~ 10% 的 MPE 未发现明显的原发灶病理类型，以转移性腺癌最为常见。

MPE 产生的主要机制是肿瘤阻塞了壁层胸膜的血管及淋巴管，或肿瘤转移至纵隔淋巴结，引起胸腔积液吸收减少，或为肿瘤直接侵犯，或伴随的炎症使毛细血管通透性增加。约 96% 的 MPE 患者表现为呼吸困难，56% 的患者有胸痛，44% 的患者表现为咳嗽，其他表现为咯血、发热、声音嘶哑等，均为晚期肿瘤标志。中位生存期约为 4 个月。MPE 主要通过临床表现、影像学检查（如胸部 X 线平片、胸部 CT、B 超等）、胸腔穿刺脱落细胞学检查等方法诊断。MPE 的治疗目的主要是有效控制胸腔积液、缓解呼吸困难、提高生活质量、延长寿命。

目前，西医主要治疗手段包括利尿、腔内化疗，或免疫治疗、胸膜固定术、热疗和全身化疗等，该阶段的首要目标是减轻患者的症状，提高生存质量，延长生存期。

二、中医认识

1. 病因病机

恶性胸腔积液，根据其临床表现属于中医"悬饮"范畴。《金匮要略·痰饮咳嗽病脉证并治》曰："饮后水流在胁下，咳唾引痛，谓之悬饮。"《素问·至真要大论》病机十九条："诸病水液，澄澈清冷，皆属于寒。"中阳素虚，脏气不足，是发病的内在病理基础，病因病机多因肿瘤内结、癥瘕、积聚迁延日久，致肝、脾、肾功能失调，终致气滞、血瘀、水停胸胁，若阳气虚衰，气不化津，则阴邪偏盛，水湿不化，实者愈实，故本虚标实，虚实交错，为本病的主要病机特点。中医学认为，MPE 的形成为正气内虚，邪毒犯肺，肺失宣降，气机不畅，气滞痰凝，脉络壅塞，脾气虚弱，运化失职，继而肺、脾、肾三脏失调，升降失常，清浊相混，痰浊积聚而为饮，津液不布而成胸水。

2. 治则治法

一般认为，痰浊瘀毒和停蓄水饮，性皆属阴，祛之则非温药不能化散，而脏器虚弱亦非温药不能调补，故治疗恶性胸水仍应遵从"以温药和之"的原则。既要温化散结、行气利水，又要据其病位、原发病灶、患者脏腑功能情况和积液情势的缓急而予恰当处置。故中医治疗 MPE 多采用攻邪逐水、温阳利水等方法，通过改善因肿瘤本身或转移灶引起的有关血管和淋巴管的压迫情况，使引流通畅，而利于胸腔积液的吸收。中药治疗 MPE，不仅可以作为抗癌药杀伤癌细胞及抑制癌细胞扩散转移，同时可以作为免疫调节剂提高 T 淋巴细胞、NK 细胞、LAK 细胞活性。目前，常用的中药制剂及文献报道有：康莱特注射液，其控制 MPE 有效率可达 86.7%；艾迪注射液，有效率为 85%；榄香烯乳注射液，有效率为 88%；鱼腥草注射液，有效率达 90%。此外，尚有苦参碱注射液及无花果提取液等。

三、外治方法

方法一：抗癌消水膏

1. 药物组成

黄芪、桂枝、莪术、牵牛子、泽泻、冰片等。（中日友好医院）

2. 适应证

恶性胸腔积液。

3. 使用方法

（1）器械准备：电子天平1台、自来水（常温）足量、无菌塑料药盒若干（痰盒大小）、9cm×12cm无纺膏药布数张、苯海拉明霜1盒、75%医用乙醇100mL、中药配方颗粒（黄芪、桂枝、莪术、牵牛子、泽泻、冰片等）、量筒1个（50mL）、大烧杯1个、玻璃棒1支、玻璃吸管、棉签1包。

（2）药物配制：用天平分别称取上述单味中药配方颗粒各5g，共计30g，置入药盒中。用量筒量取常温自来水7mL，倒入药盒中，用玻璃棒充分搅拌，至均匀糊状。称取冰片10g，将其溶入75%医用乙醇内，搅拌至充分溶解，作为透皮剂备用。用玻璃吸管吸取已配置的冰片溶液2mL，滴入上述药盒中，用玻璃棒充分搅拌并调成膏状。此时抗癌消水膏制作已完成，其颜色为棕褐色，呈膏状，气味稍带芳香。

（3）操作方案：筛选出符合条件的患者，局部皮肤清洁消毒，并注意保暖。取抗癌消水膏约15g，均匀纳于大小约9cm×12cm的无纺膏药布内，厚度约为5mm。

将上述无纺膏药布贴于恶性积液在体表的投射区域，轻压边缘，使其与患者皮肤充分粘贴，增加皮肤的水合程度，促进药物吸收。根据胸腔积液的分度标准，少量胸腔积液贴1贴即可，中量或者大量胸腔积液贴2贴。

用药时间及疗程：每日换药1次，2周为1个疗程。

（4）关键技术环节：①用药位置的选择：恶性积液在体表投射区域。②患者体位多为卧位时通常贴于患侧之两侧，侧卧位时可将药贴敷于患侧积液最低点处。换药前，用药局部休息1~2小时，并用清洁温水擦拭，以减少皮肤过敏的发生。

4. 注意事项

（1）医生注意事项：严格按照操作规范进行药膏的制作及使用，并注意患者用药部位的选择和过敏反应的处理。

（2）患者注意事项：敷药局部有皮疹及轻度瘙痒属正常情况，禁止搔抓以防感染。

（3）可能发生的不良反应和事件及其处理方法：常见不良反应主要为皮肤刺激和皮肤过敏。症状较轻，仅有轻微痒感者可在抗癌消水膏中加入少量苯海拉明霜，继续外敷；出现红色皮疹者可在消水膏中加入少量苯海拉明霜，继续外敷，同时口服抗过敏药物，如扑尔敏等；症状严重者应停药并口服抗过敏药物。

5. 临床研究

本研究（国家中医药管理局中医外治恶性胸腹水的临床研究）。全部病例为1999~2002年于中日友好医院住院的恶性胸水患者，按先后顺序随机分为中药外敷组和免疫治疗组。病例一般资料统计学分析无明显差异。通过随机对照分组法观察抗癌消水膏中药外用组和免疫治疗组的疗效和特点。观察项目：①恶性胸水缓解率。②胸膜粘连程度。③症状和生活质量改善率。④对生存期的影响。⑤外周血T淋巴细胞百分率的变化。研究结果如下：

（1）胸水疗效观察：根据Millar标准评价两组治疗胸水的疗效，结果两组均显示出乳腺癌恶性胸水的缓解率偏高，分别为71.4%、66.6%。

（2）胸膜包裹粘连征出现率：B超检查，观察两组胸水患者治疗的第 2 周和第 4 周胸膜包裹粘连征出现率。于第 4 周两组胸膜粘连征出现率有明显差异（$P < 0.05$），说明中药外用组胸膜包裹粘连发生率高，出现时间较早。

（3）症状改善率：观察患者症状，胸痛改善评价根据 WHO 疼痛五级标准，临床观察结果提示：中药外敷组与免疫治疗组有显著差异（$P < 0.01$）。呼吸困难改善率无差异（$P > 0.05$）。但两组治疗前后呼吸困难均有明显改善（$P < 0.01$）。中药外用组改善数值好于免疫治疗组。

（4）生活质量：根据 Karnofsky 评分标准评价两组治疗后生活质量。结果经统计学分析显示，两组的生活质量改善率有明显差异（$P < 0.01$）。稳定率和恶化率因病例数少无统计学差异（$P > 0.05$），但提示中药外用组患者生活质量恶化程度有明显减轻。

（5）外周血 T 淋巴细胞比率：两组病例治疗前与治疗后第 5 周查外周血常规，T 淋巴细胞比率都有明显提高，以中药外用组更为明显。

（6）统计肺癌胸水后生存期：以肺癌并发恶性胸水后中位生存期 6 个月为标准，结果显示：中药外用组 6 个月以上生存率 53%，免疫治疗组 6 个月以上生存率 42%。两组 6 个月生存率经统计学处理有差异（$P < 0.05$）。

方法二：中药油膏

1. 药物组成

甘遂、大戟、黄芪、葶苈子、山慈菇等。（江苏省高邮市中医院）

2. 适应证

恶性胸腔积液。

3. 使用方法

甘遂、大戟、芫花各 30g，葶苈子、桃仁、川芎、金荞麦各

150g，山慈菇300g，生大黄200g（后下），浓煎成500mL左右，以一定比例的凡士林收膏，外敷于出现胸腔积液的一侧胸壁，3天后揭掉，停药1天后再贴，1个月为1个疗程，共治疗2个疗程。

4. 注意事项

出现皮肤过敏者停用。

方法三：悬饮贴外治

1. 药物组成

甘遂、大戟各15g，葶苈子15g，半夏、胆南星、白芷、白芥子各15g，鸦胆子10g，吴茱萸30g，延胡索25g，肉桂、干姜各50g，胡椒20粒，五倍子15g，香油500g，铅丹195g。（河北省科技厅支撑计划项目）

2. 适应证

恶性胸腔积液。

3. 使用方法

按照传统工艺制作完成。每10日更换1次，1个月为1个疗程，观察2个疗程。

4. 注意事项

若出现过敏现象停止观察并给予对症处理。

方法四：中药复方散积贴

1. 药物组成

生川乌、生大黄、甘遂、白芷各30g。（上海中医药大学附属岳阳中西医结合医院肿瘤科）

2. 适应证

恶性胸腹腔积液。

3. 使用方法

将上药混合浓煎至200mL（每日用量），取药液和面粉适量制成湿润饼状，按积液面积大小敷于体表对应皮肤，妥帖固定，每天 4 小时，7 天为 1 个疗程，持续 1～3 个疗程。

4. 注意事项

若局部皮肤出现红斑或水疱而不能耐受者给予对症治疗。

方法五：解毒利水方

1. 药物组成

生大黄 20g，桂枝 20g，枳实 20g，山豆根 20g，石见穿 20g，冰片 3g，制成外用粉末。生黄芪 20g，葶苈子 20g，莪术 20g，牵牛子 20g，水煎，制成外用水剂。

2. 适应证

恶性胸腔积液。

3. 使用方法

患侧胸后壁外敷解毒利水方。根据患者胸腔积液量的多少，以确定外敷范围的大小。敷药范围一般超出胸腔积液在体表投射影边缘 5cm 左右。将药物按一定比例均匀混合后，于棉纸上涂匀，药膏 1～2mm 厚，外敷在患侧胸壁。然后取保鲜膜覆盖住药膏，使其保持湿润状态，最后覆上纱布，并用胶布固定，3 小时后取下，每天外敷一次。

方法六：艾灸疗法联合温阳重剂

1. 药物组成

（1）艾灸疗法：施灸时先用细辛 6g，生黄芪 10g，龙葵 10g，肉桂 3g，川椒目 10g，桂枝 10g。

（2）重剂温阳药：附子 60g（先煎），制川乌 9g（先煎），制草乌 9g（先煎），干姜 20g，桂枝 20g，川椒目 5g，泽泻 20g，龙葵 60g，海浮石 30g，海藻 15g，猫爪草 60g，胆南星 10g，丝瓜络 6g，壁虎 6g，肉桂 2g，麝香适量。

2. 适应证

恶性胸腔积液。

3. 使用方法

（1）艾灸疗法：施灸时先将上述艾灸药方研细末，取少许酒调，敷在要灸的穴位上，然后将艾条的一端点燃，对准应灸的腧穴，距皮肤 2~3cm，进行熏烤，使患者局部皮肤有温热感而无灼痛为宜，一般每穴灸 10~20 分钟为度，然后在下一穴位上用酒调药末外敷，继续施灸。依此类推。治疗恶性胸腔积液施灸穴位为百会、大椎、肺俞、膏肓、肾俞、脾俞、中脘、神阙、关元、水分、水道、温溜、足三里，背部穴位和腹部穴位如上法，每天交替施灸，但神阙穴每天必灸。

（2）重剂温阳药：上述重剂温阳药可行加减。肺脾两虚、痰瘀互结，加茯苓 30g，黄芪 60g，白术 20g；脾肾两虚、痰饮犯肺，加巴戟天 12g，补骨脂 10g，茯苓 30g；阳虚湿困、饮停胸胁，加黄芪 120g，猪苓 15g。上方首煎留 150mL 左右，复煎 1 次留 100mL 左右，2 次煎液对匀，分早晚 2 次服。2 组均治疗 4 周后评价疗效。

方法七：逐水膏穴位贴敷

1. 药物组成

茯苓 10g、白术 10g、芫花 3g、大戟 3g、甘遂 3g、水蛭 3g、甘草 10g，制膏外敷。（广东省第二中医院）

2. 适应证

恶性胸腔积液。

3. 使用方法

将逐水膏贴敷于肺俞、脾俞、肾俞、阴陵泉、水分、水道穴位处，每日一贴，每贴持续时间 4~6 小时。

方法八：宣肺化痰、活血利水方离子导入

1. 药物组成

炙麻黄 6g，炒苦杏仁 12g，炙甘草 15g，鱼腥草 30g，陈皮 15g，清半夏 15g，茯苓 15g，瓜蒌 20g，蜜桑白皮 20g，葶苈子

20g，红花 20g，丹参 20g，益母草 30g。（河北省中医院肿瘤二科）

2. 适应证

恶性胸腔积液。

3. 使用方法

冷水浸泡 30 分钟，文火煎煮 2 次，每次 30 分钟，取汁，将该汤剂用直流电离子导入病灶，并以脾经当令的时辰为控制核心进行离子导入。每次在上午 9 点至 11 点离子导入宣肺化痰、活血利水方。

方法九：中药外敷联合热疗

1. 药物组成

生黄芪 15g，乌药 15g，蛇莓 15g，茯苓皮 15g，桑白皮 15g，生姜皮 15g，桂枝 12g，葶苈子 15g，大戟 2g，冰片 5g，硼砂 5g。（河北省秦皇岛市中医医院肿瘤科）

2. 适应证

恶性胸腔积液。

3. 使用方法

上述药物的浓缩颗粒制剂，加入适量水调成糊状敷于胸壁，用深部热疗机予局部热疗，温度设定在 39.5 ~ 41.5℃，功率在 400 ~ 500W，辐射器据皮肤 30cm，每次加温时间为 30 分钟。

参考文献

[1]严文跃,钱晓萍,刘宝瑞,等. 恶性胸腔积液的治疗进展[J]. 现代肿瘤医学,2009,17(7):1393 - 1395.

[2]Awasthi A,Gupta N,Srinivasan,R,et al. Cyto - pathalogical spectrum of unusual malignant pleural effusions at a tertiary care,centre in north India[J]. Cytopatholosy,2007,18(1):28 - 32.

[3]刘轩,程志强,李佩文,等. 平肺口服液防治大鼠急性放射性肺损伤的研究[J]. 中华中医药杂志,2008,23(10):913 - 915.

[4]吴孝田. 中药油膏外敷辅佐治疗恶性胸腔积液 38 例[J].

陕西中医,2006,27(5):546－547.

[5]刁哲欣,胡永进.悬饮贴膏外敷佐治恶性胸腔积液36例观察[J].河北中医药学报,2012,27(2):24.

[6]贾立群,李佩文,谭煌英.抗癌消水膏治疗恶性胸腔积液的临床研究[J].北京中医药大学学报,2002,25(4):63－65.

[7]孙树枝,崔占义.艾灸疗法联合温阳重剂治疗恶性胸腔积液35例[J].中国中医急症,2010,19(10):1810－1811.

[8]贾杨,钱钢,张庆荃,等.散积贴治疗癌性胸腹水的临床观察[J].中医外治杂志,2002,11(6):41.

[9]闻彬.解毒利水方外敷治疗恶性胸腔积液的研究[D].南京:南京中医药大学,2012.

[10]林娟.逐水膏穴位贴敷治疗脾虚痰湿型肺癌胸水的疗效观察[D].广州中医药大学,2014.

[11]魏莉瑛,龙娟,贾琳,等.宣肺化痰活血利水方离子导入治疗胸腔积液的临床疗效实践探究[J].中国地方病防治杂志,2017,32(11):1287－1288.

[12]洪月光,何宁一,张敬,等.中药外敷结合腔内灌注及深部热疗治疗恶性胸腔积液40例[J].中国中医药现代远程教育,2015,13(9):38－40.

第二节　恶性腹腔积液

一、概述

恶性腹水（MA）指癌肿引起的液体在腹腔内异常积聚。患者表现为腹内压增高症状，如食欲不振、活动受限、腹部不适和呼吸窘迫等，生活质量（QOL）明显下降。MA约占所有腹水病因之10%，多种肿瘤可发生MA，尤常见于乳腺癌、支气管肺泡癌、胃癌、肝癌、胆管癌、胰腺癌、卵巢癌、宫颈癌和结直肠癌等。原发肿瘤不明者高达 MA 的 20%。产生 MA 的病理生理机制迄今尚未阐明，可能与多方面因素有关：①肿瘤细胞堵塞了腹腔的淋巴引流，阻止腹腔内液体和蛋白质的吸收，常见于乳腺癌和淋巴瘤。②MA 中蛋白质含量常明显增高，还提示肿瘤引起腹膜血管通透性改变。③内分泌机制也涉及 MA 形成，淋巴堵塞后液体积聚在腹腔，使循环血流量减少，进而触发肾素 - 血管紧张素 - 醛固酮系统，导致体内钠潴留。MA 的出现标志着癌肿进展，预后不良，也提示此类患者极为衰弱，病情几无缓解机会。

　　MA 的治疗甚为棘手，目前尚无达成共识的循证指南。目前，现代医学主要有利尿、腹腔置管引流、腔内灌注化疗、靶向治疗、生物制剂及局部热疗等局部方法控制腹水。

二、中医认识

1. 病因病机

　　恶性腹水在中医学中属于"痰饮""臌胀"的范畴。《灵枢·水胀》曰："臌胀身皆大，大与肤胀等也，色苍黄，腹筋起，此其候也。"《素问·腹中论》曰："有病心腹满，旦食则不能暮食，名为臌胀。"臌胀病名最早见于《黄帝内经》，隋代巢元方所著《诸病源候论》中分别从水肿病诸候以及癥瘕诸病两篇论述水癥以及癥。《诸病源候论·水肿病诸候·水癥候》曰："水癥者，由经络痞涩，水气停聚，在于腹内，大小肠不利所为也。其病腹内有结块坚强，在两胁间膨膨胀满，遍身肿，所以谓之水癥。"《诸病源候论·癥瘕诸病·癥候》云："癥者，由寒温失节，致腑脏之气虚弱，而食饮不消，聚结在内，染渐生长……是癥也……若积引岁月，人即柴瘦，腹转大，遂致死。"近代何廉臣在《增订通俗伤寒论·证治各论·伤寒夹证中·夹胀伤寒》里对臌胀进行了详细论述，谈及十胀五脏，其中"蛊胀……此即西医所谓肝脏变硬，东医所谓肝癌也……专治单腹胀大，四肢极瘦"。"水臌多因于湿滞肿满，大剂峻逐，频进不休，力求速愈，初服少效，久必伤残脾阳。始由四肢归腹，腹大如箕（俗称笤箕胀），手足反瘦，逐渐坚胀，按之如鼓，且食不能暮食，此西医所谓恶病质，东医所谓膵癌也"。此处"膵"在《中华大字典·肉部》中释为胰。水积于内，鼓形于外，外似有余，内实不足，病机乃肝、脾、肾三脏俱损，三焦决渎无权，水液内聚而成臌胀。

2. 治则治法

腹水本质是一种本虚标实，虚实相杂的病证，其本虚是肺、脾、肝、肾的亏虚；标实是湿浊、痰饮、瘀血内停。故治以益气活血，渗湿利水。对于本病病理特点，《医碥·肿胀》记载："气水血三者，病常相因，有先病气滞而后血结者，有病血结而后气滞者，有先病水肿而血随败者，有先病血结而水随蓄者。"喻嘉言在《医门法律·胀病论》中言："胀病亦不外水裹、气结、血凝。"清代外治专家吴师机以"十臌取水膏"外敷逐水。

三、外治方法

方法一：实脾消水膏（消水Ⅱ号）

1. 药物组成

黄芪、牵牛子、猪苓、桃仁、薏米、冰片等。（国家中医药管理局中医外治恶性胸腹水的临床研究）

2. 适应证

恶性腹腔积液。

3. 使用方法

（1）器械准备：电子天平1台、自来水（常温）足量、无菌塑料药盒若干（痰盒大小）、9cm×12cm无纺膏药布数张、苯海拉明霜1盒、75%医用乙醇100mL、中药配方颗粒（黄芪、牵牛子、猪苓、桃仁、薏米、冰片）、量筒 1 个（50mL）、大烧杯 1 个、玻璃棒 1 支、玻璃吸管、棉签 1 包。

（2）药物配制：用天平分别称取上述单味中药配方颗粒各 5g，共计 30g，置入药盒中。用量筒量取常温自来水 7mL，倒入药盒中，用玻璃棒充分搅拌，至均匀糊状。称取冰片 10g，将其溶入 75% 医用乙醇内，搅拌至充分溶解，作为透皮剂备用。用玻璃吸管吸取已配置的冰片溶液 2mL，滴入上述药盒中，用玻璃棒充分搅拌并调成膏状。此时实脾消水膏制作已完成，其颜色为棕褐色，呈膏状，气味稍带芳香。

（3）操作方案：筛选出符合条件的患者，局部皮肤清洁消毒，并注意保暖。取实脾消水膏约 15g，均匀纳于大小约 9cm × 12cm 的无纺膏药布内，厚度约为 5mm。

将上述无纺膏药布贴于恶性积液在体表的投射区域，轻压边缘，使其与患者皮肤充分粘贴，增加皮肤的水合程度，促进药物吸收。根据腹腔积液的分度标准，少量腹腔积液贴 1 贴即可，中量或者大量腹腔积液贴 2 贴。

用药时间及疗程：每日换药 1 次，2 周为 1 个疗程。

（4）关键技术环节：①用药位置的选择：恶性积液在体表投射区域。②患者体位多为卧位时通常贴于患侧之两侧，侧卧位时可将药贴敷于患侧积液最低点处。换药前，用药局部休息 1～2 小时，并用清洁温水擦拭，以减少皮肤过敏的发生。

4. 注意事项

皮肤过敏者慎用。

5. 临床研究

（1）病历资料：全部病例来自中日友好医院等 3 所医院癌性腹水患者，共观察 166 例，病种主要为肝癌、消化道肿瘤和卵巢癌。其中，中药外敷组 120 例，DDP 对照组 46 例。

（2）治疗方法：患者平卧，用温水洗净腹壁，将消水膏抹于腹壁皮肤，厚 1～2mm，覆盖纱布或薄塑料纸，使药膏保持潮湿状态。涂药范围为上至剑突下，下至脐下 10cm，两侧至腋中线，对肝内有巨大肿块有可能发生破裂者，涂药时应避开相应部位皮肤。每日更换 1 次，连用 15 天记录疗效。对照组以常规方法尽量抽取腹水，每次注入 DDP 60mg，每周 1～2 次，治疗 2 周后停止，观察 1 周后记录结果。

（3）结果：治疗组 120 例，完全缓解 11 例，显效 40 例，有效 48 例，总有效率为 82.47%，对照组 46 例，完全缓解 6 例，显效 8 例，有效 13 例，总有效率为 58.69%。治疗组明显优于对照组（$P < 0.05$）。治疗组疗后平均腹围缩小 3.2 ± 1.1cm，腹部 B 超最大液性暗区减少 3.8 ± 1.4cm，体重平均下降 3.4 ± 1.2kg。有效病例起效时间平均 2.5 天，用药后第 3 天尿量平均增加 350mL。有效病例临床症状有一定改善，腹水细胞学检测提示，治疗组疗后腹水内红细胞数量减少，癌细胞数亦减少，淋巴细胞比例增加。生存时间比较，治疗组 52 例，疗后平均生存时间 4.5 ± 1.2 个月，对照组 19 例，疗后平均生存时间 2.8 ± 1.1 个月，治疗组优于对照组（$P < 0.05$）。

方法二：药灸神阙穴治疗恶性腹腔积液

1. 药物组成

烧干蟾 50g，黄芪 120g，老鹤草 60g，附子 30g，细辛 30g，川椒目 90g，牵牛子 30g，大戟 30g，五倍子 20g，阿胶 40g，冰片 2g 等。（中日友好医院）

2. 适应证

恶性腹腔积液。

3. 使用方法

将烧干蟾、黄芪、老鹤草、附子、细辛、川椒目、牵牛子、大戟、五倍子等药水煎去渣 2 次，合对浓煎成稠糊状，再加阿胶烊化，待冷却后放冰片。每次取 3g，敷于神阙穴上，再置刺有小孔的生姜片，后将适量艾绒置于姜片上，点燃灸之。第一次灸 2 小时，第二次以后每次灸 1 小时，灸后将药留在神阙穴，外敷塑料薄膜，每日 1 次，15 日为 1 个疗程。患者不能自行操作，必须有助手或医者协助，以防烫伤，局部热度以患者能忍受为度，过热则换姜片，如此反复操作。据情况适当给予利尿剂及补充白蛋白。

4. 注意事项

避免烫伤，出现过敏时停用并对症处理。

方法三：自拟消水膏治疗恶性腹水

1. 药物组成

大黄 10g，甘遂 6g，黄芪 50g，附了 15g，桂枝 15g，细辛 10g，川椒目 10g，牵牛子 15g，龙葵 15g。（湖北省黄石市四医院内科）

2. 适应证

恶性腹腔积液。

3. 使用方法

上述药物水煎，去渣 2 次，浓缩后酌加赋型剂，装入 200mL 瓶内封口，消毒灭菌。洗净患者腹壁，将消水膏涂于腹壁皮肤，厚 1～2mm，覆盖薄塑料纸或纱布，使药液保持潮湿状态。涂药范围为上至剑突下，下至脐下 10cm，两侧至腋中线。外用药膏，每日更换 1 次，连用 15 天，记录疗效。

4. 注意事项

对肝内有巨大肿块可能发生破裂者，涂药时应避开相应部位皮肤。

方法四：增效脐贴膏

1. 药物组成

主要由黄芪、土茯苓、白花蛇舌草、赤芍、三七、生晒参、防己等组成。（中国中医科学院广安门医院）

2. 适应证

胃癌、肠癌合并腹水。

3. 使用方法

上述药物制成膏药，外贴于肚脐，每日 1 贴，7 日 1 个疗程。该药无皮肤刺激，患者使用后，10 分钟即感到肠蠕动并有排尿现象。

方法五：活血利水方敷贴神阙穴

1. 药物组成

甘遂、木香、桂枝、槟榔、黑丑、巴豆、芒硝（另包）、生大蒜、老陈醋等。（云南中医学院附属医院）

2. 适应证

恶性腹腔积液。

3. 使用方法

先用醋少许消毒皮肤及防止皮肤受损，取药末 30g，用50 ~ 70℃热水调成糊状后，再加捣碎的大蒜两瓣调匀，最后加捣碎的芒硝 5g 混匀，用棉纸包药敷贴神阙穴（适温），再用 10cm × 12cm 的 3M 透明胶布固定，24 小时更换 1 次，连续用药 14 天。

4. 注意事项

皮肤过敏者慎用。

方法六：皮硝外敷治疗癌性腹水

1. 药物组成

皮硝。

2. 适应证

恶性腹腔积液。

3. 使用方法

将棉垫剪成 20cm × 15cm 的方块，包裹皮硝，剂量250g。以温水、松节油或乙醇棉球清洁脐部及周围皮肤后，直接将棉垫敷贴于脐上，以胶布固定。每日 1 次，每次保留 6 小时左右，14 天为 1 个疗程。

4. 注意事项

告知患者勿搔抓腹部，尤其是脐周皮肤，清洁时避免用力擦拭，保持皮肤完整性。

方法七：艾灸关元穴治疗恶性腹腔积液

1. 穴位组成

关元穴（在脐下 3 寸，腹中线上，仰卧取穴）。

2. 适应证

恶性腹腔积液。

3. 使用方法

将艾灸直接对准关元穴，距离 2~3cm，以患者感受到温热感为度，每次 30~60 分钟，每日 2 次。

4. 注意事项

避免烫伤。

方法八：超声药物穴位透入腹水 1 号方

1. 药物组成

桂枝、茯苓、泽泻、白术各 30g，大腹皮、泽兰各 20g，桃仁、川芎、红花各 15g，路路通、三七粉、九香虫各 10g。（重庆市中医院肿瘤科）

2. 适应证

恶性腹腔积液。

3. 使用方法

将腹水 1 号方中药物先用冷水 300mL 浸泡 30 分钟，煎 25 分钟，取汁 100mL，以超声药物导入仪透药液 10mL 于神阙穴、中极穴，每次治疗 30 分钟，在取下治疗头后再将治疗头保留于穴位上 30 分钟，每天 1 次，14 天为 1 个疗程。

4. 注意事项

出现皮肤过敏时停用及对症治疗。

方法九：中药消水方离子导入

1. 药物组成

地龙、全蝎、甘遂。（安徽省立医院中医肿瘤科）

2. 适应证

恶性腹腔积液。

3. 使用方法

采用中药离子导入疗法，将中药煎成汤剂，通电后，药物离子或带电胶体微粒会通过皮肤进入人体，中药的有效药理学成分及含有的阴、阳离子成分导入体内，最终起到治疗恶性腹水的作用。

4. 注意事项

皮肤易过敏者慎用。

方法十：中药熨疗结合雷火灸

1. 药物组成

黄芪 60g，桂枝 40g，茯苓 40g，白术 30g，牵牛子 30g，车前子 15g，细辛 15g，大腹皮 10g，猪苓 10g，芫花 10g。（辽宁中医药大学附属医院）

2. 适应证

恶性腹腔积液。

3. 使用方法

（1）中药熨疗：将研磨成粉剂并调配好的上述草药置于布袋内（布袋大小可根据治疗部位调整）。将装有中药的药袋放入蒸锅内蒸熨加热，待药包彻底蒸透，其表面温度达到 80～90℃时，施术者戴好口罩和一次性手套，用持物钳夹出一个熨疗药包，晾至 40～50℃，再从锅里取出另外一个蒸熨好的药包，晾至 60～70℃。将后取出的温度高的药包放在先前取出的药包上面，同时把两个药包拿起，将温度低的药包一面平整放置于患者的神阙、气海、关元、天枢（双侧）、大横（双侧）5 个穴位。随后在药包上加盖无菌布，最后覆以薄棉被保温。总治疗时间为 20～30分钟，治疗到 10～15 分钟时将两药包位置调换继续治疗。每日1～2 次，15 天为 1 个疗程。2 个疗程间隔 4～5 天。

（2）雷火灸：嘱患者取仰卧位，由医生取出 1 支雷火灸并点燃，待灸头整个燃透，放入单孔式灸具内并用大头针固定高度，点燃的灸头距离皮肤 3～5cm，温灸神阙穴，用深色浴巾将整个灸具和灸条都盖上，温度以皮肤表面发红或深部组织发热为度。灸疗时间 20～30 分钟。每日 1～2 次，15 天为 1 个疗程。2 个疗程之间间隔 4～5 天。

4. 注意事项

注意药包在取出时是否蒸透，防止烫伤。雷火灸时注意不要将灸灰掉落在患者皮肤上并尽量避免燃烧的烟雾向外泄露。

方法十一：中药脐疗联合盐包热熨

1. 药物组成

生黄芪 10g、川椒 10g、龙葵 10g、桂枝 10g、细辛 3g、冰片 3g。（浙江省中医院肿瘤科）

2. 适应证

恶性腹腔积液。

3. 使用方法

将上述中药磨粉，过 100 目筛。取 5g 中药粉，用食用醋调成糊状，敷于神阙穴，敷贴固定，贴敷 6～8 小时，每日 1 次。同时，将自制盐包（取直径为 4mm 的粗盐 250g 装入布袋）恒温箱加热，温度控制在 50℃左右，在神阙穴热熨 30 分钟，每天 1 次。7 天为一疗程，一般治疗 2 个疗程。

4. 注意事项

（1）若脐部用药处不适感明显，出现红肿或其他过敏反应，可将食用醋用温水 1∶1 稀释后调和药粉外用。

（2）避免烫伤。

参考文献

［1］蔡永．真武汤化裁治疗恶性腹水 71 例［J］．江苏中医药，2006，27（8）：30.

［2］Becker G，Galandi D，Blum HE. Malignant ascites：systematic review and guideline for treatment[J]. Eur J Cancer,2006,42 (5):589-597.

[3]Smith EM,Jayson GC. The current and future management of malignant ascites[J]. Clin Oncol,2003,15(2):59-72.

[4]Adam RA,Adam YG. Malignant ascites:past,present,and future[J]. J Am Coll Surg,2004,198(6):999-1011.

[5]黄金昶.药灸神阙穴为主治疗癌性腹水51例临床观察[J].中医外治杂志,2004,13(4):8.

[6]许琦丽.77例中药外敷治疗癌性腹水的临床探讨[J].时珍国医国药,2013,24(2):421-422.

[7]卢雯平,孙桂芝.增效脐贴膏对癌性腹水患者多药耐药影响的研究[J].中国临床医生,2006,34(20):48-50.

[8]李德琼,栾燕芬,赵秀华.活血利水方贴敷神阙穴控制癌性腹水18例[J].云南中医中药杂志,2014,35(3):73-74.

[9]袁小红,杨姐,杨永健.皮硝外敷在治疗癌性腹水的效果观察[J].护理实践与研究,2014,11(2):85-86.

[10]何玉梅,薛素芬,许丽萍,等.外敷中药治疗恶性腹水的消水疗效观察[J].成都中医药大学学报,2006,29(4):20-22.

[11]蔡焦生.浅析艾灸关元穴治疗恶性腹水的机制[J].中国医药指南,2008,24(6):314-315.

[12]赖宗浪,宋娜,刘娜,等.超声药物透入中药治疗恶性腹水疗效观察[J].现代医药卫生,2018,34(12):1789-1791.

[13]薄文.中药消水方离子导入联合顺铂腹腔灌注治疗恶性腹水的临床观察[D].安徽中医药大学,2017.

[14]张明,王野.中药熥疗结合雷火灸治疗恶性腹水临床观察[J].辽宁中医药大学学报,2018,20(8):136-138.

[15]蔡亚红,洪佳娜.中药脐疗联合盐包热熨治疗癌性腹水20例[J].中国针灸,2016,36(5):497-498.

第三节　癌性疼痛

一、概述

癌性疼痛是指由癌症、癌症相关性病变及抗癌治疗所引起的疼痛，常为慢性疼痛，是癌症患者最恐惧的症状之一。70%的晚期癌症患者以疼痛为主要症状。50%的患者有中等乃至剧烈的疼痛，30%的患者有剧烈至难以忍受的疼痛。癌性疼痛使患者经受漫长的精神及肉体折磨，而致精神紧张、疲惫、沮丧，甚至产生抑郁。2001年亚太地区癌痛论坛上提出"消除癌痛是患者的基本权利"。WHO将癌痛控制列为癌症综合防治的4个重点之一。因此，临床工作者应高度重视、积极控制癌痛，提高患者的生存质量。目前，现代医学对于癌性疼痛治疗的有效率已达较高程度，药物治疗是控制癌性疼痛的有效措施，三阶梯止痛疗法作用速度快、止痛力强，但同时临床上也观察到患者长期服用阿片类药物效果欠佳且易产生便秘、恶心、运动和认知障碍、呼吸抑制、依赖性等不良反应，使部分患者难以耐受，同时还有患者恐惧成瘾等问题，往往导致癌痛控制效果下降。

癌痛形成原因：癌性疼痛包括由肿瘤直接引起的疼痛；肿瘤侵犯或压迫神经根、神经干、神经丛或神经，侵犯脑和脊髓，侵犯骨膜或骨骼，侵犯实质性脏器及空腔脏器，侵犯或堵塞脉管系统等引起的疼痛；肿瘤引起局部坏死、溃疡、炎症等也可导致严重的疼痛；肿瘤治疗过程中所引起的疼痛也属于癌性疼痛。

癌性疼痛的病理生理学机制主要有两种：伤害感受性和神经病理性。伤害感受性疼痛是由躯体和内脏结构遭受伤害并最终激活伤害感受器所引起的，进一步可分为躯体痛和内脏痛。其中躯体痛主要由骨转移引起，常能精确定位，表现为刀割样、搏动性和压迫样疼痛；内脏痛常发生于胸腹部内脏器官受到挤压、侵犯或牵拉后，常比较弥散而难以定位，表现为闷痛、酸痛和痉挛性痛。神经病理性疼痛是由外周或中枢神经系统遭受伤害导致的，表现为灼痛、刀割样痛或电击样疼痛。

二、中医认识

由于历史条件的限制，古代医家对癌痛的本质不可能有清楚的认识，所以在历代中医文献中，没有系统和专门论述癌痛的著作，但是散见于中医学各种病证名称之中的有关癌痛的论述却是非常丰富的。癌性疼痛在古代医籍中早有精辟论述，《内经》有"大骨枯槁，大肉陷下，胸中气满，喘息不便，内痛引肩项"的描述，极似晚期肺癌的癌痛证候。《千金要方》云："食噎者，食无多少，唯胸中苦塞，常痛不得喘息。"这是对食管癌疼痛的描述。《济生方·噎膈》把食管癌疼痛形象地描述为"其为病也，令人胸膈，妨碍饮食，胸痛彻背"。又如《外科正宗》云："忧郁伤肝，思虑伤脾……致经络痞涩，聚结成核……日后肿如堆粟，或如复碗，色紫气秽，渐渐溃烂，深者如岩穴，高者若泛莲，疼痛连心。"其论述了乳癌疼痛的病因及临床表现。后世医家在此基础上分类更细致，论述更详尽。可见，中医在古代对癌性疼痛就早有认识，为后世研究癌性疼痛打下了良好的理论基础。

1. 病因病机

疼痛的病因病机可概括为"不通""不荣"两大方面，即虚、实两大症候群。

肿瘤早期、中期以实痛为主，晚期以虚实夹杂为主。多数医家认为，癌痛主要由寒凝、血瘀、气郁、痰浊、气虚、阴血失养、阳气亏虚所致。寒凝瘀血，气滞痰阻，瘀阻脉络而成不通则痛；气阴亏虚，或久病阴阳两虚，失于濡养脏腑，为不荣则痛。

在临床中，由于患者个体差异，病情病期不同，病机往往错综复杂，它们可同时存在，或相互影响，或相互转化，如有的气血亏虚兼有痰瘀互阻，有的气滞合并痰湿结聚，而大多数患者表现为虚实夹杂症，特别是中晚期癌痛患者。

2. 治则治法

针对寒凝瘀血，气滞痰阻，气阴亏虚，阴阳两虚的病机，临床上多以温阳散寒、化瘀通络止痛为治法，并兼以行气化痰、扶正补虚。

根据癌性疼痛的不同病因病机和治疗难点，在中医审因辨证理论指导下，中日友好医院中西医结合肿瘤内科对恶性肿瘤骨转移疼痛、化疗药物所致周围神经损伤及手足综合征导致的手足疼痛、化疗性口腔黏膜炎和放射性皮肤损伤所致的皮肤黏膜疼痛确立了病因病机及有效治则、治法和方药（见下表）。

不同病因癌痛治法

不同病因的癌痛	病因病机	治则治法	外用中药
骨转移癌痛	阴瘤阻络，经络不通	化瘀散结，散寒止痛	痛块消
化疗性手足痛	邪阻脉络，血凝于肤	活血化瘀，温经通络	温络通
口腔黏膜炎疼痛	气虚血瘀，毒蕴生疮	益气活血、解毒生肌	溃疡油
放射性皮炎疼痛			

三、外治方法

方法一：痛块消乳膏

1. 药物组成

延胡索、乌药、姜黄、自然铜、白芥子、冰片等。（中日友好医院院内制剂）

2. 适应证

癌症骨转移引起的中重度癌性躯体痛，尤其适用于阴寒内阻证。

3. 使用方法

将痛块消乳膏均匀涂于癌痛相应的体表部位，按照 5cm × 5cm 给药，每次 10～15g，用纱布覆盖固定。每 24 小时换药一次。

4. 注意事项

（1）膏剂不宜过稀。

（2）局部皮肤应无破损、红肿及发热，以免引发感染。如出现用药部位局部瘙痒、发红、皮疹等过敏反应立即停药观察或请医师处理。

（3）过敏体质禁用。

5. 临床研究

国家"十一五课题支撑计划"研究课题中，经研究确立骨转移癌痛的病因病机为阴瘤阻络，建立了消瘤散结、活血止痛治法，中日友好医院研制了"痛块消"复方外用技术方案。中医外治与吗啡类药物相联合，共观察 124 例中重度骨转移癌痛患者，疼痛缓解率与单用吗啡组等效（93.94% VS 90.62%，$P = 0.2507$）的基础上，中药外用组的止痛起效时间（小时）更快（2.21 ± 0.64 VS 2.57 ± 1.14，$P = 0.047$），吗啡总量（mg）明显减少（160.56 ± 142.41 VS 229.81 ± 188.10，$P = 0.039$），疼痛缓解持续时间显著延长（24.86 ± 25.40 VS 12.02 ± 11.12，$P = 0.0032$）。

方法二：止痛凝膏

1. 药物组成

威灵仙、山慈菇、全蝎、蜈蚣、七叶一枝花、天南星、半夏等。（第二军医大学长征医院）

2. 适应证

骨转移癌痛。

3. 使用方法

将上述药物浸泡于 75% 乙醇 12 天，待乙醇完全挥发后，再将凡士林溶化加入药物中，搅匀至凉备用。常规消毒穴位局部皮肤，将膏药涂抹于疾病对应穴位及骨疼痛的局部体表。每 12 小时换药 1 次，10 天为 1 个疗程。肺癌取肺俞；胃癌取胃俞；乳腺癌、肝癌取肝俞；前列腺癌、多发性骨髓瘤取肾俞。

4. 注意事项

乙醇为易燃易爆物品，要妥善处理及保管，以免发生危险。

方法三：速效止痛膏

1. 药物组成

马钱子、制川乌、蟾酥、冰片等。（辽宁中医药大学附属医院制剂）

2. 适应证

癌症骨转移引起的中重度癌性躯体痛。

3. 使用方法

规格为每片 8cm × 11cm。使用前先以温水清洁局部皮肤，每天每个部位一贴，每隔 10 小时休息 2 小时，然后再次贴用。每疗程为 7 天。

4. 注意事项

马钱子、川乌等药味对皮肤有刺激性，在配制过程中应注意剂量和方法。

方法四：冰虫止痛膏

1. 药物组成

丁香 10g，细辛 5g，乳香 15g，没药 15g，血竭 15g，全蝎 10g，生半夏 10g，干蟾皮 8g，穿山甲 10g，大黄 10g，芒硝 20g，冰片 1g。（北京中医药大学附属东方医院）

2. 适应证

癌症骨转移引起的中重度癌性躯体痛。

3. 使用方法

以上药物除冰片外，其他药物制成配方颗粒剂后，加入冰片1g，蜂蜜3mL，食用油3mL，调成直径10cm、厚5mm的饼状待用。敷药前用温水清洁疼痛部位皮肤毛囊，去除污迹、汗水。外敷于最疼痛的部位，每日1次，每次4~6小时，7天为1个疗程。

4. 注意事项

膏剂不宜过稀。

方法五：痛舒膏

1. 药物组成

马陆、川乌、草乌、苏木、马钱子、乳香、没药、赤芍、白芷、白蔹、白及、苦参等21味。（青岛市中医医院制剂室）

2. 适应证

气滞血瘀型肺癌癌性疼痛。

3. 使用方法

中药粉碎成细末，用植物油熬炼成膏，摊于裱褙材料上，制成直径约3cm的药膏。使用时将其加热，待其软化后贴于疼痛部位皮肤表面，30分钟揭下，每8小时1次。同时口服吗啡片30mg，每8小时1次。

方法六：镇痛膏

1. 药物组成

川草乌、细辛、川椒、乳香、没药、丹参、急性子、姜黄、丁香、延胡索、冰片等。（北京中医药大学附属东直门医院）

2. 适应证

气滞血瘀型癌痛，胁肋部疼痛效果最佳。

3. 使用方法

治疗时先确定痛点，然后清洁皮肤，根据病灶疼痛范围选用不同剂量的镇痛膏，膏药厚度为0.1cm左右，外盖以无纺纱布固定，每24小时换1次。

方法七：麝冰膏

1. 药物组成

麝香、冰片、蟾酥、血竭、田七、乳香、没药、马钱子、细辛、明矾、黄药子、生川乌、生草乌、桃仁、红花、木鳖子、地鳖虫、鸦胆子、徐长卿、生胆南星、全蝎、蜈蚣。（广州市中医医院）

2. 适应证

肝癌、肺癌癌性疼痛。

3. 使用方法

药物按比例研成粉末，过 40 目筛，加赋形剂调制成膏备用，治疗时将药膏 5g 均匀摊于油布上，直接敷贴在患处（或痛处），药厚 1mm，其面积大小可较疼痛范围稍大，周围用胶布固定，每 8 小时更换 1 次。

4. 注意事项

应注意皮肤刺激作用，如发生皮疹给予苯海拉明霜外敷。孕妇慎用。

方法八：肝癌止痛膏

1. 药物组成

白花蛇舌草 30g，夏枯草 20g，丹参 20g，延胡索 20g，龙葵 15g，蚤休 12g，三棱 15g，莪术 15g，生乳没各 20g，血竭 5g，生川乌 5g，冰片 10g，砒霜 0.03g，黄白蜡各 10g，米醋 20mL，凡士林 10g。（河南省开封市科技局科技攻关项目）

2. 适应证

肝癌癌痛。

3. 使用方法

将白花蛇舌草、夏枯草、丹参、延胡索、龙葵、蚤休、三棱、莪术、生乳没、血竭、生川乌等按比例水煎，去渣取汁，入米醋、猪胆汁适量，煎汁熬成糊状，加黄白蜡适量，溶化后放入凡士林、冰片、血竭、砒霜等适量，收膏即成。用时将药膏均匀涂于敷料上，厚度为 0.2 ~ 0.3cm，大小为 10cm × 15cm，外敷于肝区即可。每次外敷 8 ~ 10 小时，隔日 1 次，4 周为 1 个疗程。

4. 注意事项

有出血倾向者慎用。

方法九：三王止痛膏

1. 药物组成

大黄、马钱子、全蝎、蟾酥、蚤休、山慈菇、姜黄、莪术、麝香等。（湖南省中医药研究院附属医院制剂）

2. 适应证

多种肿瘤引起的癌痛。

3. 使用方法

使用前先洗净患处皮肤，然后取膏药一张，烘热软化，贴敷肿瘤局部或疼痛部位，并用手轻轻在膏药上按摩 3 ~ 5 分钟，24 小时更换 1 次，7 天为 1 个疗程。

4. 注意事项

局部有皮肤损伤者慎用。孕妇慎用。

方法十：止痛膏

1. 药物组成

山慈菇、鲜独角莲、香油、樟丹。（辽宁中医药大学院附属医院）

2. 适应证

多种肿瘤引起的癌痛。

3. 使用方法

取鲜独角莲洗净切块备用。先将香油放入铁锅，置火中加热至 100℃，将独角莲及山慈菇放入锅中熬至色黑而焦，将其捞出。继续熬炼，至油滴入水中不散凝集成块时，将樟丹放入锅中继续炼 10 分钟左右，再将其放入冷水中，膏药即成，放置备用。

根据其疼痛部位的大小，将膏药切成大小不等的块状，加热后摊于白布上，约1cm厚，外敷于疼痛之处或癌肿所在部位，每周换药1～2次，4周为1个疗程。

4. 注意事项

开始用药时并不完全停用西药止痛剂，根据疼痛缓解情况，逐渐减少用量。

方法十一：蟾皮止痛膏

1. 药物组成

干蟾皮20g，白花蛇舌草50g，七叶一枝花30g，制川草乌各10g，莪术30g，红花10g，川芎15g，三棱15g，制乳没各10g，延胡索15g，铁树叶50g，水蛭15g，大黄粉100g。（江苏省连云港市中医院）

2. 适应证

多种肿瘤引起的癌痛。

3. 使用方法

大黄粉另包，其余药物加适量冷水，浸泡15～20分钟后，武火煮沸，文火再煎约10分钟，取汁500mL。冷却后加入大黄粉调成糊状备用。根据疼痛部位及范围的大小，在相应部位外敷蟾皮止痛膏，取略大于疼痛范围的棉纸，以适量蟾皮止痛膏涂于其上，撒上少许冰片，即可贴敷，再用敷料覆盖其上，胶布固定。

4. 注意事项

主要用于内脏性疼痛，局部皮肤损伤者慎用。

方法十二：癌理通膏

1. 药物组成

白药膏1帖，蟾酥0.5g，制马钱子10g，毛麝香、寮刁竹各30g，大梅片3g等。（广东省佛山市中医院肿瘤科）

2. 适应证

肝癌、肺癌、乳腺癌骨转移引起的疼痛。

3. 使用方法

马钱子用童子尿浸渍，毛麝香用乙醇提取，余药研末，与白药膏调匀制成膏剂。

4. 注意事项

对皮肤有一定刺激作用，注意对药物的炮制和制备。孕妇慎用。

方法十三：蟾酥膏

1. 药物组成

蟾酥、七叶一枝花、生川乌、莪术、红花、冰片等。（上海中医药大学附属龙华医院肿瘤科）

2. 适应证

多种肿瘤引起的癌痛。

3. 使用方法

疼痛处外贴。

4. 注意事项

孕妇慎用。

方法十四：自拟止痛膏

1. 药物组成

草乌 150g，生南星 50g，赤芍 50g，白芷 50g，生姜 150g，肉桂 25g，红花 30g，乳香 20g。（广东省第二中医院）

2. 适应证

多种肿瘤所致中重度疼痛。

3. 使用方法

贴敷于患者疼痛最剧烈部位，或反应于体表的疼痛敏感区。患者疼痛部位广泛模糊不清者，可选取痛处周围穴位贴敷，大小约 10cm×10cm，每日敷贴 6～10 小时，每日更换 1 次。

4. 注意事项

（1）药膏可能引起皮肤过敏，苯海拉明霜外涂有预防及治疗作用，草乌等可使皮肤破溃，引起皮肤变态反应，如水疱、皮疹等，应注意避免，可用生理盐水冲洗伤口，必要时停止使用。

（2）贴后皮肤麻痹或生出小红颗粒乃系药力渗入病灶刺激所致，可将药膏暂时揭下，切勿抓破，待不痒后再贴用。

方法十五：癌痛消贴膏

1. 药物组成

白药膏、蟾酥、血竭、制马钱子、麝香、生乳没、冰片、徐长卿等。（浙江省余姚市中医医院）

2. 适应证

胰腺癌引起的癌痛。

3. 使用方法

外敷前先清洁患处皮肤，然后取膏药 1 张，烘热软化，贴敷疼痛部位，并用手轻轻在药膏上按摩 3~5 分钟，每天 2 次。

4. 注意事项

孕妇慎用。

方法十六：消痛灵膏

1. 药物组成

乳香、没药、血竭、冰片。（天津中医药大学第二附属医院）

2. 适应证

多种肿瘤引起的癌痛。

3. 使用方法

用药比例为 3∶3∶2∶1，研为细末，用 75% 医用乙醇浸泡 72 小时，取其上清液，过滤，加医用凡士林熬成膏状，放置冰箱中备用。治疗时将纱布裁成 15cm×15cm 大小方块，药膏摊于纱布上，将患者疼痛部位皮肤洗净，敷上药膏，每日 2 次，15 天为 1 个周期，2 个周期为 1 个疗程，2 个疗程之间间隔 3 天。

4. 注意事项

有出血倾向者慎用。

方法十七：祛瘀消痛贴膏

1. 药物组成

三七、姜黄、白芷、水牛角、土鳖虫、藏红花等。（沈阳市胸科医院）

2. 适应证

多种肿瘤引起的癌痛。

3. 使用方法

清洁局部皮肤，将祛瘀消痛贴膏稀释剂涂于药垫上，直接贴在患部，每天1贴，2周为1个疗程。

4. 注意事项

据报道曾有患者出现局部皮肤发红、瘙痒，停止药物外敷后可自行缓解。过敏体质者禁用。

方法十八：温通止痛膏

1. 药物组成

丁香10g，全蝎6g，穿山甲15g，细辛6g，肉桂10g，川乌10g，麝香1g，乳香15g，没药15g。（北京中医药大学附属东方医院肿瘤科）

2. 适应证

多种肿瘤引起的癌性腹痛。

3. 使用方法

上药共研细末，过200目筛，另包备用。使用前以蜂蜜、油及白酒调成膏状。敷药前先以清水或生理盐水局部清洗，再以生姜片外擦至贴敷点有微热感，再外敷膏药，外敷面积应略大于肿块范围或疼痛范围，敷药厚度约2mm，敷盖纱布，在纱布上再敷盖一层塑料薄膜，用无纺布固定，每日一换。

4. 注意事项

贴敷部位以患者所指疼痛部位为贴敷点，疼痛为弥漫性不能明确部位者外敷神阙穴。临证使用时根据疼痛部位酌情化裁，上腹疼痛为主者加用当归、白芍；下腹疼痛为主者加用香附、乌药、小茴香；两胁疼痛为主者加用川楝子、延胡索。孕妇慎用。

方法十九：癌痛灵膏

1. 药物组成

麝香 0.2g，冰片 9g，鸡血藤 30g，土鳖虫 15g，血竭 5g，乳香 15g，没药 15g，山慈菇 30g，黄药子 30g，川乌 30g，延胡索 30g，重楼 30g 等。（齐齐哈尔市第一医院）

2. 适应证

胰腺癌癌性疼痛。

3. 使用方法

上药共研细末，用凡士林等赋形剂调成厚糊状药膏，置于胶膏中心处，形成直径约 2cm 的药饼，在药饼底部加一层极薄的棉纸，使药力渗透，并减少药物对皮肤的刺激。将药饼放置于所选穴位处并贴敷妥当。每天 1 次，每次 30 分钟，每 24 小时更换 1 贴。

4. 注意事项

胰腺癌选脾俞、章门、胰腺穴、阿是穴。胰腺穴位于胫骨内侧髁与内踝高点中央，胫骨内侧后缘 1 寸处，即漏谷穴上 1 寸处，或以三阴交上 4 寸敏感处定位。可配合中药熏蒸治疗仪，蒸汽加热于敷药处。

方法二十：消癥止痛外用方

1. 药物组成

血竭、青黛、冰片、乳香、没药等。（中国中医科学院广安门医院）

2. 适应证

癌症骨转移引起的中重度癌性躯体痛，尤其适用于疼痛部位表浅且相对固定的胸胁部、背部。

3. 使用方法

将上药研细末，过 200 目筛备用。使用前清洁疼痛部位，然后将药末用开水调成糊状，平摊于石膏棉垫上，厚度约 0.3cm，直径约大于疼痛部位皮肤 2cm，并用纱布包扎固定。每日 1 次，贴敷时间 8 ~ 12 小时。

方法二十一：双柏散

1. 药物组成

大黄、侧柏叶、黄柏、薄荷、泽兰等。（广州中医药大学第一附属医院制剂）

2. 适应证

轻度肝癌癌性疼痛。

3. 使用方法

上药侧柏叶 2 份，大黄 2 份，泽兰 1 份，黄柏 1 份，薄荷 1 份，配药后共研细末。取 200g 双柏散加等分量的开水和 20g 蜂蜜调成糊状，置于微波炉中加热，待凉至 45℃左右时外敷于局部肝区疼痛部位，并用纱布覆盖固定，持续外敷 6 小时，每天 1 次。

4. 注意事项

有一定皮肤刺激，注意药物制备和炮制。

方法二十二：消瘤止痛外敷散

1. 药物组成

青黛 40g，雄黄 30g，明矾 30g，芒硝 10g，制乳香 50g，制没药 50g，冰片 10g，蟾蜍 20g，麝香 2g。（江西中医学院附属医院制剂）

2. 适应证

中晚期肝癌癌痛。

3. 使用方法

上药除芒硝、麝香外，共研细末，再加入芒硝搅匀，分成 15 份，每取 1 份，用 50% 以上白酒和红醋将其调成糊状，取 1/15 份麝香均匀撒在药面上。将消瘤止痛外敷散于肿瘤体表投影区外敷，每日换药 1 次。

4. 注意事项

中晚期肝癌患者往往出现衰竭状态，多伴有腹水、门脉高压、出血、电解质紊乱、感染等并发症，要给予医院规范化常规保守治疗，切勿延误病情。

方法二十三：蟾乌散

1. 药物组成

蟾酥 50g，生川乌头 50g，延胡索 20g，丁香 20g，乳香 20g，没药 20g，细辛 20g，生半夏 20g，冰片 20g。（河北省中医药管理局 2007 年度科研计划课题）

2. 适应证

肝癌癌痛。

3. 使用方法

上药共研细末，过 200 目筛。用蛋清、适量陈醋调匀，使之成稠粥状即可。先用温水擦净疼痛部位，取配制好的蟾乌散约 100g，敷于疼痛部位，厚约 0.3cm，超出疼痛范围 1cm，外用纱布及胶布固定。

4. 注意事项

川乌有小毒，注意药物炮制。

方法二十四：止痛外敷方

1. 药物组成

川草乌、细辛、川椒、乳香、没药、冰片、穿山甲、胆南星、附子、白芥子、蟾酥、雄黄、全蝎、蜈蚣、丹参、大黄、丁香、延胡索等各等分。（天津市中医药研究院附属医院）

2. 适应证

气阴两虚型、痰湿阻滞型和气滞血瘀型癌痛。

3. 使用方法

共研细粉，用食醋调成糊状敷于疼痛部位，敷药面积要超出疼痛面积边缘 0.3~0.5cm，同时外敷于脐部（神阙穴），用塑料布覆盖，胶布固定，2 小时换药一次。

4. 注意事项

皮肤过敏者用苯海拉明霜外敷。孕妇忌用。

方法二十五：镇痛消结散

1. 药物组成

血竭、制乳香、制没药、马钱子、土鳖虫、辛夷、白芷、附子、细辛、红花、半夏、冰片、羌活、雄黄、五味消毒丸等。（浙江省台州市第一人民医院）

2. 适应证

胃癌、肝癌、结肠癌、直肠癌引起的癌痛。

3. 使用方法

每味药物研成粉末，调匀，制成散剂，密封贮存。使用时，取适量，加菜油调成糊状，涂痛处，外敷纱布，用胶布固定，每24 小时更换 1 次，10 天为 1 个疗程。休息 2 天后可重复使用。

4. 注意事项

有出血倾向者慎用。

方法二十六：镇痛散

1. 药物组成

乳香、没药、细辛、血竭、田三七、生川乌、生马钱子、鳖甲、大黄、山慈菇、防己等。（湖南中医学院第一附属医院）

2. 适应证

多种肿瘤引起的癌痛。

3. 使用方法

上药按比例研成粉末，储存备用。痛时用麻油调成稠糊状，摊于纱布上，其周径略大于肿块，敷贴于肿块上或痛点局部，每24 小时更换一次。

4. 注意事项

有出血倾向者慎用。

方法二十七：复方蟾酥散

1. 药物组成

蟾酥、麝香、冰片、肉桂、细辛、草乌、血竭、桃仁、三棱、莪术、青黛、泽兰、黄柏、茜草等。（湖南中医学院第一附属医院）

2. 适应证

肝癌、肺癌、食管癌、胃癌等肿瘤引起的癌性疼痛。

3. 使用方法

原药研末混匀，按处方剂量分包、密封，外敷治疗。使用前洗净患处皮肤，取药1包，以麻油调匀涂敷于患者疼痛部位，上覆消毒纱布并以胶布固定，2小时换药一次，5天为1个疗程。

4. 注意事项

有出血倾向者及孕妇慎用。

方法二十八：癌痛散

1. 药物组成

蟾皮10g，大腹皮12g，桃仁12g，大黄10g，延胡索12g，莪术15g，红花10g，青皮10g，乳香9g，没药9g，水蛭9g，冰片9g。（广西壮族自治区柳州市中医院）

2. 适应证

多种肿瘤引起的癌痛。

3. 使用方法

将上述药物磨粉混匀，装瓶密封备用。用时取适量药粉用冷水加蜂蜜调和成膏状后，取1g药膏置于2块约3cm×3cm大小的棉纸中间，选好穴位，然后将药膏贴在穴位上，并用胶布固定，每日贴4~6小时。

穴位选择：原发性肝癌及肝转移癌选择期门、肝俞、阿是穴、胆俞；肺癌选择双肺俞、双风门、阿是穴；骨转移癌及多发性骨髓瘤根据疼痛部位不同进行局部选穴；胃癌选择中脘、足三里、三阴交、阿是穴；结直肠癌选择阿是穴、大肠俞、上巨虚、下巨虚。

4. 注意事项

有出血倾向者慎用。

方法二十九：天仙子散

1. 药物组成

天仙子、冰片。（广东肇庆市中医院）

2. 适应证

多种肿瘤引起的癌痛。

3. 使用方法

天仙子、冰片（研末）以 2:1 混匀，封存，备用。使用前先清洁该处皮肤，使用时按疼痛范围大小取适量药物，用温开水调成糊状，平铺于油纸上，以棉花围之，厚度 0.3~0.5cm，敷于疼痛部位，胶布固定，每次 4~6 小时，每天 2 次，疗程 14 天。

方法三十：四黄散

1. 药物组成

黄芩、黄柏、大黄、黄连各 15g，蜂蜜 15mL。（广东省中医院肿瘤科）

2. 适应证

多种肿瘤引起的癌痛，有红肿表现者尤为适宜。

3. 使用方法

上药加入适量热开水搅拌成药膏状，在室温下放置至适宜温度，以患者感觉舒适为宜，防止温度过高造成烫伤，外敷于患者疼痛最明显的部位，以塑料纸覆盖并固定，每次 4 小时，每天 2 次。

4. 注意事项

有皮肤过敏反应者使用苯海拉明霜外敷。

方法三十一：补肾化瘀中药

1. 药物组成

山慈菇 10g，威灵仙 10g，全蝎 5g，半枝莲 10g，熟地黄 25g，

骨碎补 10g，牡丹皮 10g，冰片 3g。（中国中医科学院望京医院）

2. 适应证

骨转移癌痛。

3. 使用方法

取药粉加入适量陈醋和蜂蜜调和成糊状，平摊于无菌纱布上，取病灶局部疼痛处外敷，以超过疼痛部位边缘 3cm 为宜。24 小时 1 次，连用 7 天为 1 个疗程。

4. 注意事项

有皮肤过敏反应者使用苯海拉明霜外敷。

方法三十二：中药止痛贴

1. 药物组成

延胡索、制马钱子、桃仁、红花、青风藤、丹参、薄荷脑、冰片等。（辽宁中医药大学附属医院制剂中心）

2. 适应证

癌症骨转移引起的疼痛，属瘀血阻络证者疗效为佳。

3. 使用方法

先以温水清洁局部皮肤，将中药止痛贴敷在患者疼痛最明显的部位，10 小时后取下，局部皮肤用温水擦拭，休息 2 小时后再次贴用，休息期间药物按原包装保存，再次贴用时用温水湿润皮肤后即可贴敷。患者疼痛部位各 1 贴，每次 10 小时，每日 2 次，7 天为 1 个疗程。

方法三十三：马钱止痛贴

1. 药物组成

马钱子、生川乌、生南星、白芷、姜黄、薄荷脑等。（陕西中医学院附属医院制剂）

2. 适应证

多种肿瘤引起的癌痛。

3. 使用方法

贴于痛处，2 小时换药一次，7 天为 1 个疗程。

4. 注意事项

马钱子、生川乌均有毒，要在医生指导下规范用药，切勿盲目使用，不可内服。

方法三十四：癌症止痛贴

1. 药物组成

马钱子 6g，乌梢蛇、乳香、没药、冰片各 10g，蜈蚣 2 条。（陕西省中医医院肿瘤科）

2. 适应证

多种肿瘤引起的中度癌性疼痛。

3. 使用方法

癌症止痛贴贴于疼痛部位，每日 1 换。

4. 注意事项

外贴后 6 小时不能止痛者，即视为无效，换用常规三阶梯止痛药物。

方法三十五：肿瘤痛贴

1. 药物组成

麝香、草乌、蟾酥、延胡索、丁香、丹参、乳香、没药、三棱、莪术、冰片等。（陕西咸阳抗衰老研究所、陕西咸阳 505 医院）

2. 适应证

气阴两虚型、痰湿夹瘀型、气滞血瘀型等多种证型肿瘤引起的癌痛。

3. 使用方法

治疗时先确定痛点，然后清洁皮肤，肿瘤痛贴贴于神阙穴、痛点和背部腧穴，每 24 小时更换 1 次。

4. 注意事项

肺癌患者选用肺经腧穴，胃癌患者选用胃经腧穴，肝、胆部癌症患者选用肝胆经腧穴，也可根据疼痛部位选用痛点（阿是穴）及其邻近的腧穴，以达到更好的止痛效果。

方法三十六：癌痛贴

1. 药物组成

蟾酥、生川乌、蚤休、细辛、莪术、乳香、没药、血竭、冰片、薄荷脑等。（武汉市中西医结合医院制剂）

2. 适应证

肺癌、胃癌、肝癌引起的癌痛。

3. 使用方法

将中药碾粉末，以一定比例加入基质混合，制成药膏。使用前清洁消毒疼痛部位，然后将癌痛贴膏药平摊于医用胶布上，厚度约 0.3cm，直径约大于疼痛部位直径 2cm，并用脱敏胶布固定。每日早晚各 1 次，每次贴敷时间 2~3 小时，7 天为 1 个疗程。

4. 注意事项

孕妇禁用。

方法三十七：加味失笑散微囊贴剂

1. 药物组成

五灵脂、炒蒲黄、延胡索、马钱子等。（浙江省嵊州市人民医院，浙江省卫生厅青年课题研究计划）

2. 适应证

多种肿瘤引起的癌痛。

3. 使用方法

微囊贴剂穴位用药，每天更换 1 次。穴位的选取按中医针灸取穴原则，如远近配穴法、俞募配穴法、表里配穴法、左右配穴法等，选取 3~5 个穴位。如：肝癌选择期门、肝俞为主穴，足三里及脐周全息穴为配穴；肺癌选择肺俞、云门为主穴，全息穴、大肠俞为配穴；胰头癌选胰俞、中脘为主穴，足三里及合谷为配穴；转移骨肿瘤根据疼痛部位进行选穴。

4. 注意事项

本药对皮肤有一定刺激作用，注意药物制备及炮制。

方法三十八：魏莲贴

1. 药物组成

阿魏、雪莲、一枝蒿、延胡索、三棱、莪术、乳香、生马钱子、透骨草、蒲公英、白芥子、王不留行子、冰片等。（新疆医科大学附属中医医院）

2. 适应证

多种肿瘤所引起的轻中度内脏痛。

3. 使用方法

（1）制贴：将上药粉 8g 用无纺布、绒棉熔封成 6cm×7.5cm 的药包，并将药包贴敷于 10cm×12cm 的水刺无纺压敏胶布上，然后盖膜。

（2）制基质液：麻油 1400mL（保湿作用）、花椒油 300mL（保湿、促透、局麻作用），加温至 60℃混合均匀后，加入 5% 氮酮 88.2mL 混匀，冷却后，以每袋 3.5mL 封存。一贴魏莲贴加一袋透皮基质液为一组，装袋密封。使用时撕开包装，揭开盖膜，将透皮基质液均匀撒于魏莲贴药包上，即可贴用。魏莲贴外敷神阙穴和痛点（阿是穴）治疗，每日 1 次，24 小时换一次。

方法三十九：百灵贴

1. 药物组成

白芥子、姜黄、三棱、土鳖虫等。（广州市中医医院血液科）

2. 适应证

多发性骨髓瘤所致骨痛。

3. 使用方法

用前清洁皮肤，每日贴敷 1 次，每次维持 46 小时，连续 14 天。

4. 注意事项

皮肤过敏，出现局部发红、瘙痒或稍疼痛等，可外涂地塞米松软膏。

方法四十：香术止痛酊

1. 药物组成

川乌、延胡索、莪术、乳香、没药和冰片等。（广西医科大学附属肿瘤医院，广西卫生厅自筹科研项目）

2. 适应证

多种肿瘤引起的癌痛，血瘀证为宜。

3. 使用方法

药物经 65% 乙醇浸泡后回流提取。外涂于癌痛相应的体表部位，每天可涂抹数次。

4. 注意事项

酊剂制作工艺较为复杂，乙醇为易燃易爆化学物质，易发生危险，注意人身安全。

方法四十一：解痛酊

1. 药物组成

延胡索、红花、陈皮、地肤子、白屈菜、黄药子、乳香、没药、血竭、冰片。（邢台市人民医院）

2. 适应证

多种早中晚期肿瘤引起的癌痛。

3. 使用方法

前四药与白屈菜及黄药子以 10:1:15 的比例配伍，以 75% 乙醇浸泡 1 周，乙醇量以超过药面 1～2cm 为宜。泡制液滤过后按 1:10 的比例，取后 4 种药物（其中各占 1/4）浸入，1 小时后再滤过，此次滤液放置待用。洁净局部皮肤，直接涂擦药液，局部皮肤有破溃者禁用。用药面积超过疼痛范围即可，用药频率可根据疼痛频率而定，但每日至少 3 次，无疗程限制，连用 2 天无效者停用。

4. 注意事项

酊剂制作工艺较为复杂，乙醇为易燃易爆化学物质，易发生危险，注意人身安全。

方法四十二：中药止痛Ⅰ号方

1. 药物组成

玄胡索80g，血竭8g，丹参8g，红花80g，乌药80g，地鳖虫20g，蚤休80g，冰片1g。（广州中医药大学）

2. 适应证

多种肿瘤引起的癌痛。

3. 使用方法

将上述药物混合，加入75%乙醇至高出药物表面10cm。浸泡3天后，以纱布过滤，取滤液备用。使用时用消毒棉签蘸药液外搽于疼痛部位，搽药范围超出疼痛区域边缘2～3cm，每次5mL，每日4次。

方法四十三：癌痛消涂剂

1. 药物组成

延胡索60g，川芎30g，细辛50g，荜茇30g，丹参30g，蚤休30g，乌药30g，还魂草20g（干品），冰片15g。（山东省淄博市肿瘤医院）

2. 适应证

气滞血瘀型、寒凝型肿瘤引起的癌痛。

3. 使用方法

将前8味药研细末，入75%乙醇400mL中密闭浸泡7天，滤渣取液，再放入冰片粉15g备用。洗净患部皮肤，用棉签蘸取药液涂搽痛处皮肤，用药范围应超出疼痛部位边缘2～3cm，每日涂药3～4次，见效后可连续应用，无疗程限制。连用2天无效者停用。

4. 注意事项

有一定皮肤刺激性，注意药物炮制。

方法四十四：镇痛酊

1. 药物组成

冰片 15g，血竭 30g，乳香 30g，没药 30g，红花 15g。（湖南省中医药研究院附属医院）

2. 适应证

多种肿瘤引起的癌痛。

3. 使用方法

以上各药均捣碎，用 75% 医用乙醇 250mL 浸泡 3~5 天，澄清过滤，倾取药液，瓶装备用。使用时用消毒棉签蘸镇痛酊药液外搽于疼痛处，搽药范围超出疼痛部位边缘 2~3cm，每次反复涂搽患处 2~4 遍，每日 3~5 次，5 天为 1 个疗程。

4. 注意事项

乙醇过敏者禁用。

方法四十五：癌痛酊

1. 药物组成

川芎、三七、地龙、生附子等。（广州医学院第四附属医院）

2. 适应证

多种肿瘤引起的癌痛，阴寒证为宜。

3. 使用方法

将癌痛酊均匀涂在疼痛部位所对应的皮肤上，并超出疼痛部位边缘 1cm 左右，厚 1~2mm，早晚各 1 次。将癌痛酊轻涂在疼痛部位相应的皮肤区域后让其自然吸收。如患处出现过敏等皮肤反应即不再涂抹。

4. 注意事项

有出血倾向者慎用。

方法四十六：冰砂止痛酊

1. 药物组成

朱砂 15g，硼砂 15g，枯矾 15g，乳香 10g，没药 10g，雄黄

20g，冰片 30g，95％乙醇 500mL。（河北省廊坊市中医医院）

2. 适应证

多种肿瘤引起的癌痛。

3. 使用方法

将上药捣碎后放入乙醇瓶内密闭浸泡（药液放置时间越久效果越好）待用。使用时取沉淀后的少量澄清液，用棉签或毛笔蘸药液涂于癌性疼痛部位，涂搽范围应比疼痛部位略大些，稍干后再重复，开始每天可反复应用数次。

4. 注意事项

乙醇过敏者禁用。皮肤若出现瘙痒、红疹，立即停药。95％乙醇属易燃易爆品，应妥善保存，以免发生危险。

方法四十七：化坚拔毒膜

1. 药物组成

土鳖虫、木鳖子、大黄、姜黄、冰片、氮酮等。（天津中医药大学第一附属医院）

2. 适应证

肺癌、肠癌、乳腺癌、肝癌引起的癌性胸背部疼痛，部位表浅者效果更佳。

3. 使用方法

用药前先用肥皂水将局部皮肤擦洗干净，将糊状的化坚拔毒膜按癌痛范围均匀涂至皮肤表面，60mL/cm²，每日 3 次。

方法四十八：消痰通络凝胶

1. 药物组成

天南星、半夏、山慈菇、威灵仙等。（"十一五"军队中医药研发推广专项）

2. 适应证

多种肿瘤引起的中晚期癌痛。

3. 使用方法

取中药饮片研粉，过 1000 目筛，药粉按 100g/mL 比例加入 75% 乙醇中，密闭浸泡 30 天，充分混合，过滤取上清液。以卡波姆为基质，以甘油为润滑剂，氮酮为透皮剂，与药物混合制成凝胶剂，最终每克成品含原药材 0.72g。患者疼痛部位局部涂搽消痰通络凝胶，用药直径大于痛处皮肤直径 1cm，剂量为 1mL/cm^2，每日规律使用 3 次。

4. 注意事项

有一定皮肤刺激性，注意药物炮制。

方法四十九：痛康宁腰围带

1. 药物组成

半枝莲、莪术、党参、当归、白术、生地黄、丹参、陈皮。（济南三维科技有限公司专利）

2. 适应证

肝癌癌性疼痛。

3. 使用方法

药物研末，药袋采用透气性较好的无纺布和棉布缝制。腰围带置于脐部，每 15 天更换药袋 1 次，连续使用。

方法五十：中药热奄包

1. 药物组成

雄黄 60g，明矾 60g，冰片 10g，青黛 60g，皮硝 60g，乳香 60g，没药 60g，血竭 30g 等。（江苏省中西医结合医院）

2. 适应证

多种肿瘤引起的癌痛。

3. 使用方法

以上药物研细末和匀，以布包好入锅，加水 3000mL，煮沸后加入毛巾，同煮 1 小时，取出甩干，温度降至 40℃ 左右进行外敷，外敷于胸腹部或腰背部，每日 1 次，每次 20 分钟。

4. 注意事项

避免烫伤。

方法五十一：癌痛围腰带

1. 药物组成

白花蛇舌草 15g，半枝莲 15g，三棱 10g，莪术 10g，蜈蚣 5 条，土鳖虫 10g，乳香 10g，没药 10g，丹参 10g，红花 10g，大黄 10g，麝香 1.5g。（新疆石河子大学医学院第一附属医院）

2. 适应证

肝癌癌性疼痛。

3. 使用方法

癌痛围腰带由围腰带、药袋组成。药物研末，药袋采用透气性较好的无纺布和棉布缝制。围腰带采用棉布缝制，其尺寸大小及松紧度应根据患者的腰围而定，做到患者佩带舒适。将癌痛围腰带置于脐部，每 10 天更换药袋 1 次，连续使用。

方法五十二：岩痛消喷剂

1. 药物组成

生川乌、生草乌、生半夏、生胆南星、商陆、透骨草、冰片、芒硝。（山东省即墨市中医医院）

2. 适应证

肺癌、肝癌、食管癌、胃癌引起的癌痛。

3. 使用方法

上药按比例研成粉末，泡酒 7 天后，储存备用。使用时喷于痛处，每日 3~6 次。

4. 注意事项

皮肤有皮疹、溃疡及感染者禁用，对乙醇过敏者禁用。

方法五十三：中药涂布剂

1. 药物组成

制川乌 12g，蟾皮 15g，鸡血藤 30g，莪术 15g，白附子 12g，

丁香 10g。（郑州东方医院）

2. 适应证

多种肿瘤引起的癌痛。

3. 使用方法

上药加 55 度白酒 500mL，浸泡 10 天，过滤，分装，密封备用。用时先清洁疼痛或肿瘤部位皮肤，取多层消毒纱布或棉布，叠成面积较疼痛区域稍大的布块，以药液浸透，直接贴敷于患部，加塑料薄膜或油光纸覆盖，固定即可。每次贴敷 3～4 小时，每日 2 次。

4. 注意事项

对乙醇过敏者禁用。

参考文献

［1］范青，贾立群. 痛块消乳膏外治癌性躯体痛的临床研究［D］. 北京：北京中医药大学，2012.

［2］鲍艳举，花宝金，侯炜，等. 消癌止痛外用方治疗癌性疼痛的临床作用特点分析［J］. 北京中医药，2010，29（2）：112－115.

［3］齐创，王文萍. 速效止痛膏治疗及联合吗啡治疗癌症疼痛的临床研究［D］. 沈阳：辽宁中医药大学，2012.

［4］唐倩，胡凯文. 冰虫止痛膏外用辅助治疗局部癌性疼痛的临床研究［D］. 北京：北京中医药大学，2013.

［5］冯丽红，叶小卫. 双柏散外敷为主治疗肝癌轻度癌痛的疗效观察［D］. 广州：广州中医药大学，2012.

［6］孙金芳，芦连菊，臧建华，等. 痛舒膏外敷治疗癌性疼痛临床观察［J］. 中国中医药信息杂志，2006，13（1）：56.

［7］臧建华，周兆山. 痛舒膏外敷治疗肺癌癌痛的研究［D］. 济南：山东中医药大学，2007.

［8］钟星，李忠. 奇正消痛贴联合美施康定治疗癌性疼痛的临床研究［D］. 北京：北京中医药大学，2009.

[9]刘耀,李忠,白桦,等. 镇痛膏外用缓解癌性疼痛的作用及相关机制研究[J]. 中医学报,2010,25(4):611 – 615.

[10]李金昌,黄金活,稽玉峰,等. 麝冰膏外敷治疗癌症疼痛278 例[J]. 中医研究,2006,19(1):36 – 37.

[11]贾英杰,刘旻,孙一予,等. 化坚拔毒膜治疗中度癌痛80例临床观察[J]. 天津中医学院学报,2002,21(1):11 – 12.

[12]韩可丽,喻明,王华伟,等. 外用中药止痛贴治疗骨转移癌痛24 例[J]. 环球中医药,2013,6(4):279 – 281.

[13]龚淑芳,蔡汝,肖晓敏,等. 消瘤止痛外敷散治疗中晚期肝癌40 例[J]. 江西中医药,2006,37(12):42 – 43.

[14]刘晓彦,杨庆运,潘保华. 肝癌止痛膏外敷治疗中晚期原发性肝癌癌痛60 例[J]. 河南中医,2004,24(9):24 – 25.

[15]尚学彬,张喜峰,李文虎. 温阳止痛散合奥施康定治疗中重度癌性疼痛35 例[J]. 中医临床研究,2013,5(13):68 – 69.

[16]李敏,马岩. 癌痛灵贴膏外用治疗胰腺癌癌性疼痛的疗效观察[J]. 华西医学,2010,25(3):604 – 606.

[17]张海波,刘伟胜. 中药止痛1 号外用治疗癌性疼痛的临床与实验研究[D]. 广州:广州中医药大学,2011.

[18]朱双进,张凤强,施书志. 蟾乌散外敷治疗肝癌疼痛40例临床观察[J]. 河北中医,2008,30(11):1154 – 1155.

[19]叶敏,孙大志,秦志丰,等. 消痰通络凝胶外用治疗癌性疼痛临床观察[J]. 中国中医药信息杂志,2010,17(7):22 – 24.

[20]韩旭. 止痛外敷方治疗癌性疼痛30 例疗效观察[J]. 国医论坛,2013,28(3):37 – 38.

[21]邢海燕,卞美广,孙爱云. 中药热奄包治疗癌性疼痛的临床观察[J]. 四川中医,2010,28(9):65 – 66.

[22]袁明,黄桂林,边文贵,等. 癌痛围腰带治疗肝癌癌性疼痛的临床观察[J]. 四川中医,2005,23(8):49 – 50.

[23]曹旺波,刘浩. 肝外一号方辅助阿片类药物对癌性疼痛患者生活质量的影响[J]. 中国中医药信息杂志,2012,19(10):76-77.

[24]袁会诚,王建丽. 马钱止痛贴治疗癌性疼痛31例[J]. 陕西中医学院学报,2009,32(2):43-44.

[25]陆益,张作军,陆益线. 香术止痛酊外治癌性疼痛的临床研究[J]. 时珍国医国药,2007,18(1):58-59.

[26]郭军,时秀华,邱鹏,等. 中药解痛酊治疗癌性疼痛的疗效研究[J]. 中国中医基础医学杂志,2005,11(11):870-871.

[27]隋安奎,李雪霞,丁淼淼. 岩痛消喷剂外敷治疗癌性疼痛24例[J]. 中国中医急症,2011,20(9):1386.

[28]沈丹,鲍建敏. 镇痛消结散外敷治疗消化道肿瘤癌性疼痛30例[J]. 中国中医药科技,2013,20(4):418-419.

[29]潘敏求,潘博,蒋益兰,等. 三王止痛膏治疗癌性疼痛的临床和实验研究[A]. 中国中西医结合学会. 第8届全国中西医结合肺癌学术会议论文集[C]. 北京:中国中西医结合学会,2000:64-68.

[30]胡志敏,胡文卿. 止痛膏治疗癌性疼痛80例临床观察[J]. 中医函授通讯,2000,19(3):37-38.

[31]殷常春. 蟾皮止痛膏治疗癌性疼痛28例[J]. 中医外治杂志,2000,9(6):10-11.

[32]杨晨光. 癌症止痛贴治疗癌性疼痛30例[J]. 陕西中医,2007,28(5):521-522.

[33]陈天池,秦志丰,俞珊. 止痛凝膏治疗癌性疼痛48例临床观察[J]. 中国中医药信息杂志,2006,13(9):73.

[34]张志芳,张浩,李书成. 镇痛散治疗癌性疼痛148例临床观察[J]. 湖南中医药导报,2000,6(9):29-30.

[35]周洁. 止痛散治疗癌性疼痛的临床观察[J]. 天津医科大学学报,2004,10(2):312.

［36］陈树泉,王兆香,赵守荣.康复止痛膏治疗癌性疼痛的临床和实验研究[J].山东中医杂志,2001,20(5):332 - 333.

［37］田华琴,黄志庆,梁贵文.癌理通外敷治疗癌性疼痛60例[J].陕西中医,2004,25(3):232 - 235.

［38］李道乾.癌痛消涂剂治疗癌性疼痛100例[J].中国中医药信息杂志,2001,8(10):52 - 53.

［39］陈领朝,连娜,连秀峰.肿瘤痛贴外用治疗癌性疼痛100例[J].陕西肿瘤医学,2001,9(2):130 - 131.

［40］杨学峰,陈玉英.中药涂布剂治疗癌性疼痛68例[J].中国民间疗法,2003,11(6):24 - 25.

［41］陈赛里,胡作为.癌痛贴治疗癌性疼痛的实验和临床研究[D].武汉:湖北中医药大学,2011.

［42］刘嘉湘,许德风,范忠泽.蟾酥膏缓解癌性疼痛的临床疗效观察[J].中医杂志,34(5):281 - 282.

［43］杜小艳.镇痛酊剂外搽治疗癌性疼痛41例[J].湖南中医杂志,2001,17(4):38 - 39.

［44］陈孟溪,黄立中,何英红.复方蟾酥散外敷治疗癌痛60例临床观察[J].湖南中医学院学报,2004,24(3):37 - 39.

［45］符祺,王小璞.癌痛酊治疗癌性疼痛临床观察[J].中国中医急症,2012,21(3):488 - 489.

［46］朱均权.加味失笑散微囊贴剂穴位用药治疗中度癌性疼痛38例[J].浙江中医杂志,2012,47(2):109 - 110.

［47］简文静,陈高峰.自拟止痛膏治疗中重度癌痛的临床疗效观察[D].广州:广州中医药大学,2010.

［48］邓江玲,朱艳华,张洪亮.魏莲贴外用治疗癌痛疗效观察32例[J].新疆中医药,2010,28(1):11 - 13.

［49］邢晓娟.癌痛散抗癌止痛的临床观察[J].中国中医急症,2010,19(10):1809 - 1810.

[50]阳国彬,朱学明,莫励敏.化积镇痛膏外敷治疗癌症疼痛100例临床观察[J].中华中医药杂志增刊,145－147.

[51]俞艳雯,应华娜.癌痛消贴膏联合奥施康定治疗胰腺癌疼痛的临床观察[J].内蒙古中医药,2013,32(13):31－33.

[52]章明霞,徐文江.冰砂止痛酊治疗癌性疼痛的疗效观察[J].河北医药,2011,33(22):3495.

[53]刘海晔,周洁.消痛灵膏治疗癌性疼痛临床观察[J].江西中医药,2008,39(3):49.

[54]文安怡,吴社泉,程志生.外敷天仙子散配合羟考酮缓释片治疗中重度癌痛的疗效观察[J].当代医学,2013,19(11):143－144.

[55]王洋,王文萍.祛瘀消痛贴膏治疗癌性腹痛疗效观察[J].辽宁中医药大学学报,2012,14(3):175－176.

第四节　肿瘤所致多汗症

一、概述

世界卫生组织估计,全世界每年新发生的癌症患者为1000万,死于癌症的患者为600万～700万,约占死亡总数的12%,在发达国家中居居民常见死亡原因的第一位(占死亡总数的23.2%),在中国居第二位(占死亡总数的9.5%)。

目前,手术、放疗、化疗是癌症的主要治疗手段,但治疗过程中往往出现各种并发症,多汗症是临床上常见的并发症之一,中医中药治疗已经受到世界的关注。抗癌治疗过程中所致过度出汗的发生机理尚不十分明确,可能的因素包括:抗癌药物的细胞毒作用使体细胞的生理功能受到暂时性损害;与某些细胞因子的释放以致胆碱能神经兴奋性增加有关。抗胆碱能药物能抑制汗腺分泌,但有口干、视物模糊、尿潴留等不良反应，患者耐受性差。

二、中医认识

多汗症是由于交感神经过度兴奋引起汗腺过多分泌的一种疾病。中医学认为，汗液是津液通过阳气蒸腾气化，经玄府（汗孔）排出之液体。因此，《素问·阴阳别论》说"阳加于阴谓之汗"，又有"大汗亡阳"之说。汗为津液所化生，血与津液又同出一源，"津血同源"，因此又有"汗血同源"之说。如《灵枢·营卫生会》："夺血者无汗，夺汗者无血。"《伤寒论》有"衄家不可发汗"和"亡血家不可发汗"之诫。这即是"津血同源"。汗液的排泄，还有赖于卫气对腠理的开合作用。腠理开，则汗液排泄；腠理闭，则无汗。

1. 病因病机

出汗是人体正常的生理现象，而出汗异常增多常为全身性、偏侧性或局限性多汗，多数原因不明。中医学将其归纳为自汗和盗汗，总由阴阳失调，腠理不固，而致汗液外泄所致。

放化疗后过度出汗属于中医汗症范畴。接受放化疗的患者，其本身就存在全身脏腑机能减退、正气亏虚、邪毒内结的病理基础，抗癌药物的戕伐，更虚其正气，致其肺脾两虚，营卫不和，肌表不实，皮毛不固，腠理疏松，气不摄津，而汗出益盛，形成自汗的临床表现。放射线能加重原本邪毒内盛患者的毒热内陷症状，导致阴虚火旺。入睡之时，卫阳入里，肌表不固，虚热蒸津外泄，津液熏蒸于表，故睡时汗出，醒后卫阳归表，肌表固密，虽阴虚内热，也不能蒸津外出，故醒后汗止，表现为阴虚盗汗的证型。

2. 治则治法

根据中医辨证论治的原则，临床治疗多汗症，首选玉屏风散，通过益气固表、补益脾肺，达到固表止汗的作用，为后人所推崇及运用。但真正将该方用于临床患者时，往往出现起效缓慢、疗效欠佳的情况。因此，运用中医外治法治疗多汗症成为近年较为热门的话题。有关研究表明，肿瘤所致多汗症患者中，气虚型占39%、阴虚证型占25%、气阴两虚型占20%。因此，在中医治疗的原则上，莫过于固表、收涩、滋阴、敛汗。肿瘤患者由于其自身疾病因素，加上各种伤害性较大的治疗，以及面对家庭的压力、昂贵的医疗支出等，常合并有焦虑、恐惧的心理，更加重了多汗症状。因此，在基本的治疗原则上，还要配合行气解郁、除热安神药物，加强止汗功效。

三、外治方法

方法一：止汗散

1. 药物组成

五味子、五倍子、郁金、冰片等。（中日友好医院）

2. 适应证

肿瘤患者多汗症，症见自汗、盗汗等。

3. 使用方法

（1）将上述药物按照1∶1∶1∶0.3的比例研磨成粉，分装于3.5cm×2.5cm大小的密封塑胶袋中，贴上标签，每袋3g。

（2）于清晨7点给药，每日1次，给药前先予乙醇棉球清洁脐中与脐周，后将药物敷于脐中，外覆一层贴膜，防止挥发性药物发散，同时可以预防药物撒出影响疗效，24小时换药1次。

4. 注意事项

出现皮肤瘙痒、皮疹等过敏反应者，停止用药，用苯海拉明霜外涂。

5. 临床研究

将120例合并多汗症的肿瘤患者随机分为试验组68例和对照组52例，分别予止汗散与安慰剂敷脐，采用赖氏出汗等级标准评分法观察评定患者用药前后的汗出程度，并根据中医常见症状、体征分级积分表观察用药前后证候及卡氏功能量表（KPS）的变化。结果显示：止汗散组治疗前后汗出程度有显著性差异（$P < 0.01$），止汗散组用药第 2 天与对照组相比，汗出程度有显著性差异（$P < 0.05$），中医证候中，用药后自汗、盗汗具有显著性差异（$P < 0.01$），在口干、手足心热、身热、畏寒肢冷、喘憋气短、太息等症状方面亦有不同程度的差异性。结论：止汗散敷脐治疗肿瘤患者多汗症疗效确切。

方法二：敛汗散

1. 药物组成

黄芪、五倍子等。（扬州市中医院肿瘤诊疗中心）

2. 适应证

恶性肿瘤化疗后多汗症，适用于气虚多汗患者。

3. 使用方法

将上述药物各研极细末，按一定比例配方，均匀混合而成。将敛汗散 10g 置于神阙穴，外用伤湿止痛膏贴敷（胶布过敏者用一次性胶贴敷贴）固定。6 小时换药 1 次，7 天为 1 个疗程。

方法三：五倍子散

1. 药物组成

五倍子。（中日友好医院）

2. 适应证

恶性肿瘤化疗后多汗症。

3. 使用方法

五倍子研极细末，置于神阙穴，外用纱布固定，6 小时换药 1 次。

方法四：龙倍敛汗散（江苏省盐城市第一人民医院）

1. 药物组成

炒白术、煅牡蛎、麻黄根、生黄芪、五倍子、煅龙骨各 100g。

2. 适应证

恶性肿瘤化疗后多汗症。

3. 使用方法

水调糊状敷贴神阙穴。

参考文献

[1]林宥任,贾立群,李利亚,等. 中医外治法治疗肿瘤患者多汗症临床观察[J]. 疑难病杂志,2010,9(3):168-170.

[2]方晓华,高鹏,李振庆. 敛汗散贴敷神阙穴治疗恶性肿瘤化疗后多汗65例[J]. 辽宁中医杂志,2004,31(4):308.

[3]林宥任,邓博,贾立群,等. 止汗散敷脐治疗肿瘤患者多汗症临床观察[J]. 吉林中医药,2010,30(1):31-33.

[4]朱海霞. 神阙穴敷贴龙倍敛汗散治疗化疗后多汗症的护理体会[J]. 湖南中医志,2015,31(5):119-121.

第五节　恶性心包积液

一、概述

恶性肿瘤是导致心包积液的最常见原因,较其他浆膜腔积液发生率低,但预后更差,多数患者还伴有胸腔积液,有15%的恶性心包积液患者可出现心包填塞症状,严重威胁患者生命,降低生活质量。尸检数据表明,肿瘤患者5%~12%有心脏及心包受侵。恶性心包积液通常发生在终末期的患者,预后较差,多数患者还伴有胸腔积液。

其症状的出现与积液的量和速度有关,如果渗液缓慢,心包过度伸展,不增加心包内压力,患者可没有临床症状;如果渗液急速、大量蓄积,可出现急性心包填塞。恶性心包积液导致的心包填塞常见症状包括胸痛、呼吸困难、心悸、端坐呼吸、疲乏、虚弱、大汗淋漓、头晕等。通常对无症状或症状轻微，对心血管功能影响不大的患者，西医采取有效的全身治疗，不进行局部处理。针对发生心包填塞的患者，多采用 B 超引导下的心包穿刺、置管引流术改善症状，或向心包腔内注射药物进行治疗，主要包括腔内化疗、腔内注射生物反应调节剂、腔内注射硬化剂等。恶性心包积液的治疗也在一定程度上导致死亡，41% ~ 45% 的患者死于恶性心包积液的治疗。目前临床上关于恶性心包积液的治疗有很多，大多在短期内能取得一定临床疗效，但恶性心包积液易反复发作，且复发后增加了治疗的难度。

二、中医认识

中医认为心包积液属"痰饮"范畴，"痰饮"是指三焦气化失常，水液在体内运化输布失常，停积于某些部位的一类病证。一般黏稠者辨为痰，清稀者辨为饮。根据心包积液的临床表现，可将其归入"饮证"中"支饮"的范畴。《金匮要略》中可见"咳逆倚息，短气不得卧，其形如肿，谓之支饮""水在心，心下坚筑，短气，恶水不欲饮"等相关记载。

1. 病因病机

生理状态下，水液的吸收、输布和排泄，主要依赖肺脾肾三脏的气化功能。《素问·经脉别论》曰："饮入于胃，游溢精气，上输于脾，脾气散精，上归于肺，通调水道，下输膀胱，水精四布，五经并行。"恶性心包积液多见于肿瘤晚期，正气大伤，毒瘀仍留，肺脾肾三脏虚损。脾气运化失司，水谷不得运化输布、游溢周身，而成浊液，聚而为水为饮；上不能输精以养肺，肺气不足，宣降失常，津液不布；下不能助肾以制水，肾阳不足，蒸化失职，积液为饮。

水液的输布排泄，还与三焦的作用密切相关。《素问·灵兰秘典论》曰："三焦者，决渎之官，水道出焉。"《圣济总录·痰饮统论》曰："三焦者，水谷之道路，气之所终始也。三焦调适，气脉平匀，则能宣通水液，行入于经，化而为血，灌溉周身；若三焦气塞，脉道壅闭，则水饮停积，不得宣行，聚成痰饮。"

由此可见，人体的正常水液代谢，是由诸多脏腑共同作用而完成的，其中又以肺脾肾三脏最为重要。

2. 治则治法

《素问·至真要大论》曰："诸病水液，澄澈清冷，皆属于寒。"饮为阴邪，遇寒则凝，得温则行，故治疗当遵循《金匮要略》"病痰饮者，当以温药和之"之法，温阳化饮，振阳气，发腠理，通水道。

此病责之于肺脾肾三脏，纵观病机，其本在肾，其标在肺，而其制在脾。《金匮要略心典》指出："痰饮为结邪，温则易散，内属脾肾，温则能运。"

三、外治方法

方法一：姜桂散

1. 药物组成

姜黄15g，桂枝10g，老鹳草15g，牵牛子20g，冰片3g。（中日友好医院）

2. 适应证

恶性心包积液。

3. 使用方法

将上述4味中药，研细为末，白醋调至糊状，外敷剑突下，6小时换药一次。

4. 注意事项

冰片宜用75%乙醇溶解后使用。

方法二：隔药艾灸虚里穴

1. 药物组成

桂枝10g，黄芪10g，细辛3g，川椒10g，龙葵10g。（中日友

好医院）

2. 适应证

恶性心包积液。

3. 使用方法

上药共同研末，每次取 3g，敷于虚里穴，上置刺有小孔的生姜片，再将适量艾绒置于生姜片上，点燃灸之，每次灸 2 小时，每日 1 次，7 天为 1 个疗程，共 4 个疗程。

4. 注意事项

皮肤过敏者慎用。

方法三：砭术综合疗法（广东省中医院心脏中心）

1. 适应证

心包积液。

2. 使用方法

（1）砭毯温阳：将砭毯先置于电热毯上加热至砭毯有温热感（约39℃），患者卧于砭毯上以温阳。

（2）刮痧泄浊：患者俯卧于砭毯，术者取砭刮在患者脊柱两侧旁开 1.5 寸及 3 寸膀胱经循行部位，由背部向腰部方向刮痧至皮肤发红为度，刮毕患者仰卧于砭毯上。

（3）针灸：取中脘、水分、关元、天枢、大横、带脉、阴陵泉、三阴交、太溪、水泉、公孙，以上各穴先泻后补，留针 30 分钟。

（4）运水：将大砭石 2 块置于45℃温水中加热 10 分钟，取出温砭置于双下肢内侧 30 分钟。每日 1 次。

参考文献

[1]张巧丽,吴桐,田叶红,等.隔药艾灸虚里穴治疗恶性心包积液 21 例[J].中医药导报,2012,18(12):67-68.

[2]刘泽银,许冬梅,罗英,等.施安丽治疗心包积液经验介绍[J].中医中医药信息杂志,2010,17(8):79-80.

第六节　恶性不完全性肠梗阻

一、概述

恶性肠梗阻（MBO）是指由恶性肿瘤引起的肠梗阻，通常是结直肠癌及妇科恶性肿瘤晚期并发症。其病理机制是：肿物阻塞肠道使肠内容物不能通过或只能部分通过，梗阻的肠段压力增加，随着梗阻时间延长，肠壁缺血水肿，使血管活性肠肽（VIP）分泌增多。VIP 是一种神经递质，能促进肠道分泌水及电解质，增加肠内容物，导致肠道梗阻更加严重。因此，恶性肠梗阻的患者即便不进食症状也会逐渐加重，出现进食困难、恶心呕吐等。晚期肿瘤合并 MBO 的发生率为 5% ~43%。除腹腔内的原发性和转移性病灶外，恶性肿瘤治疗本身也可以引起恶性肠梗阻。非肿瘤因素（如术后肠粘连、化疗导致的肠梗阻、放疗诱导的肠腔狭窄、腹内疝等）导致的肠梗阻占所有恶性肠梗阻的 3% ~48%，其中，化疗药物所致的肠梗阻不仅包括麻痹性肠梗阻，腹腔注射化疗药物也可导致粘连性肠梗阻的发生。多数恶性肠梗阻患者处在无法治愈的晚期或者终末期，临床治疗十分困难。目前，西医治疗主要包括手术、支架、药物及其他姑息疗法。

二、中医认识

关于恶性肠梗阻，历代中医文献中虽没有系统和专门的著作，但却有相似的描述。《灵枢·四时气》曰："腹中肠鸣，气上冲胸，喘不能久立，邪在大肠。"《灵枢·胀论》云："大肠胀者，肠鸣而痛濯濯。"《医贯》载："关格者，粒米不欲食，渴喜茶水饮之，少顷即吐出，复求饮复吐，饮之以药，热药入口即出，冷药过时而出，大小便秘，名曰关格。关者不得出也，格者不得入也。"此与梗阻不能进食、大便闭塞不通相似。费伯雄的《医醇賸义·关格》云："始则气机不利，喉下作梗；继则胃气上逆，食入作吐；后乃食少吐多，痰涎上涌，日渐便溺艰难。"张锡纯《医学衷中参西录·治燥结方》有"饮食停于肠中，结而不下作疼，故名肠结"之说，即现今认识的肠梗阻。肠梗阻典型的症状是"痛、吐、胀、闭"，故该病属于中医"肠结""关格""便秘""反胃""呕吐""腹痛"等范畴。

1. 病因病机

该病病位在肠，与脾胃皆密切相关。肠属六腑，六腑以通为用、以降为顺。若因其他原因导致肠道传导失司，肠道痞塞不通，肠道内气机不畅，糟粕壅塞不通，则致"胀""闭"，影响肠道气血流通，不通则痛，故见"痛"。肠道气机不畅，浊气壅滞，影响胃脘，胃脘气机上逆则见"吐"。

该病病因复杂，主要是患者之"本病"所致的"标病"。有为肿块压迫或者阻塞肠道所致者，肿块形成归因于正虚、邪实两端。非癌性病因引起的肠梗阻，如手术或放化疗后正气受损，气血瘀滞，精、血、津、液等代谢失常，形成痰饮、瘀血、湿毒等，凝结阻塞肠道，而形成肠梗阻。

因此，恶性肠梗阻的形成是虚实夹杂的，而其基本病机则为肠腑气机阻滞，气血壅滞不畅。

2. 治则治法

《素问·五脏别论》云："六腑者，传化物而不藏，故实而不能满也。"治疗当以通为用。常用治法为理气健脾，温阳散结。

三、外治方法

方法一：脐疗消胀散

1. 药物组成

枳实30g，莱菔子30g，槟榔20g，白术30g，砂仁10g，公丁

香 10g，吴茱萸 15g。（中日友好医院）

2. 适应证

恶性不完全性肠梗阻。

3. 使用方法

将上药共研细末，白醋调制成糊状，置于神阙穴，6 小时更换一次。

4. 注意事项

局部皮肤有破溃者慎用。

方法二：敷脐方

1. 药物组成

檀香、香附、木香、乌药、青皮、大腹皮等。（解放军 309 医院）

2. 适应证

恶性不完全性肠梗阻。

3. 使用方法

将上药共研细末，白醋调制成糊状，敷脐中，6 小时更换一次。

方法三：敷脐配合汤药口服

1. 药物组成

敷脐方：白芷、小茴香、檀香、大黄、赤芍、厚朴、木香、枳实、大腹皮各 30g，芒硝 10g。

口服方：厚朴、莱菔子各 30g，大黄（后下）、赤芍各 15g，枳壳、芒硝、桃仁各 9g，炙黄芪、白术、丹参各 12g，甘草 6g。

2. 适应证

恶性不完全性肠梗阻。

3. 使用方法

上药共研末，鸡蛋清调糊状，每次 6g，纳入医用胶布敷于脐部，每日 2 次。

方法四：灌肠方 1

1. 药物组成

生大黄 10g（后下），芒硝 10g（冲），枳实 15g，厚朴 15g，赤芍 10g。

2. 适应证

恶性不完全性肠梗阻。

3. 使用方法

用第一、第二煎混合药液 200 ~ 300mL 作灌肠用，一般患者每日灌肠 2 次，每次 100 ~ 150mL。

（1）灌肠时使臀部抬高 10cm，可防止药液溢出，或先左侧卧，后右侧卧，最后平卧 30 分钟再起床，药液均匀地分布在肠腔内，保留 1 小时以上，使药液充分进入肠道，被肠道黏膜吸收。

（2）中药温度为 38 ~ 40℃，不宜过热，以防损伤肠道黏膜，温度过低则使肠痉挛，加重腹痛。

（3）灌肠过程中密切观察患者病情变化。如出现不能耐受，嘱其深呼吸，放松腹肌；如腹痛加剧、心慌，应立即停止灌肠，行腹部热敷、按摩，至腹痛消失，继续完成治疗。

（4）向患者解释灌肠的目的、方法、效果，说明患者的配合是治疗和护理的关键，指出局部用药优于全身用药，可减少药物的副作用，提高疗效。介绍本病相关知识，减轻患者心理负担，取得其主动配合，保质完成治疗。

（5）督促患者活动。在灌肠、持续胃肠减压及药物治疗的同时，鼓励患者多下床活动，促进肠蠕动，对恢复大有裨益。

4. 注意事项

腹泻、下消化道出血患者禁止使用中药灌肠。

方法五：灌肠方 2

1. 药物组成

生大黄 15g（后下），枳实 30g，厚朴 30g，莱菔子 50g，青皮

10g，木香 10g，陈皮 10g。（浙江省温州市中医院肿瘤科）

2. 适应证

恶性不完全性肠梗阻。

3. 使用方法

灌肠方法如"灌肠方1"。

4. 注意事项

如"灌肠方1"。

方法六：灌肠方3

1. 药物组成

生大黄 10g（后下），芒硝 9g（分冲），枳实 12g，厚朴 15g。根据肿瘤类别选用生半夏、蟾皮、全蝎、蜈蚣、白花蛇舌草、半枝莲、土茯苓等抗癌。（北京中医药大学东方医院肿瘤科）

2. 适应证

恶性不完全性肠梗阻。

3. 使用方法

灌肠方法如"灌肠方1"。

方法七：肛滴方1

1. 药物组成

生大黄 9g，芒硝 6g，枳实 15g，玄参 15g，麦冬 30g，生地黄 15g，川楝子 15g，延胡索 15g，大腹皮 30g。

2. 适应证

结肠癌术后复发伴不完全性肠梗阻。

3. 使用方法

胃十二指肠引流管一根，消毒后备用，取 250mL 洁净输液瓶，中药浓煎 150mL 后放至 40℃，放入输液瓶，取输液皮条将输液瓶与胃及十二指肠引流管连接，以石蜡油润滑管端后令患者侧卧取胸膝位，将滴管插入至少 30cm，滴速每分钟 40 滴，中药保留 2 小时。

4. 注意事项

控制滴速，不宜过快。

方法八：肛滴方 2

1. 药物组成

党参、茯苓、赤石脂、白芍药、大黄、生白术、枳实、莱菔子、红藤等。（上海中医药大学附属龙华医院肿瘤科）

2. 适应证

恶性不完全性肠梗阻。

3. 使用方法

中药先浸泡 1 小时，然后按煎药要求浓煎至 150mL，放入输液瓶中，在 40℃下保温备用。用石蜡油将待插的胃十二指肠管润滑后，经肛门插入至少 40cm。将输液瓶与胃十二指肠管连接，打开输液器开关，调节滴速至每分钟 20～30 滴，进行缓慢滴注。中药滴完后 1 小时内，患者尽量少活动，以减少药液排出，使药液尽可能被吸收。7 天为 1 个疗程，治疗 1～2 个疗程。

4. 注意事项

滴速不宜过快。

方法九：肛滴配合电针

1. 药物组成

大黄 10g，芒硝 9g，厚朴 12g，枳实 12g，枳壳 12g，赤石脂 15g，白芍 15g，全瓜蒌 30g，红藤 30g，野葡萄藤 30g，大腹皮 30g。

2. 适应证

恶性不完全性肠梗阻。

3. 使用方法

（1）肛滴：中药煎液装入小吊瓶，下端输液器与胃十二指肠引流管连接，将引流管从患者肛门徐徐插入 25～30cm，控制滴速为每分钟 30～40 滴。输入药液后嘱患者保留药液 1～2 小时后排出，每日 1 次。

（2）电针：取双侧足三里、三阴交，快速刺入，得气后以电针连续刺激，每次 30～60 分钟，每天 2 次。

4. 注意事项

滴速不宜过快。

方法十：肛滴配合针灸

1. 药物组成

木香、乌药、枳实、大黄、赤芍各 10g，沉香 6g，红藤 15g，白术 20g。（江苏省中西医结合医院肿瘤科）

2. 针灸取穴

足三里、上下巨虚、合谷、太冲。

3. 适应证

恶性不完全性肠梗阻。

4. 使用方法

（1）肛滴：混合药液 200mL 装入空瓶，接滴管，连引流管，将引流管插入肛门 20cm 左右，缓慢滴入，嘱患者先侧卧后平卧，保留药液 1 小时，以利于药液充分吸收。

（2）针灸：患者取仰卧位，皮肤常规消毒，用 1.5 寸毫针快速进针，捻转得气后，留针 20 分钟。

5. 注意事项

控制滴速，不宜过快。

方法十一：内服外用治疗肠梗阻（中日友好医院中西医结合肿瘤科）

1. 适应证

不完全性肠梗阻。

2. 使用方法

夹脊穴走罐：患者取俯卧位，将中日友好医院院内制剂溃疡油均匀涂抹于患者腰背部并延夹脊穴走罐，至局部皮肤泛红而不出痧为宜。外治同时配合九香虫 6g、车前子 10g 水煎 100mL，频服。

方法十二：针刺联合穴位注射（安徽医科大学第一附属医院中西医结合肿瘤科）

1. 药物组成

维生素 B_1 注射液和维生素 B_{12} 注射液。

2. 适应证

恶性肠梗阻。

3. 使用方法

针刺：穴位选取大肠俞、长强。患者取俯卧位或侧卧位，皮肤以 75% 乙醇常规消毒后，取直径 0.3mm、长 50mm 一次性使用毫针，大肠俞垂直进针 35mm，长强穴斜刺 45°角进针，针尖向上与骶骨平行，进针 30mm，均施提插捻转补泻法，每隔 5 分钟施以捻转提插行针 1 次，留针 30 分钟。

穴位注射：针刺治疗结束后，选取大肠俞、足三里穴，采用 2 支 1mL 无菌注射器分别抽取维生素 B_1 注射液和维生素 B_{12} 注射液各 1 支备用，局部皮肤常规消毒后，于大肠俞行维生素 B_1 注射液 1mL 穴位注射，足三里行维生素 B_{12} 注射液 1mL 穴位注射，每次注射一侧穴位，两侧穴位交替进行。上述治疗每天 1 次，7 天为 1 个疗程，治疗 2 个疗程后评定疗效。

方法十三：针灸联合隔附子饼灸（天津中医药大学第二附属医院）

1. 药物组成

肉桂、附子、当归、木香、檀香、丁香、冰片。

2. 适应证

阳虚型恶性肠梗阻。

3. 使用方法

将干附子切细研磨成粉末，取以上其他味药物颗粒剂等份以黄酒调制，制成直径约 3cm，厚约 0.5cm 的附子饼，放于神阙、气海上置艾炷灸之，每次 30 分钟，10 次为 1 个疗程。针刺足三里、三阴交、内关、丰隆、天枢、关元。针用补法，留针 30 分钟，每日 1 次。

参考文献

[1] O'Connor B, Creedon B. Pharmacological treatment of bowel obstruction in cancer patients[J]. Expert Opinon pharmacother, 2011, 12(14):2205 - 2214.

[2] Krouse RS. Surgical management of malignant bowel obstruction[J]. Surg Oncol Clin N Am, 2004, 13(3):479 - 490.

[3] Krouse RS. Surgical palliation of bowel obstruction [J]. Gastroenterol Clin N Am, 2006, 35(1):143 - 151.

[4] 黄兆明. 中药灌肠综合治疗癌性肠梗阻临床观察[J]. 实用中西医结合临床, 2006, 3(3):36.

[5] 姜敏, 左明焕, 刘传波, 等. 中药灌肠治疗恶性肠梗阻 106 例临床观察[J]. 辽宁中医杂志, 2009, 36(10):1729 - 1730.

[6] 宾湘义, 杜兴. 中西医结合治疗癌性肠梗阻 44 例[J]. 光明中医, 2011, 26(6):1208 - 1209.

[7] 丁蓉, 霍介格, 王小宁, 等. 针刺配合六磨汤肛滴治疗恶性肠梗阻 18 例[J]. 山西中医, 2010, 31(2):208 - 209.

[8] 余云峰, 曾红萍. 增液承气汤灌肠治疗恶性肠梗阻 58 例[J]. 中医外治杂志, 2011, 21(2):14 - 15.

[9] 周浩, 郑坚, 沈克平. 辨证应用中药导管滴入结合化疗治疗癌性不完全性肠梗阻临床研究[J]. 上海中医药杂志, 2008, 42(6):37 - 39.

[10] 史晓鹏. 外用消胀方在恶性肿瘤肠梗阻中的临床研究[J]. 中国卫生产业, 2011, (4):66.

[11] 郭宏, 王君, 孟祥东, 等. 神阙穴外贴中药内服治疗粘连

性肠梗阻 66 例[J].陕西中医,2007,28(9):66.

[12]郑磊,李平,张梅,等.针刺联合穴位注射治疗恶性肠梗阻 26 例[J].中国针灸,2019,39(2):137-138.

[13]李彤,刘海晔.针灸联合隔附子饼灸改善肿瘤后期恶性肠梗阻临床验案[J].世界最新医学信息文摘,2018,18(99):181.

[14]张健,刘晓燕,段丽.晚期癌症患者合并肠梗阻的中医治疗[J].光明中医,2011,26(10):2046.

第七节　褥疮

一、概述

褥疮又称压疮、压力性溃疡,是指患者局部躯体长期受压力与摩擦,发生持续缺血、缺氧而致组织溃烂,好发于易受压和摩擦的部位,如尾骶部、髋部、足跟部等处。多见于久病重病卧床不起、瘫痪、长时间昏迷的患者。

晚期肿瘤患者由于多脏器功能衰竭、恶病质致身体虚弱,无法活动,长期卧床,极易发生褥疮。褥疮容易引发感染,久治不愈,给患者带来极大痛苦。

临床上褥疮可分为四期:Ⅰ期(淤血红润期):局部皮肤受压后出现红、肿、热、麻木、触痛。Ⅱ期(炎性浸润期):局部组织继续受压,静脉回流受阻,局部静脉淤血,出现表面呈紫红色,皮下硬结形成,表皮有小水疱产生。Ⅲ期(轻度溃疡期):静脉回流严重障碍,浅层组织感染,脓液流出,溃疡形成。Ⅳ期(严重溃疡期):坏死组织发黑,脓性分泌物增多,有臭味,感染向四周及深部扩展,甚至深达骨骼。

西医往往应用防褥疮床垫、加强护理预防其发生,或对发生褥疮部位进行清洁消毒,防止感染,虽然有一定疗效,但仍无法完全避免褥疮的发生。

二、中医认识

褥疮在中医学中早有记载，属于疮疡的一种，病名见于《疡医大全》，因久着席褥生疮而命名，故又名席疮。《疡医大全·心法》曰："席疮乃大病后久而生眠疮也，乃皮肉先死，不治。"《外科真诠》中载："席疮乃久病着床之人，挨擦磨破而成，上而背脊，下而尾闾，当用马勃软衬，庶不致损而又损，昼夜呻吟也。"《疡医大全·论针烙法》中曰："李东垣曰：夫疮疽之候，证候不一，针烙之法，实非小端。"

1. 病因病机

本病多为气滞血瘀所致，晚期肿瘤患者内因正虚邪实，久卧伤气，气虚则周身血运不畅，外因体质消瘦，行动无力，局部长期受到压迫及摩擦，致气滞不通、瘀血阻滞，尤其在肌肉腠理薄弱之处，肌肤失养，皮肉坏死而致疮痈。

2. 治则治法

对于皮肤局部组织溃烂，应用中药内服往往疗效甚微，而临床上多采用中药外治法，直达病所，效果较好。本病多为局部血瘀所致，常伴有红肿、疼痛、溃烂、流脓等表现，故治疗应以活血化瘀治本，消肿止痛治标，并根据不同病期针对用药，初期以祛瘀化腐清创为主，恢复期以生肌养血为主。

三、外治方法

方法一：一效散（膏）

1. 药物组成

煅炉甘石、朱砂、滑石粉、冰片等。

2. 适应证

肿瘤晚期褥疮。

3. 使用方法

上述药物按一定比例共研磨成散，外敷于患处。

方法二：生肌散一号

1. 药物组成

白薇、白及、白蔹、白芷、白鲜皮、青黛、苍术、黄连、紫草、生地榆各 30g，煅龙骨、煅牡蛎、煅石膏各 60g，钟乳石、琥珀各 15g，朱砂 6g。（无锡市中西医结合医院）

2. 适应证

褥疮慢性渗出期，脓水已尽，渗液较少，腐肉已脱。

3. 使用方法

（1）药物配制：各味中药研成细末，过 120 目筛，按比例均匀混合，紫外线消毒 40～60 分钟，装深棕色专用药瓶盛放。

（2）临床操作：撒布于膏药、油膏上，或直接撒于疮面，或黏附在纸捻上再插入疮口内，或将药粉时时扑于病变部位。

4. 注意事项

治疗过程保持创面干燥、清洁。对本散剂过敏者忌用。

方法三：生肌散二号

1. 药物组成

黄连、寒水石、滑石、密陀僧、海螵蛸、煅龙骨、血竭各 20g，黄芪 15g，枯矾 3g。（无锡市中西医结合医院）

2. 适应证

褥疮溃烂期，腐肉已成，疮口不敛，脓水散溢。

3. 使用方法

（1）药物配制：各味中药研成细末，过 120 目筛，按比例均匀混合，紫外线消毒 40～60 分钟，装深棕色专用药瓶盛放。

（2）临床操作：撒布于膏药、油膏上，或直接撒于疮面，或黏附在纸捻上再插入疮口内，或将药粉时时扑于病变部位。

4. 注意事项

治疗过程保持创面干燥、清洁。对本散剂过敏者忌用。

方法四：枯黄散

1. 药物组成

五倍子 30g，炉甘石 50g，枯矾 50g，白芷 20g，大黄 20g，黄柏 30g，血竭 20g。（贵阳医学院第二附属医院）

2. 适应证

Ⅰ~Ⅳ期褥疮均可应用。

3. 使用方法

（1）药物配制：取以上中药共研为细末，过 100 目筛，即配制成为枯黄散，装瓶备用。

（2）临床操作：常规褥疮护理换药前，常规消毒褥疮周围皮肤，以生理盐水清洗疮面，除坏死组织，以枯黄散均匀涂撒在疮面，每天 1 次。Ⅰ期、Ⅱ期用凡士林适量调涂，Ⅲ期、Ⅳ期直接涂撒干粉。15 天为 1 个疗程

4. 注意事项

对本散剂过敏者忌用。

方法五：细连生肌散

1. 药物组成

细辛、黄连。（山东青州市中医院）

2. 适应证

Ⅰ~Ⅲ期褥疮均可应用。

3. 使用方法

（1）药物配制：细辛、黄连等量，共研细末，过 120 目筛后装瓶贮存，用时加入少许冰片即可。

（2）临床操作：局麻下清除坏死组织，用 3% 双氧水溶液和 0.1% 新洁尔灭溶液冲洗创面，再用生理盐水冲净。Ⅰ、Ⅱ期患者经冲洗后撒上药粉，以无菌纱布包扎即可。创面大而深的Ⅲ期

褥疮用庆大霉素液湿敷 15～20 分钟，后均匀撒上细连生肌散药粉，以无菌纱布包扎，每日换药 1 次，创面新鲜肉芽生长旺盛后，隔日换药 1 次。

4. 注意事项

对本散剂过敏者忌用。

方法六：紫草油

1. 药物组成

紫草 250g，豆油 500mL。（山东省青岛市第五人民医院）

2. 适应证

Ⅱ期及Ⅲ期褥疮均可应用。

3. 使用方法

（1）药物配制：紫草 250g，豆油 500mL，浸泡 24 小时，用武火煮开 10 分钟，转为文火温 20 分钟，煮的过程中要不停地用筷子翻动，熬好的紫草油用网过滤，将药渣滤掉，然后将紫草油盛到无菌盖杯中备用。

（2）临床操作：先将褥疮患处皮肤及溃烂的组织创面用无菌生理盐水清洗，再将已坏死组织清创掉，用 1%～3% 的过氧化氢溶液、无菌生理盐水及无菌生理盐水配庆大霉素各涂擦一遍，最后用 0.9% 的利凡诺棉球擦净后盖一层无菌纱布，用频谱治疗仪照射 30 分钟，每天 1 次。用上述方法和溶液再消毒擦拭一遍后，敷上紫草油纱布包扎。

4. 注意事项

对本油剂过敏者忌用。

方法七：血竭粉

1. 药物组成

75% 乙醇、血竭粉。（湖北省鄂州市中医医院）

2. 适应证

Ⅰ～Ⅲ期褥疮均可应用。

3. 使用方法

（1）药物配制：用75%乙醇调血竭粉呈糊状备用。

（2）临床操作：褥疮周围先用2%碘酒、乙醇消毒，再用双氧水、盐水冲洗，除坏死组织、结痂及附着物。将制备的血竭粉置于凡士林纱条上，外敷创面，再用无菌纱布包扎，每日换药2次。

4. 注意事项

对血竭粉过敏者忌用。

方法八：自制大黄酊剂

1. 药物组成

大黄、虎杖各150g，芒硝、冰片各10g，鲜芦荟200g。（河南省焦作市煤业集团中央医院）

2. 适应证

Ⅱ～Ⅳ期褥疮均可应用。

3. 使用方法

（1）药物配制：取大黄、虎杖各150g，水煮，提取药液200mL，将芒硝、冰片各10g温水溶化，再将鲜芦荟200g洗净捣碎，用纱布将芦荟残块滤出，滤汁与上述药液混合，装入规格为500mL的玻璃广口瓶内，再将相应规格的灭菌纱布浸入，加盖备用，放置于阴凉处。一次配制不宜过多。

（2）临床操作：Ⅱ期及Ⅲ期褥疮用自制大黄酊剂浸湿的纱布敷盖。为避免药液过快蒸发，应在纱布上面贴一大小适中的塑料薄膜，而后酌情包扎。Ⅳ期褥疮清创后将自制大黄酊剂纱条填入溃疡窦道内，用消毒纱布包扎，依局部情况酌情换药。

4. 注意事项

对本酊剂过敏者忌用。

方法九：六神祛腐汤

1. 药物组成

黄芪、桑枝、槐角、黄柏、大青盐、野菊花各25g。（河南省

焦作市中医院）

2. 适应证

溃疡期褥疮。

3. 使用方法

上述药物加入 1000mL 水，煎制药液为 300～500mL，可以直接用药液浸泡患处，还可以外敷患处。

（1）Ⅱ期褥疮患者：对褥疮周围的皮肤进行常规消毒，使用生理盐水将创面冲洗干净，使用浸有药液的纱条敷在创面，在纱条的上面覆盖无菌的干敷料，每天为患者换药 1 次。

（2）Ⅲ～Ⅳ期褥疮患者：使用生理盐水与 3% 的双氧水将创面冲洗干净，使用浸有药液的纱条敷在创面，先在纱条的上面覆盖一层无菌油纱布，再覆盖一层无菌的干敷料，根据患处分泌物的多少决定每天的换药次数（2～3 次）。如果是洞穴状的伤口，清洗完成后，将浸有药液的纱条填塞进伤口，使得创面可以充分接触到药液，在创口上覆盖无菌的干敷料，每天为患者换药 5 次。

方法十：四黄散联合微波

1. 药物组成

生黄芪 150g，黄连、黄柏、当归各 30g，黄芩、白芷各 60g，煅石膏 100g。（西安市第五医院）

2. 适应证

Ⅲ期褥疮。

3. 使用方法

予常规无菌 0.9% 氯化钠注射液冲洗后，予自拟四黄散均匀撒在褥疮上，厚度为 1mm，并予微波（距离褥疮 40cm）治疗 20 分钟，每天 1 次。

方法十一：电针傍刺配合全蝎软膏

1. 药物组成

全蝎软膏：冰片、蜈蚣、全蝎。（黑龙江中医药大学附属二

院院内制剂）

2. 适应证

溃疡期褥疮。

3. 使用方法

将全蝎软膏均匀地涂于创面，厚 1～2mm，再以消毒后全蝎软膏纱条覆盖于药膏外，无菌纱布覆盖，弹力绷带包扎固定，每日换药 1 次。选用 0.35mm×40mm 的一次性无菌针灸针，在压疮中心直刺一针，在压疮边缘向健侧皮肤旁开 1cm 处向创面中心斜刺一针，针刺深度为 0.5 寸。将电针仪正极连于斜刺针柄，负极连于直刺针柄。选密波，频率为 100Hz，电流钮调至刻度 6，时间为 30 分钟，1 日 1 次。

方法十二：电针联合负压封闭引流技术

1. 适应证

Ⅳ期褥疮。

2. 使用方法

将褥疮周围皮肤消毒。清除创面上的坏死物及异物。按创面大小修剪医用泡沫和引流管，引流管埋于医用泡沫下侧。使用无菌干纱布擦干创面周围皮肤，将修剪好的医用泡沫覆盖于创面上，医用泡沫需与创面紧密接触，引流管一端于创面边缘引出，使用医用透明薄膜封闭创面，医用透明薄膜四周距离创面 1.5cm。引流管连接负压装置，调节负压 125mmHg，有效标志是医用泡沫凹陷，医用透明薄膜下无积液。换药频率：1～7 天引流液较多时每天换药 1 次；8～30 天引流液较少时可隔天换药 1 次；31～60 天引流液少，创面封闭良好，可 3 天换药 1 次。换药完毕后，进行针刺治疗。使用一次性针灸针（0.3mm×25mm）在创面四周围刺，上下左右方向各斜刺 1 针（针刺前用乙醇棉球局部消毒），斜刺角度为 15°～45°，围刺针应距离创面缘 2cm。针刺以得气为佳，可适当提插捻转手法促进得气。得气后接电针。电针：将金属夹夹在针柄处，按照0.5Hz疏波，每次通电30分钟，每日1次，1周针刺5天。

参考文献

[1]方杰,诸华健,王芳.黄连洗剂配合生肌散外治褥疮——附验案2则[J].江苏中医药,2010,42(12):25-26.

[2]王友.枯黄散外用治疗褥疮50例临床观察[J].医药前沿,2012,2(10):234-235.

[3]苏保祥,崔安明,刘玉珏.细连生肌散治疗褥疮[J].四川中医,2001(6):57.

[4]王玉霞,王彩丽.紫草油治疗Ⅱ、Ⅲ度褥疮31例[J].中医外治杂志,2005(4):17.

[5]赵岳.血竭粉外敷治疗褥疮[J].湖北中医杂志,2000(9):36.

[6]景丽.自制复方大黄酊剂治疗褥疮效果观察[J].中医外治杂志,2005(1):18-19.

[7]陈维英.基础护理学[M].南京:江苏科学技术出版社,1997.

[8]陈红霞,薛彬,赵杭娟.中药六神祛腐汤外敷治疗褥疮临床分析及护理观察[J].海峡药学,2018,30(3):181-182.

[9]郭振华,吴丹.四黄散联合微波治疗Ⅲ期褥疮临床研究[J].新中医,2019,51(4):254-256.

[10]夏昆鹏,逄静,张淼,等.电针傍刺配合全蝎软膏治疗褥疮的临床观察[J].世界最新医学信息文摘,2018,18(55):163-164.

[11]郭世贵,张国荣,吴惠珊,等.电针联合负压封闭引流技术治疗Ⅳ期褥疮的疗效观察[J].广州中医药大学学报,2019(6):831-834.

第四章　中医外治肿瘤化疗
相关不良反应

第一节　周围神经毒性

一、概述

肿瘤化疗诱发的外周神经性疾病，即化疗致周围神经病变（CIPN）。CIPN 是由化疗药物直接损伤周围神经系统而导致的一种神经毒性病变，为抗肿瘤药物常见的神经系统不良反应，并且是许多化疗药物的主要剂量限制性毒性。临床常用的可引起 CIPN 的化疗药物主要包括：铂类、紫杉类、长春碱类、沙利度胺，以及蛋白酶抑制剂硼替佐米等，其中以奥沙利铂所致者最为常见。奥沙利铂是第三代铂族金属抗肿瘤药物，周围神经毒性是其常见不良反应，为剂量限制性毒性，可短暂出现或持续存在。根据其临床特点可分为急性和慢性累积两类。急性神经毒性在低累积量时即可发生，发生率为 85%～95%，常在用药几小时后发生，可见肢体末端麻木、感觉异常，遇冷刺激常会激发和加剧；慢性累积性神经毒性的发生率与累积剂量密切相关，表现为上下肢麻木持续不退，严重时可影响肢体功能。

目前，CIPN 的发病机制尚未完全明确，并缺乏预防或缓解 CIPN 症状的明确有效方法，这给患者的抗肿瘤治疗带来不利影响。患者可能因不能耐受神经病变所致的疼痛、麻木等症状而减少化疗药物剂量甚或中断治疗，严重影响患者的生活质量并间接影响治疗效果，进而影响疾病预后。尽管对于大多数神经病变患者来说，停用致损药物后神经病变的症状会得到改善或缓解，但在治疗过程中，患者可能因为担心失去接受有效治疗肿瘤的机会而向医生隐瞒报告其所存在的神经毒性症状。

二、中医认识

CIPN 作为随肿瘤临床治疗进展出现的新病证。根据辨证论治理论，CIPN 属于中医学中"麻木""痹证""血痹""络病"的范畴。《素问·五脏生成》："血凝于肤者为痹。"《素问·风论》："卫气有所凝而不行，故其肉有不仁也。"《素问·痹论》："其不痛不仁者，病久入深，荣卫之行涩，经络时疏，故不痛，皮肤不营，故为不仁。"《医学原理》："有气虚不能导血荣养筋脉而作麻木者，有因血虚无以荣养筋肉，以致经隧涩而作麻木者。"《杂病源流犀烛》："麻，气虚是本，风痰是标；木，死血凝滞于内，而外夹风寒，阳气虚败，不能运动。"《金匮要略·血痹虚劳病脉证并治》："血痹，阴阳俱微，寸口关上微，尺中小紧，外证身体不仁，如风痹状，黄芪桂枝五物汤主之。"《临证指南医案》："初为气结在经，久则血伤入络""百日久恙，血络必伤"。

1. 病因病机

对 CIPN 病机的认识，各医家各抒己见，但对于"本虚"和"血瘀"的认识是基本统一的，其中以"虚"为本，以"瘀"为标。因肿瘤的发生多有正气不足之本，化疗药毒攻伐又进一步损伤机体，在出现周围神经毒性症状的同时常合并出现神疲、乏力、纳少、便溏等虚证表现，而周围神经毒性表现为四肢末端麻木，感觉障碍，或伴功能障碍，遇寒加重等局部症状，辨证属于中医血瘀络阻的范畴。多数医家认为，CIPN 属气虚血瘀、本虚标实之证，同时多伴脾虚证，但亦有持血热受风观点者。

结合 CIPN 的临床表现，我们辨证分析其病机为"气虚血瘀、寒凝络阻"，其中气虚为本，瘀毒为标，血瘀络阻，不荣四末而见四肢末端麻木、感觉障碍，卫气虚败，则遇风寒加重，更有血不荣筋，出现肢体功能障碍。

2. 治则治法

在治疗上，各医家都很重视温阳和化瘀法的运用，通过回顾文献发现，各医家多根据自己的临床经验，依其所辨之证，选用经方加减或自拟新方。治法的关键词可归纳为：益气、活血化瘀、通络、健脾、祛湿。在经方中选用补阳还五汤加减、黄芪桂枝五物汤加减，在中药选择上多重用补气（如黄芪、党参）、活血祛瘀（如川芎、当归、红花、桃仁、赤芍）、活血通络类（如地龙、桂枝）及健脾（如四君子汤基本方）之品。虫类药物、芳香类药物的添加，可促进药物透皮吸收，对化疗引起的外周神经损伤有一定的治疗效果。

医家叶天士认为，对久痹络病的治疗着眼于"通"字，"唯通则留邪可拔"。我们在临床实践中，总结临证经验，以"活血化瘀、温经通络"为法，选用老鹳草、川乌、桂枝、红花组方而成"温络通"，多角度调节免疫和微循环功能，通过经皮给药系统，由皮肤吸收进入全身血液循环达到有效血药浓度，避免肝脏首过效应及胃肠道破坏，降低药物毒性和不良反应的产生，达到内病外治、靶向治疗的目的。方中老鹳草祛风活血、疏经通络，主要成分鞣质老鹳草素具有免疫调节等多种药理活性、柯里拉京具有良好的透皮性，为君药；川乌辛温峻猛、散寒止痛，外用可激励经气，主要成分乌头总碱镇痛作用强，为臣药；佐以桂枝、红花，辛散温通、通经活络，叶天士云，"辛散横行入络"，可活血化瘀、畅通经气，并加速药物渗透转运。诸药成剂，局部外用使其药效直达病所，既体现了局部用药特色，又兼顾其整体病机。

三、外治方法

方法一：温络通

1. 药物组成

老鹳草、川乌、桂枝、红花。（中日友好医院中西医结合肿瘤科）

2. 使用方法

中药颗粒剂，每剂药 10g，使用时用温水溶解后稀释至 1000mL，使用恒温足浴盆温浴（水温 35～40℃），每次 20 分钟，每日 2 次，7 天为 1 个观察周期。

3. 注意事项

有手足部位皮肤病的患者慎用；有药物接触过敏史者慎用；合并严重糖尿病致周围神经病变者应注意调节药液温度，防止烫伤。

4. 临床研究

国家"十一五"科技支撑项目。选取奥沙利铂化疗后出现周围神经病变不良反应者 102 例，按 2∶1 随机分为试验组 68 例与对照组 34 例，分别给予温经通络法或安慰剂外用（洗/浸），温浴（35～40℃），每次 20 分钟，每日 2 次，连用 7 天为 1 个观察周期。结果：试验组与对照组治疗前后的数字评估法（NRS）评分，试验组为（5.16±1.95）和（2.40±2.40）分，对照组为（5.24±1.86）和（4.35±2.39）分，组间差异有统计学意义（$P < 0.05$）。疼痛缓解有效率，试验组与对照组分别为 85.07%、44.12%，差异有统计学意义（$P < 0.05$）。对周围神经毒性的总有效率，试验组与对照组分别为 75.0%、35.29%，差异有统计学意义（$P < 0.0001$）。试验组治疗起效时间为（4.49±0.25）天。

温经通络法外用能够减轻化疗后周围神经毒性引起的疼痛，有效降低分级，改善患者的生活质量，且安全性良好。

方法二：中药泡洗方

1. 药物组成

黄芪 60g，地龙 15g，土鳖虫 10g，全蝎 10g，川乌 15g，水蛭 10g，红花 30g，附子 40g。（首都医科大学附属北京中医医院）

2. 适应证

奥沙利铂所致神经毒性。

3. 使用方法

将上述药物水煎取 2000mL，水温 45℃，放于腿浴治疗器，浸泡四肢，每日 1 次，每次治疗 40 分钟，每周连用 5 天。

方法三：中药外洗方

1. 药物组成

桂枝 20g，红花 30g，细辛 6g，川芎 20g，附子 10g，透骨草 30g。（本溪市中心医院中医肿瘤科）

2. 适应证

奥沙利铂所致慢性神经毒性。

3. 使用方法

上药加水熬成 1000mL，或熬好后加水至 1000mL，温度 37℃，每日 1 剂，每日 2 次泡手、足，每次 20 分钟，持续到化疗结束。

方法四：中药药浴方

1. 药物组成

当归 10g，川芎 15g，桃仁 10g，赤芍 20g，黄芪 30g，三棱 10g，淫羊藿 10g，怀牛膝 15g，丹参 10g，伸筋草 15g，威灵仙 15g，独活 10g，羌活 10g，桂枝 15g。（中国核工业北京 401 医院）

2. 适应证

化疗后周围神经毒性。

3. 使用方法

上药加水浸泡 1 小时，大火煮沸，小火煎煮 30 分钟，去渣，药液倒入桶内，患肢置于上方，蒸汽熏蒸 15 分钟，待药液温度适宜时，将患肢放入药液浸泡，每日 1 次，每次 20~30 分钟，10 天为 1 个疗程，共治疗 3 个疗程。

方法五：活血化瘀方

1. 药物组成

黄芪 30g，当归 15g，三棱 10g，莪术 10g，桂枝 10g，怀牛膝 20g，地龙 10g。（无锡市第四人民医院）

2. 适应证

奥沙利铂所致神经毒性。

3. 使用方法

中药煎后加水至 1000mL，温度 37℃，每天 2 次（化疗前后各 1 次），每次 30 分钟，连用 6 天。

方法六：柏川熏洗液

1. 药物组成

丹参、黄柏、黄芩、川芎、红花、鸡血藤、白芍、忍冬藤、丝瓜络、黄芪。（烟台市中医医院）

2. 适应证

奥沙利铂所致外周神经毒性。

3. 使用方法

化疗过程中给予柏川熏洗液浸泡手足，每次 30 分钟，每日 1 次，连续 7 天。

方法七：补阳还五汤

1. 药物组成

黄芪 180g，川芎 25g，赤芍 15g，当归 15g，桃仁 15g，红花 15g，地龙 15g。（泉州市中医院、泉州市医药研究所、晋江市紫帽镇卫生院）

2. 适应证

化疗致周围神经病变。

3. 使用方法

上述药物水煮取液 2000mL，手足部温浴浸洗（温度以不引起患者不适为度），每日 2 次，每次 20 分钟，连用 7 天。

方法八：通络方

1. 药物组成

当归 10g，川芎 15g，桃仁 10g，赤芍 20g，丹皮 10g，黄芪 20g，三棱 15g，柴胡 10g，红花 10g，桔梗 10g，淫羊藿 10g，怀牛膝 10g，丹参 10g，伸筋草 10g，威灵仙 12g，独活 10g，羌活 10g。

2. 适应证

化疗致周围神经病变。

3. 使用方法

将上药煎成药汁，备用。在腿浴治疗器中加入 2500～3000mL 清水，根据患者要求，将温度调整至 38℃ 左右，然后再加入药液，双腿泡于药液中，每次 20 分钟，连用 7 天。

参考文献

[1]娄彦妮,陈信义,贾立群,等. 中医外治化疗性手足痛的多中心、随机、对照临床研究[J]. 北京中医药,2013,32(4):261-263.

[2]杨中,唐武军,杨国旺,等. 中药泡洗防治奥沙利铂所致神经毒性的临床观察[J]. 中国实验方剂学杂志,2009,15(10):107-108.

[3]孔明华. 活血化瘀中药在奥沙利铂化疗患者中的应用[J]. 齐鲁护理杂志,2012,18(34):92.

[4]王玉霞,张霄峰. 温经通络、活血化瘀中药外洗治疗奥沙利铂慢性神经毒性疗效观察[J]. 长春中医药大学学报,2009,25(4):528-529.

[5]张金波. 柏川熏洗液手足浸泡对奥沙利铂所致外周神经毒性治疗作用的观察[J]. 山东医药,2012,52(26):57-58.

［6］孙伟芬,李晓峰,张旭岗.补阳还五汤浸洗治疗化疗致周围神经病变 30 例［J］.福建中医药大学学报,2010,20(5):8-9.

［7］刘秀娟,彭亚南.中药药浴结合营养神经治疗化疗后周围神经毒性临床观察［J］.中医药导报,2010,16(8):26-27.

第二节　手足综合征

一、概述

手足综合征（HFS）早在 1984 年就被报道,当时观察到在长期反复接受 5-氟尿嘧啶或脂质体阿霉素化疗的患者中有 25% 发生这种特异性皮肤综合征,又称为掌跖感觉丧失性红斑（PPES）。多种化疗药物可引起 HFS,还可见于阿糖胞苷、环磷酰胺、多西紫杉醇、长春瑞滨等,而由卡培他滨所致者尤为严重。一项重要的荟萃分析显示,持续性 5-氟尿嘧啶滴注与 5-氟尿嘧啶一次性给药相比,可提高肿瘤治疗的有效率,延长中位生存期,同时明显降低 III/IV 度的血液学和非血液学毒性,但却提高了 HFS 的发生率。卡培他滨口服后在肿瘤组织内的 5-氟尿嘧啶浓度明显高于血液（100 倍以上）和肌肉（2 倍）,模拟持续性 5-氟尿嘧啶滴注的给药方式,其 HFS 发生率为 48%~62%,往往导致停药或减量,影响疗效并严重降低患者的生活质量,已被证实为慢性剂量限制性毒性。

HFS 的典型表现为一种进行性加重的皮肤病变,手较足更易受累。首发症状为手掌和足底皮肤瘙痒,手掌、指尖和足底充血;继而出现指（趾）末端疼痛感,手（足）皮肤红斑、紧张感,感觉迟钝、麻木,皮肤粗糙、皲裂,少数患者可有手指皮肤切指样皮肤破损,出现水疱、脱屑、脱皮、渗出,甚至溃烂,并可能继发感染。患者可因剧烈疼痛而无法行走,严重时可导致丧失生活自理能力。反应多具有自限性，但再次给药会再次出现。卡培他滨相关性 HFS 的原因，有观点认为是由于皮肤的胸苷磷酸化酶高表达和二氢嘧啶脱氢酶低表达，这可能导致卡培他滨代谢产物的蓄积，造成 HFS 发生率的增加，停药及减量仍为目前的主要治疗手段。因此，预防、减少 HFS 的发生及减轻其程度具有重要的临床意义，是保证卡培他滨能够被长期使用的关键。

二、中医认识

　　HFS 作为随着肿瘤临床治疗进展出现的新并发症，在中医传统典籍中并无明确相应的记载，在"辨证论治"理论的指导下，分析认为，化疗性 HFS 属于中医学中"血痹"的范畴。在传统典籍中有相关记载，如《素问·五脏生成》曰："血凝于肤者为痹。"

1. 病因病机

　　HFS 为化疗药物引起的手足部皮肤出现红斑、水肿、水疱、脓疱、色素沉着、皮肤皲裂等皮肤损害表现，并伴有疼痛、麻木感等自觉症状的一系列症状。中医认为，其总的病因病机是"气血亏虚，经络瘀阻"，考虑化疗药物或靶向药物均为有毒之品，恶性肿瘤患者化疗后药毒损伤气血，而出现气虚血瘀的表现，在全身可表现出乏力、气短、精神萎靡，气虚而推动无力，故血行不畅而成血瘀。若患者素体阳气不足，药毒侵入体内后化为虚寒之邪，寒瘀互结阻于经络，经气不利，遂感手足麻木，不通则痛，则感手足疼痛。若素体肝气郁结，则药毒入里易化热化火，热毒之邪侵及肌表，则见皮肤红肿、红斑等表现。若平素嗜食肥甘厚味伤及脾胃，内生痰湿者，遇化疗药毒入侵，湿毒互结发于肌肤，则见手足出现水疱、脓疱、流脓、渗出等表现。若素体阴血不足者，药毒进一步伤及阴血，血虚生风生燥，气血不荣四末，可见手足皮肤干燥、脱皮、皲裂等症状。

　　临床通过辨别皮损特点及自觉症状可将 HFS 分为虚寒瘀阻、

湿热毒结、血虚风燥三型，这三种证型均有其独特的临床表现。通过对临床病例的观察，发现这三种证型的发生也与所使用的抗肿瘤药物有一定关系，如虚寒瘀阻型常见于希罗达和奥沙利铂或多西他赛联用时，生物靶向药物常造成湿热毒结型 HFS，而血虚风燥型常见于单药希罗达或紫杉醇化疗者。

2. 治则治法

虽然手足综合征在临床上可以分为三种不同的中医证型，但是本病总的病因病机是一致的，即均是由于抗肿瘤药物伤及经络气血而致气血亏虚，经络瘀阻。临床中应用行气活血、解毒通络为基本治法。

三、外治方法

方法一：通络散

1. 药物组成

老鹳草、红花、川芎等。（中日友好医院中西医结合肿瘤内科）

随症加减：①虚寒瘀阻型：症见手足皮肤色素沉着，指（趾）甲改变，暗红色斑疹，皮肤角化增厚，或干裂脱皮，或皮肤萎缩，加黄芪、淫羊藿、当归等。②湿热毒结型：症见疼痛、麻木、瘙痒、胀感明显，皮肤整体呈鲜红色，皮肤水肿，鲜红色斑丘疹，水疱，或破溃流脓，可伴发于面颊，恢复期可见皮肤萎缩、变薄，加川乌、草乌、川椒目、羌活、威灵仙等。③血虚风燥型：疼痛、瘙痒，皮肤干燥、粗糙、角化增厚，皮肤脱屑、皲裂，伴或不伴指（趾）甲增厚及颜色改变，加地肤子、五倍子、白鲜皮、刺蒺藜等。

2. 适应证

化疗性手足综合征。

3. 使用方法

上药水煎 1000mL，调至 30~35℃，分别浸泡手足各 20 分钟，每日早晚各用 1 次，6 天为 1 个疗程，共观察 2 个疗程。

4. 注意事项

有手足部位皮肤病的患者慎用；有药物接触过敏史者慎用；合并严重糖尿病致周围神经病变者应注意调节药液温度，防止烫伤。

5. 临床研究

国家"十一五"科技支撑项目——通络活血法外用治疗化疗性手足综合征临床研究。选取卡培他滨化疗后出现手足综合征者为观察对象，按 2：1 随机分为试验组与对照组，纳入患者共 102 例，分别给予通络活血法或安慰剂外用（洗/浸），温浴（35 ~ 38℃），每次 20 分钟，每日 2 次，连用 7 天为 1 个观察周期。结果：对手足综合征的总有效率，试验组与对照组分别为 87.88%、20.59%，试验组治疗起效时间为（3.80 ± 0.20）天。疼痛缓解有效率试验组与对照组分别为 90.91%、41.18%，治疗前后的 NRS 评分试验组为（5.89 ± 1.97）和（2.12 ± 2.20），对照组为（5.91 ± 1.76）和（4.88 ± 2.38）。组间差异有统计学意义。

通络活血法外用能够减轻化疗性手足综合征的疼痛程度、有效降低分级、改善患者的生活质量，且安全性良好。

方法二：加味桂枝汤熏洗

1. 药物组成

桂枝 12g，白芍 18g，生姜 10g，威灵仙 30g，刺蒺藜 30g，红花 6g，连翘 30g，生甘草 10g。（浙江中医药大学附属第三医院）

2. 适应证

卡培他滨化疗所致手足综合征。

3. 使用方法

外用浸泡患部，中药煎剂加热至 80℃，每次熏蒸 10 分钟，冷却至 35 ~ 37℃，浸泡 20 分钟，早晚各 1 次。

方法三：四妙活血散外洗

1. 药物组成

黄柏 50g，苍术 50g，生苡仁 50g，川牛膝 50g，桃仁 30g，红花 50g，苏木 50g，伸筋草 50g。（河南省中医药研究院附属医院）

2. 适应证

卡培他滨化疗所致手足综合征。

3. 使用方法

水煎后洗双手双足，每天 3 次，每次 30 分钟以上，停服卡培他滨后再用中药熏洗 7 天。

方法四：外洗方

1. 药物组成

当归 30g，红花 15g，白芍 30g，川芎 20g，鸡血藤 30g，桂枝 15g，威灵仙 15g，老鹳草 20g。（浙江省杭州市中医院）

2. 适应证

卡培他滨化疗所致手足综合征。

3. 使用方法

上药加水，煎至 300mL，加入温水至 1000mL，早晚外洗浸泡 2 次，每次 30 分钟，治疗 2 周。同时配合口服通络建中汤（当归 10g，红花 6g，白芍 10g，川芎 10g，鸡血藤 15g，桂枝 10g，党参 30g，白术 12g，茯苓 10g，威灵仙 10g，老鹳草 10g。每日 1 剂，煎至 200mL，早晚分服）。

4. 注意事项

有出血、渗出者给予 PVP 碘消毒处理。

方法五：中药熏洗自拟方

1. 药物组成

生黄芪 40g，紫丹参 30g，当归 10g，生地黄 30g，赤白芍各 15g，川芎 12g，七叶一枝花 15g，薏苡仁 30g，生白术 30g，红花 10g，生甘草 10g。（浙江省肿瘤医院）

2. 适应证

卡培他滨化疗所致手足综合征。

3. 使用方法

煎液熏、泡洗双手双足，每天 3～4 次，每次 30 分钟以上，泡洗后涂芦荟膏。中药熏洗直到停用卡培他滨后 7 天。

方法六：外洗自拟方

1. 药物组成

鸡血藤、白鲜皮、苦参、蛇床子各 45g，桃仁、积雪草、赤芍各 30g，红花 20g，防风 15g。（广东省中医院）

2. 适应证

卡培他滨化疗所致手足综合征。

3. 使用方法

每天 1 剂，煎取 1500mL，浸洗双手、双足，每次 30 分钟，每天 3 次。同时配合中药内服（黄芪、党参、鸡血藤各 20g，徐长卿、炒白术、桃仁、熟地黄、山药各 15g，茯苓、红花、当归、附子、鹿角霜、桂枝、山茱萸、牡丹皮、泽泻各 10g，甘草 5g。煎取 250mL，早晚分服，每日 1 剂）。

方法七：补阳还五汤加减泡洗

1. 药物组成

生黄芪 40g，当归 20g，赤白芍各 15g，川芎 10g，红花 10g，白术 10g，茯苓 10g。（武汉市普爱医院）

2. 适应证

卡培他滨化疗所致手足综合征。

3. 使用方法

熬液泡洗双手双足，每天 3～4 次，每次 30 分钟以上，中药泡洗直到停用卡培他滨后 7 天。同时给予大剂量维生素 B_6（每天 300mg）。

方法八：中药浸泡自拟方

1. 药物组成

丹参30g，川芎12g，赤芍15g，生地黄30g，生黄芪45g，蜂房12g。（浙江省肿瘤医院）

2. 适应证

卡培他滨化疗所致手足综合征。

3. 使用方法

1剂中药煎4次，每天用一煎，2次浸泡手足，水温40℃左右，中途加热水保温，浸泡30分钟，浸泡完毕用柔软棉布擦干。

方法九：中药浸泡方

1. 药物组成

赤芍30g，丹皮30g，茵陈12g，蝉蜕15g，白鲜皮45g，红花15g，延胡索45g，苍耳子45g，地肤子45g。

2. 适应证

服用希罗达后，出现1～3级手足综合征者。

3. 使用方法

上方加水1000mL，煎取200mL，加温水至1000mL，隔日浸泡手足30分钟。

参考文献

[1] Saif MW. Capecitabine and hand – foot syndrome[J]. J Expert Opin Drug Saf,2011,10(2):159 – 169.

[2] Gressett SM,Stanford BL,Hardwicke F. Management of hand – foot syndrome induced by capecitabine[J]. J Oncol Pharm Practice,2006,12(3):131 – 141.

[3] 娄彦妮,贾立群. 卡培他滨致手足综合征的发生规律及治疗进展[J]. 中日友好医院学报,2008,22(3):176 – 178.

[4] Sarah M,Brad L,Fred H. Management of hand – foot syn-

drome induced by capecitabine[J]. J Oncol Pharm Practice,2006,12(3):131-141.

[5]娄彦妮,陈信义,田爱平,等. 通络活血法外用治疗化疗性手足综合征临床研究[J]. 辽宁中医药大学学报,2013,15(4):68-70.

[6]张卫平,冉冉,王珏,等. 加味桂枝汤熏洗防治卡培他滨所致手足综合征的临床研究[J]. 浙江中医药大学学报,2011,35(2):195-197.

[7]魏征,张俊萍,蔡小平. 四妙活血散外洗防治卡培他滨化疗后手足综合征[J]. 中国民康医学,2013,25(10):57,76.

[8]杨雪飞,黄挺,叶知锋. 通络建中汤治疗卡培他滨相关性手足综合征疗效观察[J]. 山东中医杂志,2013,2(5):321-323.

[9]张永军,孙在典,孔祥鸣,等. 中药熏洗防治希罗达所致手足综合征25例[J]. 现代中西医结合杂志,2008,17(10):1495-1496.

[10]赵江宁,关瑞剑,李红毅,等. 中药治疗卡培他滨相关性手足综合征临床观察[J]. 新中医,2009,41(8):59-60.

[11]陈伟. Vit B$_6$联合中药泡洗治疗卡培他滨所致手足综合征[J]. 肿瘤防治研究,2011,38(2):218,227.

[12]俞新燕. 中草药浸泡防治卡培他滨致手足综合征的疗效观察及护理[J]. 护理与康复,2008,7(4):310-311.

第三节　化疗药物外渗

一、概述

外渗是指任何液体意外泄漏到周围组织的过程。在癌症治疗方面,指的是化疗药物意外渗入皮下或真皮下静脉和动脉注射部位周围的组织。

外渗药物根据其造成潜在的破坏作用分为发疱性、刺激性和非发疱性。发疱性，也就是强刺激性药物，外渗可引起局部组织坏死，如阿霉素、丝裂霉素、氮芥、长春新碱、长春花碱酰胺、去甲长春花碱。刺激性，为一般刺激性药物，外渗后可引起灼伤或轻度炎症而无坏死，如氮烯咪胺、足叶乙苷、卡氮芥。非发疱性，即无明显刺激的药物，如环磷酰胺、甲氨蝶呤、博来霉素、氟尿嘧啶、顺铂。

化疗药物外渗发生的因素除药物本身外，还与护理人员静脉穿刺技术及患者自身血管情况有关。

化疗药物外渗最初的症状是感觉刺痛、灼热、不适，疼痛、肿胀，并在注射部位发红，输液器中没有回血，给药时推注有阻力，或输液中断。后来可出现水疱、皮肤颜色苍白或紫黑，导致组织坏死，甚至经久不愈，溃疡可深及肌腱及关节。

中心静脉化疗药物外渗是一种罕见的并发症。在最近对815例病例的报道中，其发生率为0.24%。在这种情况下，积液可能在纵隔、胸膜，或在胸或颈部皮下区域。最常见的症状是急性胸痛。诊断应根据临床表现和影像技术（通常为胸部CT扫描）证实。处理包括停止输液、通过中央静脉导管尽可能多地将积液抽出。

二、中医认识

1. 病因病机

根据中医辨证论治理论，化疗药物属于剧毒之邪，邪毒损伤，血瘀肉腐。化疗后药物外渗的主要症状为红、肿、热、痛、水疱、溃疡、坏死等，属于中医之"疮疡"范畴。其致病因素有外感和内伤之分，外邪引发者，多为"热毒""火毒""湿毒"。

2. 治则治法

本病多由经脉创伤、湿热毒邪外侵，引起局部经络阻塞，气血凝滞。主要责之于气滞血瘀，毒邪凝滞于血脉，致使局部脉络气血运行不畅。化疗药物实为大阴大阳之品，耗伤气血津液，日久影响气血运行，气血被阻，瘀血内生，故治以化瘀消散、清热解毒、祛腐生肌。

三、外治方法

化疗药物外渗是抗肿瘤治疗相对严重的不良反应，要紧急处理：

（1）局部封闭：局部封闭可起到局部麻醉止痛、稳定生物膜、减少炎症的扩散、促进组织的修复等作用。临床上常用 $1\% \sim 2\%$ 普鲁卡因 2mL、地塞米松 5mg、生理盐水 2mL，在肿胀部位呈扇形或十字形多点注射。

（2）冷敷：冷敷可收缩毛细血管，减少药液向周围组织扩散，抑制细胞活动，降低神经末梢的敏感性而减轻疼痛，一般敷 $24 \sim 48$ 小时，$4 \sim 6$℃较适宜。但长春新碱外渗后局部要求热敷，因局部冷敷可加重药物的毒性。

（3）解毒剂：封闭后用拮抗剂解毒，可对抗药物的损伤效应，灭活药物，加速药物的吸收和排泄。常用解毒剂有：氮芥类用硫代硫酸钠，长春新碱和阿霉素用碳酸氢钠，丝裂霉素用二甲基亚砜或维生素 B_6。

经局部处理后，病变组织修复仍要较长时间，临床常采用中医外治法，可有效减轻痛苦、加快溃疡愈合、促进组织修复。

方法一：硝黄软膏

1. 药物组成

由大黄、芒硝、山莨菪碱、陈醋等按比例混合后，加入适量辅助剂组成的复方涂剂，并通过交叉配伍对比优选，进行皮肤过敏试验。（聊城市人民医院自制）

2. 适应证

化疗药物外渗轻者，表现为肿胀、疼痛者。

3. 使用方法

用无菌棉棒于外渗部位均匀地涂硝黄软膏，涂层厚度约2mm，涂层范围超过外渗边缘约1cm，每日2次，肿痛消失为止。

4. 注意事项

冬季使用时，要覆盖不透水的塑料薄膜。

5. 临床研究

将200例血液病住院化疗外渗患者按化疗药物外渗的顺序分为观察组和对照组，各100例，对照组采用利多卡因加地塞米松局部封闭后外涂喜辽妥，观察组采用硝黄软膏外涂。观察两组静脉渗漏面积与治愈率、肿胀面积、镇痛时间和治愈时间评分情况。结果：两组静脉渗漏面积与治愈率、镇痛时间和治愈时间评分比较，差异有统计学意义（$P < 0.01$）。

方法二：湿润烧伤膏

1. 药物组成

湿润烧伤膏是中药制剂，其主要成分包括黄芩、黄柏、黄连、β-谷甾醇、小檗碱，基质是麻油、蜜蜡等。具有清热解毒、活血化瘀、祛腐生肌的作用。（中国人民解放军第401医院）

2. 适应证

化疗药物外渗所致组织损伤，无论有无溃疡皆可应用。

3. 使用方法

用无菌棉棒将湿润烧伤膏均匀涂抹在渗漏区域，超出渗漏边缘3cm以上，厚度约1mm，予无菌纱布覆盖，再在纱布上持续冰敷24小时。每4~6小时涂抹1次，连用5~7天。

4. 注意事项

对于化疗药物外渗致溃疡患者，可于用药1周后改为12小时一次，连用2~3周。

方法三：如意金黄散配合喜辽妥

1. 药物组成

如意金黄散（姜黄、大黄、黄柏、苍术、厚朴、陈皮、甘草、生天南星、白芷、天花粉）。（江苏省如皋市人民医院）

2. 适应证

化疗药物外渗轻者，无水疱、溃疡、坏死等。

3. 使用方法

将喜辽妥膏体 3～5cm 涂于外渗部位，略大于外渗边缘 2～3cm，轻拍至吸收，3～4 小时后，用生理盐水清洁患处，再局部外涂如意金黄散合剂（如意金黄散 12g，浓茶叶水适量，地塞米松 5mg 调配而成），以液体不流溢为宜，边缘略大于外渗边缘 2～3cm，厚度 2～3mm。

4. 注意事项

特殊药物，如奥沙利铂，外渗后可适当加温药物，避免冷刺激。局部如有破溃则不能使用。

方法四：三黄汤

1. 药物组成

黄连 30g，黄芩 30g，黄柏 30g，再加入大黄 30g，甘草 10g，即为四黄汤。

2. 适应证

化疗药物外渗所致红肿、疼痛者。

3. 使用方法

上述药物加水 500mL，煎至 250mL 左右，连同药渣对局部反应处进行湿敷（24 小时内冷敷，24 小时后热敷），每次 20 分钟，间歇 30 分钟，纱布以不滴水为宜，每日 1 剂，直至外渗局部组织肿胀完全消退。

4. 注意事项

对于渗入皮下范围大或合并感染者，必要时可加用抗生素。

方法五：新鲜马铃薯片

1. 药物组成

新鲜马铃薯。

2. 适应证

化疗药物外渗轻者，无水疱、溃疡、坏死等。

3. 使用方法

将新鲜马铃薯洗净，切成 3~4cm 薄片，皮肤清洁后敷于外渗处，紧贴皮肤，范围大于外渗边缘 4cm，每次敷 2 小时，每天 5~6 次。

4. 注意事项

如患者有发热感觉，应及时更换马铃薯片，直至疼痛、肿胀消失。

方法六：丝瓜络炭

1. 药物组成

丝瓜络。（湖北医药学院附属人民医院）

2. 适应证

化疗药物外渗致组织损伤，表现为穿刺部位红肿、疼痛者。

3. 使用方法

取清洗、晾干后的干丝瓜络 1~2 个（长 15~40cm，每个重 10~30g），剥去外皮，除去丝瓜络内的子，剪成 3~5cm 长的段，放在内口直径为 15cm、深为 6cm 的干净砂锅内，加盖，在电磁炉上用中火加热 10~15 分钟，将丝瓜络干烧成炭，研成粉末后即放入消毒的容器中备用。

（1）根据外渗部位大小，取 20~50g 丝瓜络炭放入一次性治疗碗中，加入蜂蜜（丝瓜络炭与蜂蜜按 1∶1.5）调成糊状。

（2）用碘伏消毒穿刺点后，用无菌棉球覆盖。

（3）炭粉糊外敷于组织损伤处，厚约 2cm，超过损伤边缘 2cm。

（4）覆盖一次性保鲜膜保持湿润，再用胶布固定薄膜。记录敷药时间，于次日同一时间换药。

（5）将热水袋灌满热水，外加清洁包布包裹，覆盖在保鲜薄膜上面，热湿敷，每日3次，每次30分钟，2小时换药一次，换药时先将医用胶布、保鲜薄膜、纱布取下，再用消毒纱布及温开水清洗干净覆盖在外渗部位的丝瓜络炭，随即观察组织损伤处肿胀消退情况。

4. 注意事项

每次热湿敷前对患者做好解释工作，使患者配合治疗。使用热敷期间加强巡视，每小时观察敷药部位周围皮肤色泽的变化。对老年人、末梢循环不良、昏迷等患者慎用热敷，水温不能高于50℃，以防烫伤局部皮肤。

方法七：复方大黄制剂

1. 药物组成

主要成分为大黄100g，黄柏120g，丹参120g，三七粉80g，白及90g，栀子100g，白芷70g，二甲基亚砜300mL。制剂分为三种剂型，分别为冰块、药液、酊剂。（山东临沂肿瘤医院）

2. 适应证

冰块冰敷适用于蒽环类和铂类外渗引起的皮肤损伤，且在24小时内。药液热敷适用于长春花碱类外渗所致皮肤损伤。酊剂涂抹适用于各种化疗药物外渗所致皮肤损伤。

3. 使用方法

蒽环类和铂类外渗：外渗后0～24小时内出现症状者，用纱布包裹复方大黄冰冰敷4小时，然后在患处及其边缘3cm左右外涂复方大黄酊，每天2次，连续3～7天。外渗后超过24小时出现症状者，只外涂复方大黄酊。

长春花碱类外渗：复方大黄液加热至50℃，纱布浸透药液于患处热敷4小时，然后在患处及其边缘3cm左右外涂复方大黄酊，每天 2 次，连续 3 ~ 7 天。

方法八：新癀片

1. 药物组成

新癀片由肿节风、三七、人工牛黄、猪胆汁膏、珍珠层粉、水牛角浓缩粉、红曲等组成。（山东省青岛肿瘤医院）

2. 适应证

用于热毒瘀血所致的无名肿毒等，亦可用于化疗药物外渗所致红肿、疼痛等。

3. 使用方法

新癀片（每片 0.32g）10 片 + 50% 葡萄糖溶液 20mL + 维生素 B_{12} 5 支（每支 0.5mg），调成糊剂，外敷在化疗药物渗漏处的皮肤上，每日 3 ~ 4 次。修复期，每日 1 ~ 2 次。

方法九：新鲜人羊膜

1. 药物组成

取产科新分娩的健康母体、各种传染性疾病指标阴性、羊水无早破及无胎粪污染且澄清的胎盘，从中钝性分离出羊膜，将羊膜用蒸馏水清洗数遍，清除血迹及绒毛膜。置入质量分数为 0.1% 的洗必泰溶液中浸泡消毒 10 分钟。再用无菌生理盐水冲洗 3 遍，置入质量分数为 0.2% 的戊二醛溶液中，4℃冰箱保存备用。

2. 适应证

高龄患者化疗药物外渗所致皮肤溃疡。

3. 使用方法

无菌操作下，患者创面用 1∶1000 呋喃西林液或生理盐水彻底清洗。清除坏死组织，直至创面出血，用生理盐水湿敷止血，0.1% 新洁尔灭溶液消毒创面。创面周围皮肤用碘尔康消毒液消毒。取出消毒备用羊膜，根据创面大小剪取羊膜，将羊膜蛋白面与创面相接，羊膜边缘超出创面边缘 1cm。除去羊膜下的气泡和积液，使羊膜与创面紧贴，夏秋季节可采用暴露疗法，冬季用无菌敷料包扎。创面渗液较多时可采用带孔羊膜。24～48小时观察创面并换药，症状改善后3～5天换药1次，直至创面愈合。

4. 注意事项

出现皮肤过敏现象停用。

方法十：中药南风Ⅰ号涂剂

1. 药物组成

紫草、丹参、金银花、大黄、蜂房炭、冰片。（江苏省南通市肿瘤医院）

2. 适应证

化疗药物静脉外渗，伴硬结和破溃等。

3. 使用方法

将紫草、丹参、金银花、大黄、蜂房炭水煎并浓缩至糊状，冰片碾成粉末，两部分按一定比例混合并用蜂蜜调成糊状，外敷后用透明敷贴覆盖，每天外敷1次，每次连续用药3周。

4. 注意事项

如患者有贴敷部位红肿、瘙痒症状，应清洗贴敷部位，停止用药。

参考文献

［1］陈炎,陈亚蓓,陶荣芳.《ESMO2012版临床实践指南解读——癌痛的管理,心血管毒性,化疗药物外渗的处理》解读［J］.中国现代医生,2013,51(27):13-16.

［2］张瑾,柴梅荣,王立霞.硝黄软膏在血液病化疗药物外渗患者中的应用［J］.齐鲁护理杂志,2013,19(9):121-122.

［3］胡雅,何雄斌,黄煌.湿润烧伤膏综合治疗化疗后药物外渗的疗效观察［J］.湘南学院学报(医学版),2012,14(2):51-52.

［4］武新华,朱秀美.湿润烧伤膏治疗25例化疗药物外渗的体会［J］.求医问药,2012,10(4):578.

［5］贾爱群,吉爱红.如意金黄散合剂配合喜辽妥治疗化疗外

渗的护理[J].江苏卫生保健,2012,12(5):18-19.

[6]刘航,龙霖,田红梅,等.三黄汤外敷治疗化疗药物外渗后局部组织损伤的效果观察[J].中外医学研究,2013,11(20):158-159.

[7]魏有刚,张进科,陈芳,等.四黄汤外敷治疗化疗药物外渗临床观察[J].中医药临床杂志,2012,24(9):877-878.

[8]史炳霞,郝云霞.新鲜马铃薯外敷治疗化疗药物外渗性损伤的护理体会[J].山西医药杂志,2012,41(5):444.

[9]谢辉,熊蕊.丝瓜络炭联合蜂蜜热湿敷用于高渗及化疗药物外渗致组织损伤的观察[J].中医药导报,2012,18(6):121.

[10]刘兴,金德芹.复方大黄制剂联用治疗肿瘤患者化疗引起皮肤毒性反应的临床疗效研究[J].齐鲁药事,2012,31(1):45-47.

[11]杨淑莉,王淑琳,唐淑美.新癀片糊剂辅助治疗化疗药物外渗致组织损伤效果观察[J].护理学杂志,2013,28(3):11-12.

[12]高素珍,宋敏,王晓筬,等.羊膜覆盖治疗高龄癌症患者化疗药物外渗性溃疡[J].实用医药杂志,2012,29(1):12-14.

第四节　化疗性静脉炎

一、概述

化疗性静脉炎是由于化疗药物对血管刺激而引起的血管壁的化学炎症。现代医学认为,引起化疗性静脉炎的因素很多,主要有药物因素、医务人员操作因素和患者自身因素等。常见的易引起静脉炎的化疗药物有环磷酰胺、长春新碱、阿霉素、表阿霉素、氟尿嘧啶、丝裂霉素、顺铂等。长春瑞滨是晚期非小细胞肺癌化疗方案常用药物,长春瑞滨化疗性静脉炎发生率可达36.1%~89.5%。

化疗性静脉炎一般发生在化疗当日或化疗后 3 ~ 5 天，在化疗静脉穿刺点上方约 1cm 处有轻微疼痛或发红、肿胀，局部发热，并沿静脉走行出现条索状红线，数日后红线形成深褐色色素沉着，静脉管壁弹性降低或消失，可触及条索状硬结，严重者穿刺处有脓液，伴有畏寒、发热等全身症状。

化疗静脉炎的分级目前国内尚无统一标准，按照美国静脉输液护理学会规定指标，将静脉炎分为 5 级：

0 级：无症状。

Ⅰ级：局部疼痛，红肿和水肿，静脉无条索状改变，未触及硬结。

Ⅱ级：局部疼痛，红肿和水肿，静脉呈条索状改变，未触及硬结。

Ⅲ级：局部疼痛，红肿和水肿，静脉呈条索状改变，触及硬结。

Ⅳ级：局部疼痛，红肿和水肿，静脉呈条索状改变，触及硬结，静脉呈条索状改变长度 > 2.5cm，有脓液流出。

二、中医认识

化疗性静脉炎与现代医学抗肿瘤治疗相关，在中医经典医籍中并无相应记载。从中医辨证角度来看，化疗性静脉炎可归属为中医"恶脉""脉痹""骺病"等范畴。《素问·五脏生成》："血凝于肤者为痹。"《素问·痹论》指出："痹……在于脉则血凝不流。"《肘后备急方》曰："恶脉病，身中忽有赤络脉起如蚓状""皮肉猝肿，起狭长赤痛，为骺"。《医宗金鉴》曰："脉痹则脉中血不流行，而色变也。"陈实功《外科正宗》云："诸疮皆因气血凝滞而成。"《外科全生集》谓："脓之来，必由气血，气血之化，必有湿也。"

1. 病因病机

在中医辨证论治理论指导下，分析认为，肿瘤患者化疗要长期多次输液，经脉创伤，反复受邪，久之局部气血运行不畅。化疗药物多为辛热之品，在特定条件下可转化为火热毒邪，耗伤阴血津液，热毒煎熬，瘀血痰浊内生，气血受阻。之于病患，或禀赋不足，或病脉细末迂曲，御邪不力，气血瘀滞，致使热、毒、痰、瘀相互搏结，阻于脉络。

2. 治则治法

一则"泻热毒，宁血络"，运用性质寒凉、具有清解热毒作用的药物，可以减轻热毒药物对机体造成的损伤。二则"行气血，通血络"，运用通脉散瘀的药物，改善末梢循环，增加局部血流量及血液流速，解除血管痉挛，改善组织缺血所致营养失调和代谢障碍。故临床治疗化疗性静脉炎的处方用药多选择具有清热解毒及活血化瘀功效的药物。

静脉炎后期或体质虚弱患者，阴血津液为热毒耗伤，此时以津血不足、血行不畅为主要病机，临床以局部紫暗、结节疼痛等较为明显。治疗上除活血化瘀、消肿止痛外，应辅以温通血脉药物，还可联合光照等物理疗法，旨在改善局部组织血液循环。

三、外治方法

化疗性静脉炎病在体表，外治能直达病所，迅速起效，疗效显著。外治法主要剂型有鲜药、散剂、膏剂、油剂、水煎剂等，无论何种剂型，均采用外敷、搽、涂、抹等方式。

方法一：溃疡油

1. 药物组成

紫草、红花、黄芪、生大黄、植物油等。（中日友好医院院内制剂）

2. 适应证

化疗性静脉炎。

3. 使用方法

将上述药物放入不锈钢煎煮锅内，用植物油浸泡 24 小时以上，再用文火加热至 120~130℃，搅匀，煮沸，维持 10~15 分钟，停火。冷却，过滤，用灭菌玻璃瓶盛装。

使用时取适量溃疡油进行局部外涂，每日 1~2 次；如果患者静脉炎破溃已形成创面，则先使用生理盐水进行创面清洗，再外涂溃疡油，每日 2~3 次；如溃疡面出现感染分泌物，则先将分泌物清洗干净，将溃疡油纱布湿敷于创面，每日更换 1 次。

4. 临床研究

将 40 例化疗性静脉炎患者随机分为 2 组，对照组使用 50% 硫酸镁湿敷，观察组使用溃疡油外涂，比较两组红肿消除时间及疼痛缓解时间。观察组的红肿消除时间、疼痛缓解时间短于对照组，具有统计学差异（$P < 0.05$）。紫草具有凉血、活血、解毒、透疹的功效，红花的功效主要是活血通经，黄芪具有益元气、除肌热、排脓止痛、敛疮生肌、活血生血的功效。

临床药理实验研究发现，生大黄具有很强的抗感染、抗衰老、抗氧化作用，能够调节免疫、抗炎、解热。

5. 现代研究进展

现代药理研究表明，大黄含有的化学物质主要包含芦荟大黄素、大黄素、大黄酚、大黄酸等。其中芦荟大黄素可通过增强血管相关生长因子表达（内皮生长因子 VEGF、碱性成纤维细胞生长因子 bFGF、表皮生长因子 EGF）促使创面愈合。近代药理研究亦证明，大黄能增强血管的收缩活性，改善其脆性，降低毛细血管通透性，增加血小板、纤维蛋白含量，从而缩短凝血时间，促进血液凝固。

方法二：凉血通脉膏

1. 药物组成

鸡血藤 30g，地龙 30g，黄连 15g，黄柏 15g，金银花 30g，芦荟 30g，薄荷 10g，冰片 2g。（2008 年武汉市卫生局科技发展计划项目）

2. 适应证

预防化疗性静脉炎。

3. 使用方法

将以上八味药分别打成细粉，过 100～120 目筛，混合，加羊毛脂等润滑油，捣拌而成膏霜剂，作为一料 10 支剂量，外用涂搽。化疗前于注射部位周围涂搽，直至化疗结束一周。

方法三：三黄散

1. 药物组成

黄连、黄柏、大黄。（中日友好医院）

2. 适应证

预防及治疗化疗性静脉炎。

3. 使用方法

上药共研细末，用蜂蜜调成膏状，均匀涂抹于患处，厚 2～3mm，根据静脉炎发生的部位和面积选择适当涂抹范围，然后用透明贴膜覆盖，保持 24 小时，次日用清水洗净，重复上述操作。

4. 注意事项

如有瘙痒过敏者，可肌注苯海拉明或局部用苯海拉明霜外抹。

方法四：如意金黄散

1. 药物组成

由天花粉 500g，黄柏、大黄、姜黄、白芷各 250g，厚朴、陈皮、甘草、苍术、天南星各 100g 组成，切碎晒干，共研极细末。现同仁堂有成品出售，每小袋装 12g。

2. 适应证

预防或治疗化疗性静脉炎。

3. 使用方法

取如意金黄散适量加蜂蜜（亦可用芝麻油、凉茶水、白醋、芦荟汁、蒸馏水）调匀成稠糊状。如为预防性使用，可于化疗前，在穿刺点上方 2cm 外沿血管方向涂抹，一般长 10cm、宽 4cm、厚 2mm。然后以保鲜膜覆盖，以保持其湿度，外用胶布固定。外敷时间应持续至当日化疗结束后 2 小时。如为治疗化疗性静脉炎，涂抹区域要超出炎症部位边缘 2～3cm，每日换药2～3次，直至红肿热痛症状消失。

4. 注意事项

如有瘙痒过敏者，可肌注苯海拉明或局部用苯海拉明霜外抹。

方法五：中药外敷

1. 药物组成

黄芪、黄柏、冰片、硼砂等。

2. 适应证

化疗后静脉炎，表现为患侧经脉穿刺走行处红肿、疼痛等。

3. 使用方法

将上药研末备用，用盐水棉球清洁局部皮肤，取大小合适的棉纸或薄胶纸，将所需的药物均匀地平摊于棉纸上，厚薄适中，将摊好药物的棉纸四周反折后敷于患处，以免药物洒出而污染衣被，加盖辅料或棉垫，以胶布固定，要松紧合适。外敷4～6小时，每日1次。

4. 注意事项

敷药后观察局部皮肤，如有丘疹、奇痒、水疱等过敏现象时，停止用药。

方法六：地榆油纱条

1. 药物组成

由生地榆、麻油按 1:4 比例熬制而成。（天津中医药大学第一附属医院院内制剂）

2. 适应证

预防化疗性静脉炎。

3. 使用方法

在化疗开始前 30 分钟外敷地榆油纱条，将地榆油纱条（10cm×20cm）沿静脉走向湿敷于穿刺点血管上，以穿刺点为中心，距近端 2/3 为佳，外用保鲜膜包裹，胶布固定。持续湿敷 10 小时，化疗结束后，以同样方法连续应用 3 天。

方法七：丹七散瘀搽剂

1. 药物组成

主要成分为丹参、三七、大黄、延胡索的 60% 醇提物。（山西省肿瘤医院）

2. 适应证

预防化疗性静脉炎。

3. 使用方法

（1）塌渍法：将药液浸透纱布，敷于健侧肢体浅静脉血管处，塑料薄膜覆盖后胶布固定，保持 60 分钟，每日 2 次。

（2）涂抹法：化疗前或化疗后涂于健侧肢体穿刺处 0.5～1.0cm 外的皮肤，沿静脉回流方向涂 10～20cm。每隔 20 分钟涂一次，连续涂药 4～5 次，化疗结束后继续涂药 3～5 日。

方法八：冷敷马铃薯

1. 药物组成

新鲜马铃薯。（河南省平顶山市第二人民医院）

2. 适应证

预防及治疗化疗性静脉炎。

3. 使用方法

将马铃薯洗净去皮后用药臼捣烂成泥，放入大口玻璃瓶内，置于 0 ~ 4℃ 的冰箱内冷藏备用。输化疗药物前取马铃薯泥适量，外敷静脉穿刺点近心端沿血管走行处的皮肤，外湿敷过程要用透明薄膜覆盖和衬垫，防止土豆泥水分丢失及污染衣被。每 30 ~ 60 分钟更换一次。输液完毕，继续外敷，更换 1 ~ 2 次。次日另取新鲜马铃薯重新制成马铃薯泥。简便为之，亦可将新鲜马铃薯洗净后切成 0.1 ~ 0.2cm 的薄片，放入保鲜袋内，置 0 ~ 4℃ 的冰箱内冷藏 30 ~ 60 分钟。根据静脉炎发生的部位和面积选择一片或多片冷马铃薯片，将该部位完全覆盖，每 30 ~ 60 分钟更换 1 次，保持马铃薯片湿润新鲜。用至患处不适感完全消失。

4. 注意事项

要用新鲜马铃薯，生芽者勿用。

5. 临床研究

新鲜马铃薯含有大量淀粉，具有高渗作用，且含有各种盐类、糖苷生物碱，渗于皮下组织及血管内，有缓解痉挛、降低组织渗透性、抑制玻璃酸酶活性和抗组胺作用，从而达到活血化瘀、消肿镇痛的目的。

有研究发现，马铃薯对静脉炎导致的组织肿胀和疼痛具有明显的缓解作用。

方法九：芦荟

1. 药物组成

新鲜芦荟。

2. 适应证

预防及治疗化疗性静脉炎。

3. 使用方法

（1）芦荟片外敷：新鲜芦荟清洗干净后去除表皮小刺，从冠状面剖开芦荟叶片，切成长约 10cm 的薄片，沿静脉走向将内面贴皮外敷在穿刺点上方 2cm 以上的皮肤处，胶布固定。化疗期间每天应用 3~4 次，直至疗程结束。

（2）芦荟汁外涂：天然芦荟，去刺后取其叶，洗净晾干，用清洁的不锈钢小刀切碎，置于一洁净的研钵中捣成芦荟泥，将其包裹于 4~5 层消毒纱布内榨汁，所得芦荟汁盛于一灭菌玻璃瓶内密封备用。化疗前蘸天然芦荟汁以穿刺点为起点，沿着血管走向局部外涂，每隔 3 小时涂搽 1 次，同时用一次性保鲜膜包裹，可配合局部按摩。

4. 注意事项

过敏体质者可先用消毒棉签蘸芦荟汁涂于前臂内侧皮肤，15~20 分钟后观察涂汁处皮肤是否有红、痒、皮疹等过敏反应。

方法十：海藻子

1. 药物组成

由大叶海藻加工而成的纯天然海藻子（市面有售）。（廊坊市中医医院）

2. 适应证

预防化疗性静脉炎。

3. 使用方法

海藻与温水按 1:5 比例搅成糊状，在静脉输入化疗药物前，将调好的海藻敷在穿刺部位上方 2~3cm 处，沿向心方向平整敷贴，面积（4~5）cm×15cm，厚 1cm，用保鲜膜包裹，用药至化疗药物滴入后 2 小时。

另有仙人掌外敷、新鲜马齿苋捣成糊外敷或干品加蛋清调糊外敷等方法的相关报道，疗效显著，临床可参。对于置管术所致机械性静脉炎亦可参照上述外治法进行防治。

4. 注意事项

如有皮肤过敏者，外敷苯海拉明霜。

方法十一：

1. 药物组成

守宫、水蛭。

2. 适应证

化疗性静脉炎。

3. 使用方法

根据创面大小调节用量，取守宫 5 ~ 8g、水蛭 6 ~ 10g，研末外敷。

参考文献

[1]黄琦,符维芝,杜娟.两种治疗方法对化疗性静脉炎疗效的比较[J].护士进修杂志,2007,22(7):588 - 589.

[2]周梅.溃疡油与50%硫酸镁用于化疗性静脉炎的比较[J].中国保健营养,2013,(1):307.

[3]刘海晔.地榆油预防化疗后静脉炎疗效观察[J].北京中医药,2012,31(8):589 - 590.

[4]黄智红,罗志华,钟勤,等.凉血通脉膏治疗化疗性静脉炎的临床护理观察[J].中国美容医学,2011,20(2):70.

[5]赵春英.三黄膏外敷预防化疗性静脉炎的护理[J].中国卫生产业,2012,(25):54.

[6]吴利军.黄蜜膏外敷治疗化疗性静脉炎的护理[J].中国现代药物应用,2012,6(8):114 - 115.

[7]贺文广.如意金黄散塌渍预防化疗药物所致静脉炎39例[J].中国民间疗法,2012,20(12):15 - 16.

[8]孟庆慧.如意金黄散加浓茶水治疗化疗性静脉炎的护理[J].齐齐哈尔医学院学报,2011,32(15):2522.

[9]杨芳,杨喜花,陈丽霞,等.丹七散瘀搽剂预防乳腺癌术后化疗性静脉炎疗效观察[J].光明中医,2013,28(1):556 - 557.

[10]孙宝利.应用土豆泥预防化疗性静脉炎的护理[J].中

国医药指南,2012,10(13):314 - 316.

[11]聂鹏,张磊,张淑凤. 马铃薯片治疗化疗性静脉炎的疗效观察[J]. 中外医疗,2011,(20):124.

[12]陈霞. 新鲜芦荟片湿敷预防化疗性静脉炎疗效观察[J]. 承德医学院学报,2012,29(3):247 - 249.

[13]唐红,赵素英,刘娟. 天然芦荟汁外涂治疗小儿化疗性静脉炎的效果[J]. 实用临床医学,2011,12(10):117 - 118.

[14]李香云,崔艳,徐伟,等. 海藻外敷预防化疗性静脉炎疗效观察[J]. 中国中医药信息杂志,2011,18(7):72.

[15]贺春英,王颖. 仙人掌联合湿润烧伤膏治疗化疗性静脉炎的效果观察[J]. 延安大学学报(医学科学版),2012,10(2):39.

[16]孙雷,张宗春,张忠法. 马齿苋对预防留置针化疗性静脉炎的疗效观察[J]. 中国民康医学,2012,24(13):1599 - 1600.

[17]Zhang J,Shen J,Yin W,etal. The intervention research on treat - ment by Xianchen to rabbits model of chemotherapeutic phlebitis [J]. Acta Cir Bras,2016,31(8):549 - 556.

[18]杨文琴,王晋芬,李瑞萍. 马铃薯汁加地塞米松预防氟尿嘧啶致静脉炎的实验观察及机制研究[J]. 现代生物学进展,2010,10(10):1860 - 1866.

[19]高华,马惠娟,王蓓. 马铃薯切片外敷治疗外周静脉炎的疗效探讨[J]. 中外医疗,2013,17(22):1 - 3.

[20]黄志宏,蒋东旭,谢友良,等. 马铃薯中总糖苷生物碱的制备工艺优化及抗炎活性研究[J]. 中国药师,2016,19(10):1866 - 1869.

[21]李晶哲,夏芸,刘柏东,等. 芦荟大黄素促进皮肤创伤修复作用机理研究[J]. 中国中医基础医学杂志. 2011,17(11):1260 - 1263.

第五节　恶心呕吐

一、概述

呕吐是化疗最常见的毒副反应之一，严重的呕吐不但在短期内能导致患者营养缺乏、脱水和电解质失衡，而且可造成患者精神极度紧张、焦虑，很多患者甚至要推迟化疗或放弃进一步化疗。西医防治化疗所致恶心呕吐的主要药物有托烷司琼、昂丹司琼、胃复安等，虽然疗效值得肯定，但是存在价格昂贵、副作用较大等问题。

中医学对恶心呕吐的认识是多方面的，整体观念、辨证论治、个体化治疗等，在防治化疗导致恶心呕吐中占据着重要地位。

二、中医认识

1. 病因病机

中医书籍当中无关于化疗所致恶心、呕吐的记载，根据临床表现，基本病机应为胃失和降，胃气上逆。化疗药物毒性较强，损伤人体正气，导致脾胃虚弱，脾失运化，胃失受纳，饮食积滞，水湿不化，水谷精微不能化生气血，变为邪气停留体内，并进一步导致脾胃升降失常。

2. 治则治法

中医认为肿瘤患者多表现为气阴两虚。化疗药物在杀伤肿瘤细胞的同时，对人体的正气也有很大的伤害，尤其对脾胃功能伤害较大，致使脾胃不能升清降浊，故致恶心呕吐。中医治疗当益气健脾、和胃降逆止呕。加味半夏厚朴汤中，黄芪、太子参健脾益气，又能提高机体免疫力；焦三仙、鸡内金健脾消食和胃；莱菔子消食除胀，降气化痰；半夏、砂仁芳香化湿，醒脾和胃；生姜和中降逆，温中止呕；竹茹健脾化痰，清热止呕；紫苏梗醒脾宽中，行气止呕；沙参、麦冬养阴和胃，降逆止呕。全方温寒兼用，补中有降，对化疗后出现的恶心呕吐有很好的治疗效果，值得临床推广。

三、外治方法

方法一：穴位贴敷配合胃复安、氟美松治疗

1. 药物组成

半夏、吴茱萸、丁香、白术、党参、旋覆花、细辛各等分。（河北省中医药管理局 2008 年度中医药、中西医结合科研计划课题）

2. 穴位组成

中脘、内关、足三里、涌泉、神阙。

3. 适应证

化疗导致的恶心呕吐。

4. 使用方法

经中药粉碎机制成超细粉末，使用时加入透皮吸收促进剂（月桂氮草酮、薄荷脑）、香油、生姜汁，调成膏剂进行穴位贴敷。每个穴位涂药约 5g，面积 3cm×3cm，厚约 0.5cm，每次选择 4 个穴位敷药，在化疗前 24 小时进行穴位贴敷，每日更换 1 次，直至 1 个疗程化疗结束。

5. 注意事项

局部皮肤破溃者禁用。

6. 临床研究

刘淑琴等进行临床观察，治疗组 57 例，对照组 30 例。对照组给予胃复安和氟美松治疗，治疗组给予穴位贴敷配合胃复安、氟美松治疗。结果：两组总有效率比较差异有统计学意义（$P < 0.001$），治疗组临床疗效优于对照组。结论：中药穴位贴敷疗法操作简便、经济，可以减轻化疗所致的恶心、呕吐，配合西药使

用效果显著，具有推广意义。

方法二：姜夏膏

1. 药物组成

半夏 10g，生姜汁 5mL。

2. 适应证

化疗导致的恶心呕吐。

3. 使用方法

半夏研磨成粉，生姜汁备用，放置阴凉密闭环境中，需要时按照 10g 半夏粉 +5mL 生姜汁调配成膏状。于化疗前 2 小时，清洁神阙穴，将纱布包扎的膏状姜夏制剂敷于患者神阙穴，每日更换一次。

方法三：穴位贴敷联合耳穴按压

1. 药物组成

半夏、茯苓、泽泻、白豆蔻、生姜汁、蜂蜜等。

2. 适应证

化疗导致的恶心呕吐。

3. 使用方法

上药以 1∶1 比例研成粉，以生姜汁、蜂蜜调至膏状备用。用药前清洁穴位皮肤，取透皮吸收促进剂冰片少许掺入软膏中搅匀，进行穴位贴敷，医用薄膜固定。穴位选择，神阙、内关、足三里、公孙，每 24 小时更换敷药。用药剂量：每个穴位 1 次约 5g。耳穴按压主穴：胃、十二指肠、大肠、交感、神门、皮质下。配穴：肝气犯胃者配肝、胆；脾胃虚弱者配脾。用 75% 的乙醇消毒耳郭，以王不留行子按压在选取的相应穴位上，以胶布固定。用拇、食指相对按压王不留行子，以患者感到酸、胀、痛，直至耳郭发红发热为宜。嘱患者自行按压，每次每穴 3 ~ 5 分钟，每日 5 ~ 6 次，每 3 天两耳轮换 1 次。中药膏剂穴位贴敷配合耳穴按压从化疗前 1 天使用，直至化疗结束后 5 天。

方法四：脐敷方

1. 药物组成

姜半夏30g，公丁香20g，吴茱萸20g，生姜适量取汁。

2. 适应证

化疗导致的恶心呕吐。

3. 使用方法

将前三味药分别烘干粉碎，并过80～100目筛，然后混合均匀，将优质生姜切碎后绞汁装入无菌瓶冷藏备用。应用化疗药出现恶心、呕吐症状，或应用化疗药物前使用。用乙醇对患者脐部消毒，取药粉3～5g，用姜汁适量调成膏剂敷于脐部，并用3M医用防水贴覆盖固定。

方法五：穴位贴敷

1. 药物组成

姜半夏10g，丁香10g，柿蒂10g，磨粉，用生姜汁搅拌成糊状。

2. 适应证

化疗导致的恶心呕吐。

3. 使用方法

选择神阙、内关、足三里、公孙，将中药膏剂适量涂于穴位，并用纱布覆盖，每日更换。从化疗前1天使用，直至化疗结束后5天。

方法六：半苏散敷脐

1. 药物组成

半夏15g，丁香20g，苏梗15g，党参20g，黄芩10g，黄连6g，干姜10g，陈皮10g，生黄芪30g。

2. 适应证

化疗导致的恶心呕吐。

3. 使用方法

将药物研成粉末备用。取药粉适量，用醋调成膏敷于脐部，

外用消毒纱布覆盖，再用胶布固定，每日换药 1 次，连用 3 ~
7 天。

参考文献

[1]黄兆明. 中药灌肠综合治疗癌性肠梗阻临床观察[J]. 实
用中西医结合临床,2003,3(3):36.

[2]张翔,张喜平,程琪辉. 中医防治化疗引起的恶心、呕吐研
究进展[J]. 中华中医药学刊,2012,30(5):167 - 169.

[3]耿平. 止吐脐贴防治化疗呕吐 163 例[J]. 山东中医药大
学学报,2009,33(4):316 - 317.

[4]刘淑琴. 中药穴位贴敷联合胃复安、氟美松治疗化疗呕吐
疗效观察[J]. 河北中医,2008,30(12):1303 - 1304.

[5]沈梅,沈锋,洪霞崔,等. 半夏止吐方中药穴位敷贴联合托
烷司琼直肠癌术后化疗呕吐反应的临床观察[A]. 中国中西医结
合学会大肠肛门病专业委员会、广东省医学会结直肠肛门外科学
分会. 第16 届中国中西医结合学会大肠肛门病专业委员会学术会
议论文[C]. 北京:中国中西医结合学会大肠肛门病专业委员会、
广东省医学会结直肠肛门外科学分会,2013:332 - 334.

[6]杭冬新,张东焱. 半苏散敷脐治疗放化疗后恶心呕吐的疗
效观察[J]. 河北中医药学报,2008,23(2):26.

[7]王淑兰,盛立军,孙亚红,等. 中药穴位贴敷联合耳穴按压
治疗顺铂引起延迟性呕吐的临床观察[J]. 临床肿瘤学杂志,2010,
15(3):260 - 262.

第六节　骨髓抑制

一、概述

骨髓抑制，或称骨髓功能抑制，是一种化学治疗或使用某些

影响免疫系统的药物所引起的副作用，表现为白细胞、血小板、红细胞中一系或多系下降，严重的骨髓抑制可能造成感染、出血等并发症。

化疗是目前恶性肿瘤的主要治疗手段之一，但是它在杀伤肿瘤细胞的同时亦带来较多副反应，其中以骨髓抑制较为常见，减弱了患者对治疗的依从性，甚至可以抵消化疗的正面效益。这不仅影响下一疗程的化疗，甚则危及生命，故临床需要积极防治。

本病临床以支持对症治疗为主，常规疗法有西药口服、成分输血、集落刺激因子注射等。中医疗法具有稳定性强、副作用小的特点，可以单独用于化疗引起的骨髓抑制的防治，亦可和集落刺激因子注射联合或序贯使用，提高总体疗效。

二、中医认识

中医学并无骨髓抑制病名，但根据化疗后所表现的症状，面色苍白，头晕乏力，腰膝酸软，恶心呕吐，纳差，多梦失眠，烦躁汗出，发热及出血倾向，应将其归为中医学"血虚""虚劳"等范畴。

1. 病因病机

中医认为，化疗药物可视为药毒，侵害机体后，可致脏腑气血损伤，尤以肾精受损、脾胃功能失调最为严重。一方面，药毒中伤脾胃，脾胃运化失常，气血生化无源，致气血两虚；药毒伤肾，肾精亏损，精不养髓，髓不化血，以致血液虚少；气血亏虚，进一步发展而致阴阳受损，使气血阴阳俱虚；气虚无以推运血行，阴血亏虚，脉道艰涩，血流不畅，阳虚生内寒，血遇寒则凝滞等，致血液瘀滞骨髓。故本病主要表现在虚、瘀、毒三个方面。另一方面，由于人体的气血来源于脾胃水谷精微和肾中精气，若脾虚生化无权则精髓不充，肾虚精气亏损则血源不充，病程日久复感邪毒，可致气阴两伤。因此，本病也被认为是脾肾亏虚，邪毒内蕴，灼伤阴血，气阴两虚为本，虚热为标。

2. 治则治法

对于放化疗后骨髓抑制的病机、治疗大法、古医籍之有关记载，医学界多有探讨，并依据中医基础理论，结合临床实践，确定了常用的治疗法则。就出现的证候来看，放化疗后骨髓抑制基本属于中医的气血亏虚证，如常见患者面色苍白，爪甲淡白，心悸短气，舌质淡等。由于"气为血之帅，血为气之母"，气血间有着密切关系，气能生血，血的组成及生成过程离不开气和气的运动变化，而且营气和津液是血的主要成分，故诸医家皆以益气养血为治疗常法，如应用黄芪、人参、熟地黄、当归、阿胶之类，直接升高血细胞。脾为后天之本，气血生化之源，《灵枢·决气》说，"中焦受气取汁，变化而赤是谓血"，即脾胃运化的水谷精微是气血生成的物质基础，脾健胃和能使气血生化有源。肾为先天之本，主骨生髓，藏精，精能生血，精血互生，精血同源，故健脾和胃、益肾填精常与补气养血法同用。健脾和胃常用党参、白术、茯苓、山药等；益肾填精常用补骨脂、淫羊藿、女贞子、鹿角胶、黄精、龟甲等。

有的学者提出，活血化瘀治疗放化疗后骨髓抑制的新思路。研究表明，癌细胞周围大量纤维蛋白堆积，与血小板凝集有相似之处，且患者血液多处于高凝状态，为活血化瘀法提供了理论依据。治疗肿瘤，中医也多应用活血化瘀之法，选用川芎、桃仁、红花、鸡血藤、地鳖虫等活血化瘀之品，治疗放化疗后骨髓抑制，取得良好疗效。综上所述，益气养血、健脾和胃、补肾填精、活血化瘀为目前治疗放化疗后骨髓抑制的常用大法。

三、外治方法

方法一：穴贴扶正升白膏

1. 药物组成

人参、当归、丁香、肉桂、冰片等。（河南省科技攻关课题）

2. 适应证

化疗导致的骨髓抑制。

3. 使用方法

取大椎、膈俞、脾俞、肾俞、足三里穴。将中药研成极细粉，治疗时取药粉适量，用鲜姜汁调成泥膏状，做成直径约2cm，厚约0.2cm的药膏饼，放置于所选的穴位上，再用4cm见方的胶布固定（皮肤易过敏者，可用"肤疾宁"胶布，每2张固定1个药膏），24小时后取下药膏，间隔4~6小时后再次贴敷，5次为1个疗程。

4. 临床研究

穴贴扶正升白膏对抗化疗副作用的研究。将化疗过程中，连续2次检测白细胞总数低于 $4 \times 10^9/L$，中性粒细胞绝对值低于 $1.8 \times 10^9/L$ 者作为观察对象，共取 164 例。采用自身对照的方法，观察肿瘤化疗患者应用穴贴扶正升白膏前后全血细胞、骨髓象、T 细胞及亚群、NK 细胞活性及免疫球蛋白等指标的变化。结果显示，外周血中白细胞计数、中性粒细胞和淋巴细胞计数在治疗前后差异有极显著意义（$P < 0.001$）；血小板治疗前后差异有非常显著意义（$P < 0.01$）。说明穴贴扶正升白膏可明显提高白细胞计数，促进血小板生成。患者治疗后骨髓中性粒细胞中的幼稚粒细胞、成熟粒细胞（杆状核、分叶核）明显增多，粒系百分比、粒红比相应升高，治疗前后差异存在非常显著意义（$P < 0.01$），说明穴贴扶正升白膏可改善患者的骨髓造血功能，尤其对粒系作用明显。结论：证实穴贴扶正升白膏具有升白细胞、对抗化疗副作用的功能。

方法二：隔姜灸

1. 药物组成

姜片。

2. 适应证

化疗导致的骨髓抑制。

3. 使用方法

取大椎、脾俞、胃俞、肾俞等穴位，用姜片作为隔垫物进行灸疗。

方法三：膏剂穴位艾灸

1. 药物组成

附子 20g，黄芪 80g，穿山甲 20g，当归 20g，鸡血藤 20g。

2. 适应证

化疗导致的骨髓抑制。

3. 使用方法

灸脐为主，配合大椎、三阴交、脾俞、胃俞、肾俞、膈俞。

上药研为细末，加黄酒 100mL，鲜姜汁 100mL，倒入锅中加热，煎熬至酒干成黏稠状，然后与 2g 冰片混合，捣成膏备用。治疗时取药膏制成厚 0.3~0.5cm，直径 2~3cm 的圆药饼，置于神阙穴和配穴上，把艾柱点燃后放在药饼上，当燃到患者有灼热感时易柱再灸，每穴灸 7~14 壮。灸毕移去艾灰，保留药片，覆以麝香膏封固。每日取神阙及 2 个配穴灸贴 1 次，6 次为 1 个疗程，可持续治疗 1~3 个疗程。

4. 注意事项

温度不宜过高，避免烫伤。

方法四：敷脐方 I

1. 药物组成

干姜 10g，肉桂 10g，血竭 5g，附子 10g，当归 5g，冰片 2g。

2. 适应证

化疗导致的骨髓抑制。

3. 使用方法

上药粉碎成细末，过筛后混匀，每次取 3g 药末置脐上，再用伤湿止痛膏外封固定，24 小时更换 1 次，连用 10 天。

方法五：升白散

1. 药物组成

麝香、血竭、肉桂、冰片。（洛阳市老君山中药厂生产）

2. 适应证

化疗导致的骨髓抑制。

3. 使用方法

用生理盐水或75%乙醇清洗肚脐，取升白散0.5g放入神阙穴，干棉花适量压紧药粉，脐口用胶布固定。用药1次保持6天。

方法六：黄芪注射液穴位注射

1. 药物组成

黄芪注射液。

2. 适应证

恶性肿瘤化疗后引起的骨髓抑制。

3. 使用方法

取足三里穴，抽取2mL黄芪注射液，局部消毒，进针，行补泻手法，得气后回抽无回血，才可缓慢注入黄芪注射液。

4. 注意事项

能接受针刺治疗的患者可考虑此法，须做好解释说明工作。

方法七：经皮电刺激穴位（北京协和医院肿瘤内科）

1. 使用设备

脉冲式针灸治疗仪。

2. 适应证

非小细胞肺癌化疗导致的骨髓抑制。

3. 使用方法

将治疗仪置于大椎穴、双侧膈俞、双侧合谷、双侧三阴交、双侧足三里。每次治疗30分钟，每日1次，治疗周期为30天。

参考文献

[1]杜坤一,葛会泉,郑洪敏,等.中医药治疗恶性肿瘤化疗后骨髓抑制研究概况[J].实用中医内科杂志,2013,27(3):147-148.

[2]李晶,孟熙.中医药对恶性肿瘤放化疗后骨髓抑制的治疗概况[J].河北中医,1999,21(3):183-185.

[3]王海峰.中药脐疗治疗化疗所致白细胞减少症临床研究[J].中医学报,2011,26(163):1415-1416.

[4]路玫,曹大明,王宪玲,等.穴贴扶正升白膏对抗化疗副作用的研究[J].中国针灸,2000,(7):425-427.

[5]王世彪,何继红,李生福,等.升白膏脐灸为主治疗化疗所致白细胞减少初步观察[J].中级医刊,1993,28(11):53-54.

[6]贾书田,高春峨,孟广典,等.脐用升白散治疗肿瘤患者放化疗后白细胞减少症239例[J].中国中西医结合杂,1997,17(4):215.

[7]沙蕊,白辰,郑莹,等.经皮电刺激穴位对非小细胞肺癌患者化疗后骨髓抑制的效果观察[J].中国临床医生杂志,2018,46(11):1369-1371.

第七节　脱　发

一、概述

目前,化学药物治疗是恶性肿瘤治疗的主要手段之一,抗癌药物对恶性肿瘤细胞起杀伤抑制作用,但同时也会对正常人体组织引起不同程度的损害,特别是对增生活跃的造血细胞,可使毛发生长的毛球细胞更容易被杀伤,引起脱发。常见引起脱发的药物有环磷酰胺、紫杉醇、氟尿嘧啶、柔红霉素、顺铂、阿糖胞苷、鬼臼毒素等。人体化疗后脱发大约出现在开始化疗的2~4周，而毛发的再生出现在化疗结束后3~6个月。脱发的程度与使用药物的种类、剂量、方法有关，一般出现于系统用药的患者，但局部应用也可以引起脱发。目前尚无满意的防治化疗后脱发药物。临床实践发现，中药防治脱发具有疗效独特、整体调节、副作用小等优点。

二、中医认识

中医药治疗脱发已有上千年的历史。如《诸病源候论》中说："人有风邪在头，有偏虚处，则发脱落，肌肉枯死。"又说："足少阴肾经也，其华在发。冲任之脉，为十二经之海，谓之血海，其别络上唇口。若血盛则荣于须发，故须发美；若血气衰弱，经脉虚竭，不能荣润，故须发秃落。"中医学认为，脱发与肝肾关系密切，毛发之滋荣源于血，毛发之生机根于肾。

化疗药物在祛邪的同时，损伤人体的正气，耗气伤血，加之肿瘤患者本身正气亏虚，因此化疗后脱发的病机多由心血虚弱，肝血不足，以致血虚生风，风盛生燥不能营养肌肤、毛发；或肝气郁结，气机不畅，以致气滞血瘀，发失所养而成；或肝藏血，发为血之余，肾藏精，主骨生髓，其华在发，肝肾阴虚，精血耗伤，发枯脱落；或过食辛辣、油腻、酒酪，导致蕴湿积热，发失所养，发根不固；或由于思虑过度，心绪烦扰，以致血热生风，风动发落。故治宜滋补肝肾，养血润燥祛风。

三、外治方法

方法一：自制中药洗剂

1. 药物组成

何首乌、黄精、肉苁蓉、当归、白芍、丁香、熟地黄、黑芝麻、鸡血藤、太子参、皂角、菟丝子、生姜汁。

2. 适应证

化疗后脱发。

3. 使用方法

将上述中药洗剂于化疗前 2 天开始在发根涂抹。

4. 临床研究

李福莲、张克伟等进行自制中药洗剂防治乳腺癌化疗脱发 30 例效果观察。结果：两组在化疗致脱发毒性反应 6 个化疗周期脱发状况比较，均有显著性差异（$P < 0.01$）。结论：干预组通过涂抹自制中药洗剂等措施可改善头皮毛囊的血液营养状态，减轻化疗致脱发的毒性反应，为进一步探讨中医药防治化疗毒性反应提供了一定的依据。

方法二：生发酊

1. 药物组成

女贞子、黄芪、丹参、冬青等。

2. 适应证

化疗后脱发。

3. 使用方法

用软毛刷或药棉蘸药涂患处，以药液涂遍患处为度，涂药时轻轻按摩患处至局部有轻微热感为止，每日 3 次。用药期间用温水洗头，每 3 天 1 次，患处避免风冷刺激，不用其他生发疗法。

方法三：冰帽

1. 适应证

化疗后脱发。

2. 使用方法

（1）一般在化疗前 15～20 分钟采用冰帽头部冷疗，先用冷水融去冰块锐角，以防胶袋损坏和患者的不适感。

（2）将冰帽或冰袋敷于患者整个头发，并戴上塑料帽或布帽，防止冰袋脱落。

（3）每5、10、15分钟各测头温和体温一次，头温降到13～18℃，体温在35～36℃（一般低于本人的基础体温）时开始注药，注药后继续观察头温和体温的变化。

（4）头温保持在18～25℃，体温在35.6～36.5℃，如此冷敷15～20分钟取下冰帽。

参考文献

[1]李福莲,张克伟,张春生,等. 自制中药洗剂防治乳腺癌化疗脱发30例效果观察[J]. 齐鲁护理杂志,2007,13(13):24-25.

[2]卢英杰. 冰帽冷疗法防止化疗药物性脱发[J]. 锦州医学院学报,1996,17(6):54.

[3]宋健,郁琳. 生发酊剂外用治疗脱发78例临床观察[J]. 中国全科医学,2005,8(22):1891-1892.

第八节　化疗引起的关节痛、足跟痛

一、概述

肿瘤化疗导致的肌肉关节痛在临床中十分常见，且在紫杉醇（PTX）类药物的不良反应（ADR）中更为突出，据研究统计发生率约为55%。紫杉醇类药物是指紫杉醇及其衍生物，包括紫杉醇注射液、紫杉醇半合成衍生物多西紫杉醇、紫杉醇脂质体及白蛋白结合型紫杉醇等不同剂型药物，是一类具有抗癌活性的二萜生物碱类化合物，主要作用于细胞微管，抑制细胞的分裂和增殖，从而发挥抗肿瘤作用。紫杉醇类药物在肺癌、乳腺癌和卵巢癌等的治疗中被广泛应用，其引发的肌肉关节痛主要表现为酸痛，部位为双下肢，尤其以膝盖以下部位为主，少数患者会出现双上肢疼痛，极少数患者会波及脊柱、关节乃至全身，有少数患者出现严重疼痛时活动受限，多数伴乏力。疼痛通常发生于给药后 1~3 天，最早可出现在给药当天，一般给药后数天内可恢复。其肌肉关节痛发生率与严重度呈剂量依赖性。

目前，PTX 引起肌肉关节酸痛的机制尚未完全明确，有动物实验证实 PTX 可造成大鼠坐骨神经髓鞘板层结构松散、肿胀变形、机械痛阈和热痛阈变化，也有观点认为，PTX 可促进产生和释放致痛物质如前列腺素等。前列腺素具有一定的致痛作用，可提高痛觉感受器的敏感度，同时可参与炎症反应，扩张血管，提高通透性，导致局部组织出现炎性疼痛症状。

临床对于 PTX 所致肌肉酸痛的治疗，通常仅凭经验给予氨酚曲马多，但其 ADR 发生风险较高。双氯芬酸钠为非甾体类抗炎药，对骨、关节、肌肉痛疗效确切，有研究者在中、重度肌肉酸痛女性患者中对比双氯芬酸钠与氨酚曲马多治疗紫杉醇所致肌肉酸痛的疗效，发现两者疗效相当，但前者安全性更优。有研究发现康莱特注射液能减轻患者紫杉醇化疗引起的肌肉关节痛。

二、中医认识

1. 病因病机

中医对疼痛发生机制的认识主要包括"不通则痛"和"不荣则痛"，经临床观察，接受紫杉醇类药物化疗后出现双下肢疼痛的患者多表现为关节及足跟痛，属于中医"骨痹"的范畴。

《素问·六节藏象论》曰："肾者，主蛰，封藏之本，精之处也……其充在骨。"肾在体为骨，肾与骨的生理与病理都有着密切关系。肾气旺盛，肾精充足，骨骼则健壮，骨髓生化有源。《诸病源候论》谓："夫劳伤之人，肾气虚损，而肾主腰脚。"紫杉醇类药物对细胞杀伤的作用没有特异性，在杀伤肿瘤细胞的同时也杀伤正常细胞，即耗伤人体正气。正常细胞受损后患者常表现为乏力纳差，腰膝酸软，关节疼痛，即是肾气受损的表现。经络学说中足少阴肾经循行的路线为"起于小趾之下，斜走足心，出于然谷之下，循内踝之后，别入跟中，以上踹内，出腘内廉，上股内后廉，贯脊属肾，络膀胱"。肾经走行的路线正合紫杉醇类药物不良反应产生的肌肉关节酸痛分布的部位，这解释了为何化疗所指的肌肉关节痛常见于下肢，尤其是足跟部位。肾气虚包括肾阴虚、肾阳虚两个方面，肾阳虚则面色少华，畏寒蜷卧，不堪重劳，小便清长，舌淡苔白，脉沉等；肾阴虚则骨蒸潮热，失眠盗汗，口燥咽干，舌红少苔，脉细数等。气血瘀滞而致经络阻塞不通也是疼痛发生的机制之一。气虚则滞，血停则瘀，气血不能流行于肢节肌骨之间故遍身疼痛，在肾虚的基础上出现的气血不通属虚实夹杂，病机更加复杂。

2. 治则治法

化疗所致的关节、足跟痛以虚证为主，中医多从补肾论治，肾阳虚则温肾阳，肾阴虚则补肾阴，临床中应用牛车肾气丸、六味地黄丸等补肾之不足。

牛车肾气丸是在延用济生肾气丸的基础上加煨牛膝、车前子两味药，善温补肾阳。日本学者研究发现，牛车肾气丸一方面可通过刺激强啡肽激活 k - 阿片受体而产生中枢镇痛效果，另一方面可通过促进产生一氧化碳（NO）以改善末梢神经循环，从而达到镇痛的效果。六味地黄丸系宋代钱乙根据儿科病的特点将仲景之"肾气丸"减附子、桂枝，以熟地黄取代干地黄化裁而成，六味地黄丸运用"三补三泻"滋补肝肾、填精益髓，湿、热、浊兼除，肝、脾、肾三阴并补，肾精充盛得以濡养骨及骨髓，则骨痛可消。

三、外治方法

在中药辨证内服的基础上，兼以外治法局部对症治疗，减轻症状、缓解疼痛，标本兼顾。

方法一：

1. 药物组成

五倍子 10g、花椒 10g、吴茱萸 10g。

2. 适应证

化疗后足底足跟痛。

3. 使用方法

上药研末为粉，调糊外用敷于疼痛部位。

4. 注意事项

有手足部位皮肤病的患者慎用；有药物接触过敏史者慎用；合并严重糖尿病致周围神经病变者应注意，防止皮肤刺激不能耐受。

方法二：温通穴位贴

1. 药物组成

川乌、血竭等。（中日友好医院中西医结合肿瘤内科）

2. 适应证

化疗所致的关节肌肉痛。

3. 使用方法

将温通穴位贴撕下贴于疼痛的关节、足跟处，6~8 小时后可揭下，使用 5 天，休息 2 天。

4. 注意事项

如穴位贴周围皮肤出现发红、皮疹等过敏表现需停止使用，可外用苯海拉明霜以缓解过敏症状。

方法三：

1. 药物组成

川乌、草乌、木瓜、桂枝、花椒各 15g，川芎、独活、乳香、没药、威灵仙各 20g，杜仲、牛膝、透骨草、伸筋草、鸡血藤各 30g。

2. 适应证

足跟痛。

3. 使用方法

将上述中药放入熏蒸床的容器中加水 4000mL，浸泡 1 小时，100℃煮沸 15～20 分钟，然后病人仰卧在熏蒸床上，调控温度在 50～60℃，熏洗患足。每次熏洗 1 小时，每日 2 次，7 天为 1 个疗程。

4. 注意事项

对本剂过敏者忌用。

参考文献

[1]马力,时俊锋,童宁. 紫杉醇类药物的不良反应研究[J]. 中国药房,2018,29(21):3014-3017.

[2]于淼,李辉,刘卫东. 抗肿瘤药紫杉醇的不良反应及临床合理用药分析[J]. 医学理论与实践,2010,23(8):1022-1023.

[3]胡丽丽,董超,王来成,等. 紫杉醇致肌肉酸痛发生情况分析及治疗[J]. 中国药房,2017,28(15):2063-2065.

[4]夏璐,唐仕敏. 康莱特注射液联合紫杉醇治疗晚期恶性胸腺瘤的疗效观察[J]. 现代肿瘤医学,2019,27(10):1750-1753.

[5]三浦尚子. 黄连解毒湯の免疫学の作用およびその作用機序に関する研究[D]. 千葉県:千葉大学大学院,2007.

第五章　中医外治肿瘤放疗相关不良反应

第一节　放射性皮肤损伤

一、概述

　　放射治疗是肿瘤综合治疗的重要手段之一，70%以上的肿瘤患者治疗过程中采用过放射治疗。随着放疗剂量逐渐增加，放射线将对照射野内皮肤造成一定损伤，引起放射性皮炎。主要表现为局部皮肤发红、干性脱屑、色素沉着，继而出现渗出、水肿及不同程度的上皮剥落，甚至溃疡等，大多数患者感到局部有明显的灼痛感。近年来，随着体位固定材料热塑膜的使用、IMRT放疗等放疗新技术的应用，以及放化疗同步治疗的广泛开展，放射性皮炎的发生率不断升高。

　　放射性皮炎是指各种类型射线，包括射线、粒子、电子、中子和质子引起的皮炎。放射性皮炎的皮肤损伤深度和广度取决于单次照射剂量、总剂量、分割方法、照射种类、受照射面积、年龄、机体的整体状态、机体对射线反应的差异及放射副反应处理等多种因素，且其严重程度与射线剂量正相关，随着放射剂量的不断增加，皮肤损伤也不断加重。研究显示，皮肤受照射5Gy就可形成红斑，20~40Gy可形成上皮脱落及皮肤溃疡。87%~96%的放疗患者会出现皮肤红斑，其中湿性脱皮的反应率为10%~15%。一旦皮肤出现破溃就会迅速由点到面，形成大面积融合性溃疡，严重者溃疡经久不愈，并发感染、出血、坏死等而危及生命。放射性皮炎作为肿瘤放射治疗最常见的并发症已严重影响患者的生活质量并降低了患者对放射治疗的顺应性，从而延长治疗时间、降低治疗效果。

为此，多年来人们不断寻找安全有效的方法来预防和治疗放射性皮炎，以减少患者痛苦、保证治疗连续、增加放疗效果，具有很大的临床意义。

二、中医认识

中医学认为，放射线属"火热毒邪"，放射性皮肤损伤是由于热毒过盛、热邪伤阴，引起热蕴肌腠而致脱屑、红斑、瘙痒、溃疡等，属中医学"疮疡"范畴。《灵枢·脉度》："六腑不和，则留为痈。"《素问·生气通天论》："营气不从，逆于肉理，乃生痈肿。"《医宗金鉴·外科心法要诀》："痈疽原是火毒生，经络阻隔气血凝。"《中藏经》："夫痈疽疮肿之所作者也，皆五脏六腑蓄毒不流，则生矣，非独因荣卫壅塞而发者也。"《灵枢·痈疽》："营卫稽留于经脉之中，则血泣而不行，不行则卫气从之而不通，壅遏而不得行，故热，大热不止，热胜则肉腐，肉腐则为脓，然不能陷骨髓，不为焦枯，五脏不为伤，故命曰痈。"又曰："热气淳盛，下陷肌肤，筋髓枯，内连五脏，血气竭，当其痈下，筋骨良肉皆无余，故命曰疽。"

1. 病因病机

放疗是一种杀伤因素，属火热毒邪，热能化火，灼伤皮肤，耗伤阴液，阴津不足，热毒郁结皮肤而发为疮疡。轻者出现红斑、色素沉着、脱毛和脱皮，重者出现溃疡、坏死。放射性皮炎发生的病因病机为热毒过盛，火毒蕴蒸于皮肤，热盛肉腐，从而产生脱屑、溃疡，热入营血，血热互结，血失濡润，血行不畅而瘀阻，经络阻塞而致灼痛，兼夹湿邪而溢液。疮疡毒邪炽盛时，也可破坏人体防御功能，通过经络的传导影响或侵入内脏，引起一系列内在病理反应。轻则出现发热、口渴、便秘、溲赤等症；重则出现恶心呕吐、烦躁不安、神昏谵语、咳嗽、痰中带血等症，甚或危及生命。

由于放射线属热毒、燥邪，连续的放射治疗，使机体的阴津耗伤，内不能灌溉于脏腑，外不能濡养肌肤孔窍，出现津液耗伤的表现。随着放射量的增加，燥热之邪犯里，火热炽盛，蕴结成毒，加之瘀血内郁，脉络不通，"热邪易致疮疡"，皮肤黏膜红肿溃疡，疼痛难忍，出现热毒瘀结的证候表现。燥热之邪耗气伤津，气耗则脾虚失于健运，肌肤不得荣养，破溃难愈，出现脾胃失调的证候表现。放疗日久，邪之所凑，其气必虚，皮损久溃不愈，气阴耗伤，气血生化之源不足，出现气阴两虚的证候表现。"痈疽原是火毒生，经络阻隔气血凝"，可见"热邪致疮疡"是放射性皮炎的基本病因，"阴虚为本，燥热为标"是基本病机，而本虚标实则贯穿整个疾病始终。

2. 治则治法

在临床实践中多数医家根据放射性皮肤损伤的病因病机，以清热解毒为主要治则，并辅以活血化瘀、清利湿热、消肿止痛等。一些药物，如黄芪、黄柏和虎杖等，性味苦寒，清热泻火、解毒消肿，具有抗菌、消炎和抗病毒等作用，并可增强机体的免疫功能。当皮肤溃疡在腐去之后因"瘀"和"虚"的原因导致肌不生、皮不长，致疮疡溃破难以愈合时，治疗则以祛瘀生肌为法。有些药物，如乳香、没药、血竭、三七和紫草等能行气活血、散瘀止痛、祛腐生肌，具有改善全身及局部血液循环，促进创面炎性吸收及肉芽组织生长的作用。

《医学源流论》载有外科之法，最重外治之说，放射性皮肤损伤可根据不同患者的不同临床表现，从多方面进行治疗，局部施药更具优势，药物直达病所，疗效更高。《疡科纲要》中记载："疮疡为病，发见于外，外治药物尤为重要。凡轻浅之证，专恃外治，固可收全功；而危险大疡，尤必赖外治得宜，交互为用。此疡医之学。"几千年来，外用方药以其作用直接、功效显著成为疮疡类疾病治疗必不可少的方法。经文献整理发现，中医药在放射性皮炎治疗上常用的外用方药很多，疗效显著。

三、外治方法

方法一：溃疡油

1. 药物组成

红花、紫草、当归、大黄、白芷等。（中日友好医院院内制剂）

2. 适应证

放射性皮炎。

3. 使用方法

上药以 1:1（质量比）药量，用市售色拉油慢火煎熬过滤，而成油状液体。将溃疡油均匀涂在照射野皮肤上并超出照射野边缘 1cm 左右，厚 1~2mm，敞开衣物，暴露受损皮肤至少 1 小时，早、晚各 1 次，但在放疗前 4 小时不许涂抹。若正在进行放疗者，于每次放疗结束后立即应用。每次溃疡油轻涂在照射野皮肤区域后应让其自然吸收，不得用力，也不必擦拭。

4. 注意事项

保持照射野皮肤清洁、干燥；穿柔软、宽松、衣领大的棉纱内衣，避免摩擦皮肤；避免阳光照射，夏天尽量避免出汗；洗澡时照射区域勿用肥皂，勿用过冷、过热的水，勿用毛巾揉搓皮肤；勿在照射区内贴胶布及使用刺激性油膏或其他药物，以免刺激皮肤，加重反应。

5. 临床研究

将 60 例要进行放射治疗的头颈部肿瘤患者按 1:1 比例随机分为治疗组和对照组，每组 30 例。治疗组在每次放疗结束后照射野皮肤外敷中药溃疡油至放疗疗程结束，对照组照射野皮肤未予特殊处理。两组患者皮肤损伤发生率为 100%，但治疗组的皮肤损伤严重程度显著低于对照组。Ⅰ级 + Ⅱ级急性放射性皮炎发生率治疗组 73.0%，对照组为 40.0%，差异显著（$P < 0.05$）；Ⅲ级急性放射性皮炎发生率治疗组 23.0%，对照组为 60.0%，差异显著（$P < 0.05$）。放射性皮肤损伤出现于照射剂量 40Gy 以前者，治疗组 21.2%、对照组 60.0%，差异显著（$P < 0.05$）。在患者皮肤损伤出现创面后，经继续给药治疗，治疗组创面新生皮肤黏膜修复平均时间为 7.13 天，对照组自行痊愈平均时间为 9.68 天，差异显著（$P < 0.05$）。

方法二：金虎膏药

1. 药物组成

金银花、虎杖、甘草、芦荟。（广州中医药大学新药研究开发中心）

2. 适应证

放射性皮肤损伤。

3. 使用方法

嘱患者先用生理盐水清洁局部并用无菌敷料轻轻蘸干（如系Ⅲ度以上急性放射性皮肤反应者，应用生理盐水湿纱布清洗局部后自然晾干），然后以无菌棉签于放射区域内发红皮肤处涂金虎膏至超出照射野边缘 1cm，敞开衣物，暴露受损皮肤至少 1 小时，每天 1 次。患者每天放疗结束后立即应用，从放疗开始用至放疗疗程结束。

4. 注意事项

保持局部皮肤清洁干燥，避免冷热刺激、肥皂或香皂洗擦、使用刺激性药膏、阳光下曝晒、抓挠、贴胶布等。

方法三：白玉膏

1. 药物组成

熟石膏、炉甘石。（河北省保定市第一中心医院）

2. 适应证

早期放射性皮炎。

3. 使用方法

将上述药物按9∶1（体积比）比例研成细粉，过筛，用凡士林调成30%的膏。发现放射区域皮肤发红时立即外敷白玉膏。根据病变范围和程度，取白玉膏涂于无菌纱布上，厚约2mm，要完全覆盖病变范围，胶布固定，每天放疗后换药1次，3天为1个疗程。头颈部皮肤可以直接用白玉膏外涂，皮肤暴露。如果病变皮肤渗液较多，加用生肌散或青吹口散，然后用白玉膏。

方法四：湿润烧伤膏

1. 药物组成

黄连、黄柏、黄芩、地龙、罂粟壳等。

2. 适应证

放射性皮炎的预防和治疗。

3. 使用方法

涂于损伤的创面（厚度小于1mm），每4~6小时更换新药。换药前，须将残留在创面上的药物及液化物拭去。暴露创面用药。

4. 注意事项

（1）芝麻过敏者慎用。

（2）夏季高温或反复挤压、碰撞会使该膏体变稀，但这种改变并不影响药效。如出现此种情况，可拧紧软管盖于开水中热浸数分钟，取出后倒置，自然冷却至室温，即可恢复原状。

（3）运动员慎用。

方法五：龙血竭

1. 药物组成

龙血竭胶囊。

2. 适应证

放射性湿性皮炎。

3. 使用方法

暴露创面，用生理盐水清洗干净后，视创面大小取 1 ~ 2 颗龙血竭胶囊，将其中粉剂直接均匀涂于创面，使药粉与创面充分接触，每日 1 ~ 2 次。

4. 注意事项

（1）指导患者穿无领全棉宽松柔软内衣，保护创面，忌用肥皂等化学物品洗浴，修剪指甲，防止抓伤。

（2）创面充分暴露，避免摩擦及污染，如有腋下创面，嘱患者用同侧手臂撑腰，创面如有浸湿必须重新换药，创面愈合后才能继续放疗，以免引起创面感染或延迟愈合。

（3）保持充足的营养和水分，禁辛辣及刺激性食物，忌烟酒。

（4）换药时严格遵守无菌操作，分泌物较少则不用彻底清创及把创面上的血竭粉完全洗去，以保护新鲜肉芽组织。

方法六：清热解毒方药

1. 药物组成

黄连、黄芩、黄柏、大黄等。（中国中医科学院广安门医院）

2. 适应证

放射性急性皮肤损伤。

3. 使用方法

治疗前将上述方药置于药锅中，加入清水 500mL，浸泡 2 小时后煎开 30 分钟，浓煎至 100mL，经过滤、灌封、灭菌后备用。每毫升药液相当于原药材 0.5g，必要时加蒸馏水或浓缩至规定量。首先对局部皮损进行处理，用无菌生理盐水清洗创面，将患处渗液、脱皮、坏死组织洗净，然后涂中药浓缩液，每天 3 ~ 5 次，每 2 周为 1 个疗程。

4. 注意事项

治疗期间穿棉织内衣，避免衣领及衣边擦伤皮肤，保持局部清洁、干燥、透气。

方法七：黄芩汤

1. 药物组成

黄芩。（中山医科大学肿瘤防治中心）

2. 适应证

防治急性放射性皮炎。

3. 使用方法

黄芩干品用水洗净，置锅中加水浸至药面，热提 3 小时，趁热滤出药液，药渣加水按上法再热提 2 次，合并 3 次药液，用稀盐酸调 pH 为 1～2，在 80℃下保温 50 分钟，室温静置，滤去黄芩苷，滤液用氢氧化钠溶液中和，静置，过滤，再将滤液于水浴上浓缩至浓浆状（每克相当于含黄芩生药 7.5g），供皮肤外涂用。放疗前 1 天开始使用黄芩水提物，每天在放疗前及睡前将药均匀薄涂在照射野的皮肤处，次晨及放疗后将药洗去。

方法八：黑绛丹

1. 药物组成

蛋黄油、血余炭。（北京中医医院院内制剂）

2. 适应证

放射性皮肤溃疡。

3. 使用方法

先用生理盐水或蒸馏水清洁局部并用敷料蘸干，然后以无菌棉球或棉签于急性放射性皮肤溃疡创面处及放射区域内发红皮肤处涂搽黑绛丹油膏（血余炭∶鸡子黄 = 15∶100），敞开衣物暴露受损皮肤至少 1 小时，每天 2～3 次，若正在进行放疗者，于每次放疗结束后立即应用。

4. 注意事项

如有过敏现象立即停药，给予对症处理。

方法九：紫草油纱

1. 药物组成

紫草、红花、冰片、乳香、没药、牡丹皮、黄连等。（解放军71426医院）

2. 适应证

放射性慢性皮肤溃疡。

3. 使用方法

取30个鸡蛋煮熟后剥出蛋黄放入砂锅，加入麻油150mL，文火煎炼1小时后，待蛋黄完全焦化，砂锅内麻油呈黑红色浓稠状，加入紫草50g，红花30g，冰片20g，乳香20g，没药20g，牡丹皮15g，黄连20g，再次加入麻油1000mL，继续加热2小时，待油呈紫红色后离火，去渣过滤，即得紫草油，然后制成油纱条放入无菌盒内备用。

用新洁尔灭常规消毒，清洁创面，清除坏死的痂皮及糜烂组织。将紫草油纱条按照创面大小均匀敷贴于创面上，早期创面渗出液较多时每天换药1次，无明显渗出可不更换，待创面干燥结痂后油纱随痂脱落。

方法十：五黄油

1. 药物组成

黄连、黄柏、黄芩、生大黄、土大黄、地榆、冰片、麻油。（江西省萍乡市人民医院院内制剂）

2. 适应证

预防放疗引起的放射性皮炎。

3. 使用方法

在第1天放疗后将五黄油均匀涂抹于照射野皮肤，每日2～3次。

4. 注意事项

保持照射野皮肤的清洁，减少对皮肤的摩擦。

方法十一：紫草油

1. 药物组成

紫草。（云南省曲靖市第一人民医院院内制剂）

2. 适应证

防治急性放射性皮肤损伤。

3. 使用方法

中药紫草的根放入菜子油中浸泡而成，使用时将紫草油涂抹在照射野内皮肤上。

方法十二：芦荟汁液

1. 药物组成

鲜芦荟。（海南医学院肿瘤研究所）

2. 适应证

预防及治疗放射性皮肤损伤。

3. 使用方法

（1）预防：将鲜芦荟汁均匀涂在患者照射野皮肤上，每日3~4次。

（2）治疗：用生理盐水清洁放射性皮炎创面，将鲜芦荟汁均匀涂于创面，每天3~4次，连续7~10天。

方法十三：二黄煎喷雾剂

1. 药物组成

黄连、黄柏、虎杖。（中国中医科学院广安门医院）

2. 适应证

恶性肿瘤放疗后皮肤损伤的患者。

3. 使用方法

在常规护理的基础上，先用柔软纱布蘸温水轻洗放射野皮肤并拭干。以二黄煎喷雾剂局部外用，并轻轻按摩以使皮肤吸收，每3~4小时喷1次，每日3~4次，疗程为2周。

方法十四：中药油剂

1. 药物组成

紫草、青黛、黄连、大黄、乳香、没药、麻油。（山东省威海市文登中心医院院内制剂）

2. 适应证

放射性皮炎。

3. 使用方法

按比例取各原料药研成粗粉，放入烧至 70 ~ 80℃ 的麻油中浸泡一周，过滤去渣即得药油。

参考文献

［1］杨霖,于明薇,王笑民,等. 黑绛丹治疗^{60}Co 射线照射致大鼠放射性皮炎的疗效评价［J］. 中医杂志,2011,52（23）：2040 - 2042.

［2］胡艳. 金虎膏防治头颈部放疗所致皮肤损伤的研究［D］. 广州：广州中医药大学,2009.

［3］张光亚,周岩,何春雨. 自制紫草油纱治疗慢性皮肤溃疡53 例［J］. 实用医药杂志,2007,24(1):66.

［4］贾喜花,刘勇,薛淑英. 白玉膏治疗放射性皮炎 84 例［J］. 中医外治杂志,2009,18(1):9.

［5］王友军,郭明,逯敏,等. 湿润烧伤膏治疗放射性皮炎临床观察［J］. 中国医药学报,2004,19(9):575.

［6］宋征,郑翠翠,宋冷梅,等. 复方芩 E 涂膜剂预防放射性皮炎的疗效观察［J］. 药学与临床,2013,16(5):726 - 728.

［7］李建华,程秋野,许玮. 五黄油外用预防放射性皮炎的临床观察［J］. 白求恩军医学院学报,2009,7(2):83 - 84.

［8］邓侃剀. 鲜芦荟汁治疗Ⅱ级胸壁放射性皮炎的疗效观察［J］. 中国热带医学,2009,9(8):1510 - 1511.

［9］杨丽芳,邓省益. 紫草油配合热疗防治放射性皮肤损伤的

临床疗效观察[J].当代医学,2008,14(23):150-151.

[10]殷剑明,徐伯平,冯惠霞,等.单味黄芩防治急性放射性皮炎的临床观察[J].中国中西医结合杂志,2001,21(4):304.

[11]汤新辉,袁烨,袁忠.龙血竭粉治疗放射性皮炎的疗效观察[J].护理实践与研究,2008,5(10):8-9.

[12]李惠云,高丽红,张文军,等.外涂中药油治疗Ⅱ~Ⅲ级放射性皮炎的疗效观察[J].中国医院药学杂志,2014,34(20):1759-1761.

第二节　放射性食管炎

一、概述

食管的鳞状上皮对放射性物质比较敏感,因此,在放疗过程中有可能发生放射性食管损伤,尤其当放疗与化疗同时进行时,这种食管损伤会更加严重。这种因放射线所引起的食管损伤,称为放射性食管炎(RE)。放疗可引起食管神经肌肉的损伤,导致食管的蠕动减弱,甚至消失,造成有害物质通过食管时间延长,又加重了损伤。放疗还可引起机体白细胞减少,免疫力减低,从而引起食管感染。

西医治疗以解除食管平滑肌痉挛、保护食管黏膜、抑制胃酸、防止酸反流入食管、使用皮质激素、用抗生素抗感染、增强细胞免疫,以及对症治疗为主,必要时暂停照射或延长疗程间歇期。饮食应注意以温凉流质或半流质饮食为主,选择高热量、高蛋白质、低脂肪、高维生素、易消化的饮食,进食后不可立即平卧,以免引起食管反流,加重炎症。

二、中医认识

放射性食管炎属于中医古籍中"噎膈""喉痹"等疾病范畴。

1. 病因病机

中医学认为，放射线作为抗肿瘤手段，是一种具有火热毒邪特点的物质，其作用于人体，通过皮毛侵入体内。机体被热邪灼伤，造成体内热毒之邪过盛，邪气伤阴耗气，损伤机体津液，可造成微循环障碍，血液浓缩，黏滞性增加，血流缓慢，类似血瘀证现象，加之癌症患者多正气不足、瘀血内结而致病。依病因病机分为热毒内盛、热毒伤阴、气阴两虚、血热瘀滞等证型，治以清热解毒、生津润燥、消肿生肌、益气养阴、活血化瘀，该病又以热毒伤阴型最多见。

2. 治则治法

中医治疗以清热解毒、活血化瘀、养阴生津为法。可以起到保护黏膜、抗溃疡、抗辐射、抗炎、镇痛、解除平滑肌痉挛、调节免疫力等作用，能降低毛细血管通透性，减少炎症渗出量和炎性细胞浸润。

三、外治方法

方法一：加味竹叶石膏汤中药煎剂

1. 药物组成

竹叶 10g，生石膏 30g，人参 6g，麦冬 30g，清半夏 15g，北豆根 10g，紫草 10g，白及 10g，藤梨根 15g，炙甘草 6g，珍珠粉 3g。（中国人民解放军总医院）

2. 适应证

放射性食管炎。

3. 使用方法

冲服，每日 1 剂，水煎服，每次 200mL，每日 2 次，早晚服用，直至放疗结束。小口频服，使黏膜表面较长时间与药物接触，从而起到良好作用。

4. 注意事项

服后 30 分钟禁食水。

5. 临床研究

将 120 例确诊为肺癌、食管癌及纵隔肿瘤并进行放疗的患者随机分为治疗组 80 例与对照组 40 例。治疗组自放疗始口服加味竹叶石膏汤（每日 1 剂，每次 200mL，每日 2 次）至放疗结束。对照组自放疗始口服思密达（每次 3g，每日 2 次，早晚服用），直至放疗结束。两组病例均采用电子直线加速器高能 X 线常规分割外照射，照射野包括食管在内，放疗总剂量 >40Gy，食管照射长度 >10cm。结果：治疗组 1、2、3 级急性放射性食管炎的发生率分别为 38.8%、15%、0%，与对照组的 75%、52.5%、7.5% 比较，差异有统计学意义（$P < 0.05$）。治疗组急性放射性食管炎的发生时间为放疗后（19.86 ± 0.34）天，较对照组（16.73 ± 0.28）天有延迟（$P < 0.001$）。结论：加味竹叶石膏汤能减少急性放射性食管炎的发病率，推迟发病时间，对急性放射性食管炎有一定的防治作用。

方法二：平肺饮

1. 药物组成

败酱草 15g，川芎 10g，丹参 15g，丹皮 20g，天花粉 20g，麦冬 20g，七叶一枝花 15g，石斛 20g，鱼腥草 20g，紫草 15g，甘草 10g。（天津市人民医院）

2. 适应证

放射性食管炎，热毒血瘀证。

3. 使用方法

药液浓缩分装，将每日剂量分为 2 袋，100mL/袋，小口频服，每次 1 袋，每日 2 次。分早 8 点、晚 8 点两次口服。于放射治疗期间应用。小口频服可使黏膜表面较长时间与药物接触，从而起到良好作用。

4. 注意事项

服后 30 分钟禁食水。

方法三：白及联合康复新液

1. 药物组成

白及粉（含有黏液质和白及胶，其水浸液有黏着性，不仅有较好的止血和抑菌作用，而且尚可制酸，促进病灶愈合），康复新液（主要成分为美洲大蠊干燥虫体提取物，内有多元醇类及肽类活性物质，可抑酸、抗炎、改善微循环，促进血管新生，加快肉芽组织生长，迅速修复创面）。（兴化市肿瘤医院）

2. 适应证

放射性食管炎。

3. 使用方法

每次采用中药白及粉 8g 加温开水 20mL，调和冷却后加入康复新液，每次 10mL，小口频服，每日 3 次。

4. 注意事项

放疗中或放疗后出现放射性食管炎症状时开始服用，1 周后若无效改用其他方法治疗。

方法四：利咽方加减

1. 药物组成

玄参、沙参、麦冬、蒲公英、白及各 15g，金银花、野菊花、茯苓各 12g，马勃、射干、牛蒡子各 10g，桔梗 9g，甘草 6g。

胸骨疼痛加延胡索 12g；声嘶加蝉蜕 6g，马勃 6g；纳差加神曲 15g，炒麦芽 30g。（贵阳医学院附属肿瘤科）

2. 适应证

放射性食管炎之热毒伤阴证。

3. 使用方法

药液浓缩分装，每日剂量分为 3 袋，每袋 100mL，小口频服，每次 1 袋，每日 3 次。自放疗开始后第 1 天服药至放疗结束。小口频服，使黏膜表面较长时间与药物接触，从而起到良好作用。

4. 注意事项

服后 30 分钟禁食水。

方法五：血府逐瘀汤加减

1. 药物组成

柴胡 9g，枳壳 12g，当归尾 10g，生地黄 12g，桃仁 10g，红花 6g，桔梗 10g，牛膝 10g，赤芍 12g，川芎 6g，甘草 6g。

随症加减：食道溃疡加白及 15g，田七 6g；胸痛加郁金 12g，延胡索 12g；口干加芦根 15g，石斛 12g；痰涎多加半夏 12g，胆南星 10g；呕吐加陈皮 9g，半夏 12g，竹茹 6g；便结加大黄 6g；便烂加薏苡仁 30g，苍术 12g；纳差加麦芽 15g，白术 12g；气虚加太子参 18g，黄芪 30g。（贵港市中医院肿瘤科）

2. 适应证

放射性食管炎。

3. 使用方法

每日 1 剂，水煎取汁 200mL，分早晚 2 次服。14 天为 1 个疗程，使用 2 个疗程评价疗效。小口频服，使黏膜表面较长时间与药物接触，从而起到良好作用。

4. 注意事项

服后 30 分钟禁食水。

方法六：益气活血化痰方配合复方合剂

1. 药物组成

（1）益气活血化痰方：黄芪 30g，太子参 15g，薏苡仁 30g，当归 10g，白术 10g，桃仁 10g，红花 5g，橘红 10g，苦参 10g，法半夏 10g，陈皮 10g，茯苓 15g，炙甘草 5g。（湖南中医药大学第一附属医院肿瘤科）

（2）复方合剂：生理盐水 500mL，甲氧氯普胺注射剂 100mg，庆大霉素注射剂 40 万 U，地塞米松注射剂 20mg，2% 普鲁卡因注射剂 30mg。

2. 适应证

放射性食管炎。

3. 使用方法

自放疗之日起到放疗结束，每日均服用益气活血化瘀的中药汤剂，每日1剂，早晚分服。复方合剂仅适用于疼痛较甚者。服药前先行普鲁卡因皮试，阴性者自放疗之日起开始服用，每日4次，缓缓吞服后平躺30分钟，以使药物在食管中的停留时间增加，同时给予对症支持治疗。小口频服，使黏膜表面较长时间与药物接触，从而起到良好作用。

4. 注意事项

服后30分钟禁食水。

方法七：滋阴清热解毒膏

1. 药物组成

生黄芪30g，生地黄15g，金银花15g，生甘草6g，石斛12g，麦冬12g，天花粉12g，当归12g，莪术15g，大贝母10g，煅龙骨20g，煅牡蛎20g。（江苏省高邮市中医院）

2. 适应证

放射性食管炎。

3. 使用方法

上药按比例配适量蜂蜜，按照制剂要求制成煎膏剂100mL。每日三餐后1~2小时口服30mL，放疗前30分钟口服10mL。

4. 注意事项

服用后30分钟勿饮水及进食。

参考文献

[1]国家中医药管理局《中华本草》编委会. 中华本草[M]. 上海：上海科学技术出版社，1998.

[2]路军章. 加味竹叶石膏汤防治急性放射性食管炎的临床研究[J]. 中华中医药杂志，2010,25(1):59-62.

［3］尹晓东．非小细胞肺癌患者放疗过程中应用自制中药平肺饮减毒效果观察［J］．山东医药，2013，53（14）：58－59.

［4］胡广银．白及联合康复新液治疗放射性食管炎42例［J］．中医药导报，2010，12（16）：38－39.

［5］杨薇．自拟利咽方防治放射性食道炎［J］．中国实验方剂学杂志，2011，17（17）：238－240.

［6］刘俊波．血府逐瘀汤防治急性放射性食管炎30例临床观察［J］．四川中医，2011，29（9）：72－73.

［7］张红．益气活血化痰方配合复方合剂防治放射性食管炎临床观察［J］．中国中医药信息杂志，2010，17（6）：61－62.

［8］徐行．滋阴清热解毒膏预防放射性食管炎46例观察［J］．内蒙古中医药，2010，（23）：6－7.

第三节　放射性直肠炎

一、概述

放射性直肠炎（RP）是盆腔部位肿瘤放射治疗常伴有的并发症，偶见因辐射事故而致者。由于人体消化道上皮的代谢更新率较高，其对放射线的敏感性是除骨髓外最高的。接受射线后，肠黏膜上皮细胞更新受抑制，引起血管内膜炎，导致小动脉肿胀闭塞，引起直肠黏膜充血水肿、斑点糜烂等急性反应，进一步引起纤维结缔组织增生，造成肠壁僵硬、肠腔狭窄、直肠半月瓣消失、瘘管形成等慢性反应。

凡已经确诊为慢性放射性直肠炎的患者，除治疗必需之外，严禁行直肠镜检查。如长期便血，出现贫血现象，根据临床症状，对症处理，抗炎止血，润肠通便等。饮食以富含营养、易消化、少纤维素的食物为主，必要时卧床休息，减轻疲劳。

二、中医认识

放射性直肠炎当属中医学"肠风""肠澼"等范畴。

1. 病因病机

中医学认为，放射线的电离辐射是一种热性物质。放射性直肠炎急性期，热邪伤及肠道，肠道蕴热，结合肠道内湿，湿热蕴结于下，肠道传化失常，而发生腹泻、腹痛；湿热滞于肠，气血壅滞，脂膜血络受伤则便血；湿性黏滞，湿热互结，则出现黏液便或泻而不爽。舌红，苔黄腻，脉弦滑，均为湿热内盛之象。

2. 治则治法

针对该病的病因、病机，治疗当以清热解毒、凉血止血、活血化瘀、敛疮生肌为主，兼以补气生血、健脾益气。

三、外治方法

方法一：肠瑞灌肠剂

1. 药物组成

地榆 30g，仙鹤草 15g，三七 6g，白及 30g，阿胶 12g，大黄 10g，儿茶 6g。（山西省中医院）

2. 适应证

放射性直肠炎。

3. 使用方法

患者每晚睡前排空大小便，取左侧卧位，双腿弯曲，药液温度为 36~40℃，连接输液管，末端接无菌肛管并涂液体石蜡，操作时要求精细、轻柔，肛管要求径细、光滑、多涂润滑剂，肛管插入 10~15cm 即可，滴入时间控制在 10 分钟左右，术毕嘱患者俯卧位 1~2 小时，以使药液充分接触直肠前壁。4 周为 1 个疗程，患者每周随诊 1 次，直至疗程结束。

4. 注意事项

用药前清洗肛门，保持清洁、干燥，宜进高热量、高蛋白、高脂肪、维生素含量丰富的饮食，少量多餐，保证营养素的摄入，避免食用辛辣刺激性食物及粗纤维食物。

5. 临床研究

将63例宫颈癌放疗后患者随机分为试验组33例和对照组30例，分别予肠瑞灌肠剂及庆大霉素混合液（生理盐水150mL，庆大霉素16万U，地塞米松10mg，2%利多卡因4mL，思密达6g）灌肠。结果显示：两组临床疗效、中医证候疗效、肠镜黏膜病变疗效比较，治疗组均优于对照组（$P < 0.05$）。结论：肠瑞灌肠剂治疗放射性直肠炎疗效确切。

方法二：三黄汤加味联合美沙拉嗪栓

1. 药物组成

黄芩10g，黄连10g，黄柏15g，蒲公英30g，败酱草30g，金银花30g，延胡索15g，石榴皮20g，生地榆18g，马齿苋30g，八味锡类散1g。（唐山市中医医院）

2. 适应证

放射性直肠炎。

3. 使用方法

先将草药加入500～1000mL水浸泡30分钟，后用文火煎约1小时，药液剩80～100mL时过滤后加八味锡类散，保持温度在36℃左右，备用。每晚睡前1次中药灌肠，同时还要注意灌肠前要排空大小便，且动作轻柔，速度要缓慢。将备好的80～100mL药液放入灌肠器中，患者取左侧卧位，充分暴露肛门，臀部尽量抬高，肛门外及灌肠管涂上少量开塞露，灌肠管插入肛门12～15cm，缓慢注入灌肠液。灌肠后翻身几次，使中药充分与整个肠管黏膜接触，中药保留时间至少2～6小时，越长越好。

4. 注意事项

晨起排出大便后，取美沙拉嗪栓 1 粒，涂少量开塞露纳肛，嘱患者平卧 1 ~ 2 小时，尽量少活动。疗程 1 个月，随访 2 个月。

方法三：驻车丸加味

1. 药物组成

黄连 8g，阿胶 10g，当归 9g，炮姜 4g，甘草 6g，白芍 10g，瓜蒌 10g。

如伴有里急后重加木香 10g，槟榔 10g；伴有腹痛加木香 10g，延胡索 30g；伴有便血，加赤芍 6g，丹皮 10g，旱莲草 15g，地榆炭 15g，仙鹤草 30g，炒蒲黄 10g。（内蒙古鄂尔多斯市中医院）

2. 适应证

放射性直肠炎。

3. 使用方法

每日 1 剂，水煎为 100mL 浓缩液，每晚睡前保留灌肠，治疗 2 周。

方法四：肠宁汤

1. 药物组成

陈皮、赤石脂、肉桂、木香、防风、秦皮各 10g，炒白术、茯苓、马齿苋、赤芍、白芍、白及、地榆各 15g，黄连 6g。

腹痛明显加延胡索 10g；便血明显加云南白药 1g（吞服）；肛门坠胀感明显加柴胡 10g；气虚乏力明显加黄芪 20g，党参 15g；滑脱不禁加罂粟壳 10g。（宁夏医科大学总医院放疗科）

2. 适应证

放射性直肠炎。

3. 使用方法

每天 1 剂，水煎 2 次，取汁 500mL，分早、晚 2 次口服。

4. 注意事项

如病程超过 1 个半月者，有严重肠黏膜糜烂、溃疡，加用中药保留灌肠，每晚 1 次，方药不变。

方法五：葛根芩连汤和白头翁汤加减

1. 药物组成

白头翁 15g，黄连 12g，黄芩 6g，秦皮 12g，葛根 9g，五味子 6g，乌贼骨 10g。（上海交通大学医学院）

2. 适应证

放射性直肠炎。

3. 使用方法

浓煎约 50mL，每日放疗后保留灌肠 30 分钟，每日 1 次，直至放疗结束。

4. 注意事项

可配合口服药物。湿热下注型给予葛根 30g，黄连 10g，黄芩 15g，甘草 3g，车前子 9g，滑石 10g，马齿苋 30g；热毒炽盛型给予金银花 15g，连翘 15g，山豆根 6g，板蓝根 15g，蒲公英 15g；气血两虚型给予黄芪 30g，党参 15g，白术 10g，当归 15g，熟地黄 9g，阿胶 9g，鸡血藤 30g；脾胃虚弱型给予党参 20g，茯苓 10g，陈皮 10g，白术 15g，砂仁 6g，木香 9g，甘草 6g。每日 1 剂，水煎，分 2 次口服，直至放疗结束。

方法六：康复新液

1. 药物组成

康复新液（康复新液为美洲大蠊干燥虫体的提取液，有效成分为多元醇和肽类，具有促肉芽组织生长、促表皮细胞生长、祛腐生肌、促创面坏死组织脱落、加速创面修复、促进血管新生、改善胃肠黏膜创面微循环、抗菌消炎等作用）。

2. 适应证

放射性直肠炎。

3. 使用方法

患者采用膝胸位，用一次性灌肠袋储存药液 100mL，石蜡油润滑，嘱患者张口呼吸，将灌肠管轻轻插入肛门 10 ~ 15cm。药温为 37℃，灌肠速度不宜过快，以减轻对肠黏膜的刺激。灌药完毕后嘱患者先右侧卧 10 分钟，再左侧卧 10 分钟，最后改为平卧位，使药物充分接触肠壁，尽可能使药物保留时间延长。每晚 1 次，10 天为 1 个疗程，共治疗 2 个疗程，每个疗程结束后观察病情变化。

方法七：平溃散

1. 药物组成

沙棘、绞股蓝总皂苷、白术、甘草、海螵蛸、厚朴、黄柏。

2. 适应证

放射性直肠炎。

3. 使用方法

予平溃散 24g，冲入开水 200mL，冷却至 38℃ 左右，过滤取汁，保留灌肠，每日早晚各 1 次。治疗前嘱患者排空肠道，灌肠后保留至少 30 分钟。14 天为 1 个疗程，治疗 1 个疗程。

方法八：

1. 药物组成

蜂蜜 10mL，甘草 10g，云南白药 4 粒，白芍 20g，黄柏炭 10g。

2. 适应证

放射性肠炎。

3. 使用方法

按比例取各原料药水煎灌肠。

参考文献

[1]谷铣之,殷蔚伯. 肿瘤放射治疗学[M]. 北京:北京医科大学中国协和医科大学联合出版社,1993:683 – 689.

[2]杨丽芳. 肠瑞灌肠剂治疗热毒伤络型放射性直肠炎 33 例[J]. 中医杂志,2010,51(9):820 – 821.

[3]李春耕. 综合疗法治疗慢性放射性直肠炎 50 例[J]. 山东

中医杂志,2013,32(6):407-408.

　　[4]邢俊梅.驻车丸加味保留灌肠治疗放射性直肠炎临床观察[J].内蒙古中医药,2012,(4):14-15.

　　[5]张立春.中药制剂直肠外用防治宫颈癌放疗所致放射性直肠炎的临床研究[J].新中医,2011,33(12):77-78.

　　[6]佟玲.中药内服加灌肠防治放射性直肠炎47例临床观察[J].中医杂志,2012,53(21):1838-1840.

　　[7]张磊.康复新液保留灌肠治疗急性放射性直肠炎38例[J].中国中西医结合消化杂志,2012,20(12):565-566.

　　[8]王营.平溃散保留灌肠治疗急性放射性直肠炎30例临床观察[J].河北中医,2013,35(1):23-25.

第四节　头颈部放疗不良反应

一、概述

　　头颈部恶性肿瘤是以发病部位划分的一类肿瘤,包括耳鼻咽喉科肿瘤、颈部肿瘤和口腔颌面部肿瘤三大部分,涵盖了鼻咽癌、喉癌、副鼻窦癌、甲状腺癌、涎腺癌、舌癌等一系列恶性肿瘤。

　　头颈部集中了眼、耳、鼻、咽、喉、舌、牙齿、牙龈、唾液腺等诸多重要器官,与视觉、听觉、嗅觉、味觉、呼吸、发声、进食等生理功能密切相关,且在相当狭小的空间内分布着较多的肌肉、骨骼、血管和神经,一旦发现肿瘤,根治性切除难度较大。放射治疗既能取得良好疗效,又能最大限度保留患者的容貌和面部功能,故其在头颈部肿瘤的治疗中占有非常重要的地位,甚至对于鼻咽癌等肿瘤是首选治疗方法。

　　虽然放疗技术不断发展,放疗设备不断更新,但在临床上,放疗的不良反应仍然难以避免。放疗不良反应的严重程度与放射剂量大小、照射范围、照射疗程数、个体耐受性等因素关系密切。头颈部肿瘤患者在放疗过程中或放疗完成后较为常见的不良反应包括：放射性唾液腺损伤、放射性黏膜炎、放射性皮炎、张口困难、骨髓抑制、神经系统反应等。

1. 放射性唾液腺损伤

唾液腺受损可引起放射性口干症，当放射剂量达到40Gy时，唾液腺分泌明显减少，患者常诉口干，进干食困难。此外，患者口腔的正常菌群发生改变，产生更多的病原菌，从而导致龋齿。唾液腺分泌减少还会使口腔黏膜变干，加重放射性黏膜炎。

2. 放射性黏膜炎

多在放疗20~30Gy时出现口腔、口咽黏膜反应，多表现为咽痛，吞咽时加重，进食困难，可见局部黏膜充血水肿、糜烂等，随着照射量增加而逐渐加重。

3. 放射性皮炎

放疗后放射区内皮肤萎缩、变薄，软组织纤维化，毛细血管扩张，照射区内皮肤可出现红斑、色素沉着、瘙痒、脱皮等干性皮炎，严重时可出现水疱、溃疡、渗液、糜烂，导致湿性皮炎。

4. 张口困难

颞颌关节及其周围的咀嚼肌经反复高剂量放射线照射后，血管闭塞，血供减少，发生退行性病变，肌肉萎缩及纤维化，表现为张口时颞颌关节粘连，活动障碍，或颞颌关节痛而致张口困难。严重者牙关紧闭、言语及进食困难。

5. 鼻咽部感染与鼻腔粘连

鼻咽部黏膜受照射后充血肿胀，鼻黏膜干燥、鼻塞，鼻腔分泌物增多、黏稠，轻者卧位下鼻塞，严重者立位也出现鼻塞，甚至出现张口呼吸，影响休息。

6. 骨髓抑制

放射线对骨髓会产生抑制作用，导致白细胞下降等，从而影响患者的免疫功能。

7. 神经系统反应

放射线可致生长抑制、性欲下降、阳痿或月经不调、闭经及失眠等。

8. 其他

放疗还可致牙齿疼痛、脱落，听力减退甚至失聪，以及放射性骨坏死等。

诸多不良反应给患者的工作、生活、社交及家庭等带来许多负面影响，严重影响其生存质量。同时，部分不良反应也会影响患者对治疗的依从性，甚至部分患者因为难以耐受不良反应而停止治疗。

二、中医认识

头颈部恶性肿瘤根据发病部位不同，在中医学中分属"上石疽""失荣""恶核""鼻痔""鼻衄""颃颡岩""喉菌""喉百叶""喉疳""舌菌""石瘿"等范畴，对于放疗后造成的不良反应，并无明确对应的病名，一般是按照主要临床表现归入相应的疾病。例如，放射性口腔炎归入"口糜"，放射性咽炎归入"喉痹"，放射性口干症归入"燥证""燥痹"等范畴。

1. 病因病机

中医学认为，放射线是一种火邪热毒，热能化火，火可灼津，气随津伤，耗伤气血，故放射治疗后多表现出热毒内盛，气阴两虚的特征。临床上出现气短乏力，心烦口干，咽喉干燥疼痛，吞咽困难，舌红少津等症状，既有热毒炽盛之象，又有气血亏虚、阴津不足之征。

2. 治则治法

放射线具有火热毒邪的性质，与温热病体系相吻合，因此可以参照吴鞠通"三焦辨证"进行诊治，主要采用清热解毒、养阴生津、益气补血、活血化瘀等治法，根据患者的临床表现选择具

有针对性的治法和方药。例如，放射性口干症可使用清燥救肺汤
(《医门法律》）加减进行防治，清燥救肺汤以养阴润燥、清金降
火为法，方中霜桑叶轻宣肺燥为君，石膏清肺胃燥热、麦冬润肺
金之燥为臣，佐以杏仁、枇杷叶利肺气，阿胶、胡麻仁润肺养
阴，人参、甘草养气和中，使土旺金生，肺气自旺，诸药相佐，
使燥热得去，气阴得复。

三、外治方法

（一）放射性黏膜损伤

方法一：溃疡油

1. 药物组成

当归、生大黄、红花、紫草、生黄芪等。（中日友好医院院
内制剂）

2. 适应证

放射性口腔黏膜炎。

3. 使用方法

上药按 1∶1（质量比）比例，用市售色拉油慢火煎熬过滤，
而成油状液体。棉签蘸取药液，外涂创面，20 分钟内禁食、水，
每日 2 次。

4. 注意事项

如出现用药部位瘙痒、皮疹等过敏反应立即停药观察或请医
师处理。

5. 临床研究

按 1∶1 比例将 40 例患者随机分为 2 组，观察组给予中药溃疡
油外用，用无菌棉棒将溃疡油涂于黏膜炎病灶处，覆盖溃疡表面
保持湿润，每日 2 次，日间 1 次，睡前 1 次，7 天为 1 个疗程。
对照组给予康复新液。对患者口腔炎及疼痛情况每日进行评估，
观察记录口腔炎发生的程度、疼痛及持续时间。治疗前、后观察

组 20 例患者口腔炎分级与疼痛分级均存在显著性差异。总有效率：观察组 95%，对照组 85%，无显著性差异（$P > 0.05$）。疼痛缓解率：观察组 95%，对照组 69%，有极显著性意义（$P < 0.01$）。其中重度疼痛亚组中，观察组疼痛缓解率为 93.75%、对照组为 50%，组间差异显著。疼痛缓解起效时间，观察组（1.25 ± 0.55）天，对照组（2.30 ± 0.86）天，组间差异显著（$P < 0.01$）。继发感染情况，观察组 10%，对照组 50%，差异显著（$P < 0.01$）。

方法二：修复膏

1. 药物组成

玄参、黄芪、黄柏、薏苡仁、冰片、生地黄、乳香、延胡索、紫草。（山东省威海市文登中心医院院内制剂）

2. 适应证

放射性口腔炎。

3. 使用方法

先将玄参、黄芪、黄柏、薏苡仁投入到 500mL 香油热锅中炸酥，离火，然后与冰片研碎成粉状。将生地黄、乳香、延胡索、紫草投入香油中炸枯、去渣，取上清液，与研好的粉剂调成糊状成膏剂。每日用无菌棉签涂口腔局部病灶，每天 3~5 次。

方法三：双柏散

1. 药物组成

大黄、侧柏叶、黄柏、泽兰、薄荷。（郧阳医学院附属太和医院院内制剂）

2. 适应证

放射性口腔黏膜损伤。

3. 使用方法

上述中药按 2:2:1:1:1 比例配置成粉剂，治疗时将药物喷在口腔内，使药物均匀分布在口腔黏膜上。

方法四：柿霜 PPA 粉

1. 药物组成

取柿霜、PPA（吡哌酸）。（胜利油田胜利医院院内制剂）

2. 适应证

放射性口腔溃疡。

3. 使用方法

取柿霜 50g，PPA 片 10g。将以上两味分别研细、混合，再研极细末，备用。用药前先用盐水漱口，清洁口腔，擦干局部病损区黏膜，用棉签蘸上药粉涂于患部，厚约 3mm，范围略大于溃疡面，使药粉在病损黏膜上停留 30～60 分钟，每日 3 次，连用 10 天。

方法五：中药穴位敷贴

1. 药物组成

吴茱萸、香附、大黄等。（广西玉林市红十字会医院）

2. 适应证

放射性口腔炎。

3. 使用方法

上述中药各等量，研成细末，每次 2g，与陈醋调匀，待患者沐浴后或洗脚后，分两等分于晚上 7 时敷于双足涌泉穴，并用 6cm×6cm 胶布覆盖固定。次日早上 7 时除去敷贴物。敷贴开始于放疗第一天，直至放疗结束。非放疗日及暂停放疗日均不进行敷贴。

方法六：加味养阴清肺汤含服

1. 药物组成

黄芩 15g，金银花 15g，麦冬 15g，生地黄 15g，玄参 15g，贝母 15g，丹皮 15g，白芍 15g，黄芪 30g，薄荷 6g，甘草 6g。（昆明医学院第三附属医院）

2. 适应证

急性放射性口腔黏膜炎。

3. 使用方法

上述中药水煎成 500mL 药液，从放疗开始每日 1 剂，每天 6 次含服，每次含漱 10~15 分钟后将药液慢慢咽下。

方法七：中药含服液

1. 药物组成

金银花 50g，水牛角粉 50g，玄参 20g，生地黄 20g，麦冬 20g，连翘 10g，淡竹叶 10g，甘草 10g。（中山大学光华口腔医学院）

2. 适应证

放射性口腔黏膜炎。

3. 使用方法

将上述中药加水 1000mL，煎成 500mL 药液，过滤后装容器内冷藏备用。放疗期间用药液含服，每 2 小时 1 次（每日 6 次），先含服 2 分钟再缓慢吞服。

4. 注意事项

如有过敏现象立即停药，给予对症处理。

方法八：穿心草

1. 药物组成

穿心草 30g。（广西壮族自治区南溪山医院）

2. 适应证

放射性口腔炎。

3. 使用方法

上述中药用水煎成 300mL 药液，使用时先用温开水 100mL 漱口，后用穿心草药液 60mL 含服，嘱患者让药液在口腔停留 3 分钟后缓缓咽下，每天 5 次，放疗前 30 分钟、3 餐后、睡前各 1 次，于放疗前 1 天开始至疗程结束后 3 天。

4. 注意事项

含漱时间应大于 3 分钟，使药液与口腔黏膜充分接触，这样才能起到有效的防治作用。督促患者做好每日 5 次的含漱，清除口腔的食物碎片，保持口腔的清洁，减轻口腔炎和防止口腔感染的发生。

方法九：凉血解毒汤含漱

1. 药物组成

主要成分为生地黄、牛蒡子、太子参、白芍、乌梅、甘草、金银花等。（辽宁医学院附属第一医院）

2. 适应证

急性放射性口腔炎。

3. 使用方法

上述中药煎汤后约 400mL，每日 1 剂。放疗第一天开始至放疗结束使用，患者每次含 20～30mL 凉血解毒汤，10 分钟后吐出，每天 10～16 次。

4. 注意事项

嘱患者进行常规的口腔清洁、叩齿等基础护理。

方法十：益气养阴生肌方含服

1. 药物组成

党参 10g，白术 12g，麦冬 15g，知母 15g，金银花 30g，白芷 10g，珍珠母 30g，山药 12g，地骨皮 15g，生地黄 15g，生石膏 30g。（冀中能源邢台矿业集团总医院口腔科院内制剂）

2. 适应证

放射性口腔溃疡。

3. 使用方法

用中药煎煮机煎煮后，每剂中药 2 袋 × 200mL，每次 1 袋，每日 2 次，温服。放疗期间以上述中药制剂含服，每 2 小时 1 次（每日 6 次），先含服 2 分钟，再缓慢吞服。

方法十一：银翘散加减方

1. 药物组成

连翘 15g，金银花 15g，荆芥穗 15g，薄荷 30g，牛蒡子 20g，淡竹叶20g，芦根15g，桔梗10g，甘草10g，茯苓20g，薏苡仁30g，半枝莲20g，白花蛇舌草30g。

临床可根据病情随症加减。皮肤破溃加藿香20g，郁金12g；口干、口臭者加天花粉15g，葛根20g；咽喉肿痛者加玄参15g，马勃20g；伴咳嗽者加杏仁10g；小便短赤加黄芩15g，知母12g，栀子15g。（湖北省中医院）

2. 适应证

放射性口腔黏膜损伤。

3. 使用方法

水煎2次，各取汁200mL混匀，代茶频饮，每日1剂。

方法十二：复方山茶油

1. 药物组成

山茶油25mL，双料喉风散2.2g，核黄素片50mg。（广东省梅州市人民医院院内制剂）

2. 适应证

放射性口腔溃疡。

3. 使用方法

上药研成粉末，调匀后局部涂搽，每天4次，持续1周。

方法十三：珍珠粉

1. 药物组成

珍珠粉。（江苏大学附属医院肿瘤治疗中心）

2. 适应证

急性放射性口腔炎。

3. 使用方法

第一步使用温开水漱口。第二步使用1%双氧水含漱5～10分钟。第三步使用珍珠粉，每次0.3～1.0g，用5～10mL冷开水或生理盐水调成白色混浊液体送入口中，每天2～3次。

4. 注意事项

用药后 30 分钟内不可饮水和进食，以便让珍珠粉黏附于溃疡表面。

方法十四：鲜芦荟肉汁

1. 药物组成

鲜芦荟。（海南省海口市人民医院）

2. 适应证

放射性口腔黏膜损伤。

3. 使用方法

取新鲜芦荟，去刺及表皮后，将拇指大小的芦荟叶肉敷于前臂内侧皮肤上约 10 分钟，观察皮肤有无红痒等不适，如有则不可使用，如无则将果冻状芦荟肉捣烂含入口中或直接放入口中嚼碎，让其停留于口中约 20 分钟或更长时间，同时与口腔黏膜保持充分接触，然后慢慢咽下或吐出，每日 3 ~ 4 次，连续用药 10 天后进行疗效评价。

方法十五：康复新液联合蒙脱石散

1. 药物组成

康复新液、蒙脱石散。（河北省石家庄市第一医院）

2. 适应证

急性放射性口腔炎。

3. 使用方法

康复新液 10mL 与蒙脱石散 4.0g 搅拌成稀糊状，含漱 2 ~ 3 分钟，然后咽下，每日 4 次（3 餐后及睡前），使用后 20 分钟内禁食水。

方法十六：复方蛋黄乳

1. 药物组成

蛋黄（一周内的新鲜鸡蛋）、制霉菌素、盐酸丁卡因、维生素 B_2、维生素 E、鱼肝油、麻油等。（新疆医科大学第一附属医院院内制剂）

2. 适应证

急性放射性口腔黏膜炎。

3. 使用方法

将上药涂抹于全口腔黏膜表面，包括咽后壁黏膜，并对患处重复涂抹，每天 3~5 次，直至放疗结束后 2 周。用药剂量根据患者情况而定。

方药十七：中药雾化吸入方

1. 药物组成

玄参 15g，沙参 30g，麦冬 15g，天花粉 15g，桔梗 15g，金银花 15g，白花蛇舌草 30g，半枝莲 15g，百合 15g。

2. 适应证

急性放射性口腔炎。

3. 使用方法

每日 1 剂，水煎成 200mL，分 6~8 次雾化吸入。

方法十八：中药雾化吸入方 II

1. 药物组成

烧干蟾 15g，壁虎粉 20g，干姜 10g，麻黄 6g，海浮石 50g，竹茹 15g，枳壳 10g。

2. 适应证

急性放射性口腔炎。

3. 使用方法

每日 1 剂，水煎成 200mL，分 6~8 次雾化吸入。

方法十九：中药黏膜保护剂

1. 药物组成

黄芩、玄参、桔梗等。（中山大学附属第二医院）

2. 适应证

放射性口腔黏膜炎。

3. 使用方法

上述药物加水提取 3 次，每次 1.5 小时，合并提取液，过滤，滤液浓缩至相对密度 1.10～1.12，加入适量糊精，混合均匀，喷雾干燥，制成干浸膏粉，即得。予中药黏膜保护剂，一般用量为 5g，加水调配成糊状，每天 3 次，重症患者可增加用量至 10g，每天 3～4 次，或采用喷粉装置，直接将粉末状的药物喷于鼻咽部，每天 3～4 次。

方法二十：银荷漱口液

1. 药物组成

金银花、薄荷、甘草等。（广州中医药大学附属第二临床医院，广州陆军总医院）

2. 适应证

鼻咽癌围放疗期所致放射性口咽炎。

3. 使用方法

放疗同时使用银荷漱口液含漱，每次 2 分钟，每天 5 次，连续含漱至放疗结束。

方法二十一：穴位敷贴

1. 药物组成

吴茱萸、香附、大黄。（广西玉林市红十字会医院）

2. 适应证

放疗所致口腔黏膜损伤。

3. 使用方法

将中药吴茱萸、香附、大黄各等量研成细末备用。每次 2g，与陈醋调匀，待患者浴后或洗脚后，分两等分于晚上 7 时敷于双足涌泉穴，并用 6cm×6cm 胶布覆盖固定。次日晨 7 时除去敷贴物。敷贴开始于放疗第一天，直至放疗结束。

方法二十二：中药漱口液

1. 药物组成

板蓝根30g，决明子30g，金银花30g，蒲公英30g，皂角刺30g等。（广东医学院附属医院）

2. 适应证

放疗所致口腔黏膜反应。

3. 使用方法

中药水煎约15分钟，一剂中药煎至500mL为宜，放至微温，每天6~8次，夜间醒后也可含漱，含漱时稍提高舌尖片刻，使中药能充分接触口腔内各个部位。

4. 注意事项

老年患者如感到牙周不适，可根据年龄和耐受性，决定含漱次数和时间，一般每天不少于6次。中药液漱口时可以配合口腔护理。

方法二十三：中药鼻咽冲洗剂

1. 药物组成

玄参25g，皂角刺50g，黄芩35g，鱼腥草45g，蒲公英40g。（上海交通大学医学院苏州九龙医院）

2. 适应证

放射性黏膜反应。

3. 使用方法

水煎，取汁500mL，每天冲洗鼻咽2次，每次用250mL。

方法二十四：抗辐射喷雾剂合内服中药

1. 药物组成

（1）抗辐射喷雾剂：浙贝母12g，玄参12g，板蓝根24g，射干18g，生地黄15g，薄荷脑1g，冰片0.56g，甘草4g。（山东省肿瘤医院）

（2）内服中药方：党参15g，黄芪15g，白术10g，沙参20g，麦冬18g，生地黄20g，天花粉18g，白茅根30g，玄参10g，金银

花 12g，胖大海 10g，当归 10g，丹参 15g，川芎 12g，生甘草 20g。（山东省肿瘤医院）

2. 适应证

防治头颈部急性放射反应。

3. 使用方法

放疗第 1 天至放疗结束后 10 天，每天用抗辐射喷雾剂喷口腔、咽喉部 4~6 次，并内服中药。

4. 注意事项

（1）放疗时每天用生理盐水冲洗口腔、口咽、鼻咽和鼻腔。

（2）用药后 30 分钟内禁止饮水，以便使药物在口腔、咽部及鼻咽部存留时间尽量延长。

方法二十五：双料喉风散喷喉配合口服加味玉女煎

1. 药物组成

（1）双料喉风散：珍珠、人工牛黄、冰片、黄连、山豆根、甘草、青黛、煅人中白、寒水石。

（2）玉女煎加味：生地黄、麦冬、生石膏、知母、牛膝、太子参、明党参、射干、岗梅根、金银花等。（中山医科大学肿瘤医院）

2. 适应证

放疗所致口腔黏膜损伤。

3. 使用方法

双料喉风散喷喉，同时口服加味玉女煎。

方法二十六：外用清热解毒联合内服益气养阴生津方

1. 药物组成

（1）外用方（清热解毒）：地肤子、蛇床子、黄柏、黄精各 20g，苦参、白鲜皮、白芷、金银花各 15g。

（2）内服方（益气养阴生津）：沙参、太子参、北芪、百合各 30g，何首乌、白花蛇舌草各 20g，枸杞子、怀山药、白术、生地黄、石斛、当归、黄精各 15g。（海南省人民医院）

2. 适应证

放疗所致口腔黏膜损伤。

3. 使用方法

口服方加水煎至150mL，放疗期间每日服1剂，分2次温服。外用方加水煎成200mL，每日1剂，含漱。

方法二十七：中药喷雾剂联合口服中药

1. 药物组成

（1）喷雾剂：由浙贝母、玄参、生地黄、板蓝根、射干、薄荷脑、冰片、甘草组成，经提炼制成喷雾剂。

（2）内服剂：由党参、黄芪、白术、沙参、麦冬、生地黄、天花粉、白茅根、玄参、金银花、胖大海、当归、丹参、川芎、生甘草组成。（山东省肿瘤防治研究院）

2. 适应证

急性放射性黏膜反应。

3. 使用方法

于放疗第1天用至放疗结束后第10天，每天用生理盐水冲洗口腔、口咽、鼻咽、鼻腔，然后用雾剂喷涂口咽部，每天4~6次，内服中药每天1剂，用药时间同喷雾剂。

4. 注意事项

（1）用药后30分钟内禁止饮水，以使药物在口腔、咽部及鼻咽保留时间尽量延长。

（2）保持病室空气新鲜，环境适宜，每日定时开窗通气，并进行房间空气消毒，室温保持在25~31℃，湿度为60%~70%，必要时进行空气湿化。

（3）保持口腔清洁卫生，处理牙齿炎症，填补轻度龋齿，拔除深龋齿，待伤口愈合后进行放疗。每日饭后、睡前用软毛牙刷刷牙，温盐水漱口。

（4）鼓励患者多吃高蛋白、高维生素、清淡易消化的食物。

避免进食有刺激性、过冷、过热的食物，以免损伤口腔黏膜。

（二）预防口腔感染

方法：四黄消炎水联合代茶饮

1. 药物组成

（1）菊花、金银花、麦冬代茶饮。

（2）四黄消炎水。（牡丹江医学院附属二院）

2. 适应证

预防鼻咽癌放疗后口腔感染。

3. 使用方法

（1）自配中药四黄消炎水，每天 3 餐后和睡前漱口，每次 15 ~ 20mL，含漱 30 分钟。

（2）用菊花、金银花、麦冬泡茶饮用。

4. 注意事项

应配合中医情志护理，耐心解释放射治疗的重要性及放疗反应的必然性，鼓励患者调整情绪，消除思想顾虑，积极配合治疗。

（三）唾液腺损伤

方法一：加味清燥救肺汤

1. 药物组成

桑叶 10g，石膏 20g，甘草 5g，人参 10g，胡麻仁 15g，阿胶 6g，麦冬 20g，杏仁 10g，枇杷叶 10g，生地黄 30g，黄芩 15g，葛根 30g，天花粉 10g，沙参 15g，玉竹 10g，丹参 10g。（首都医科大学附属北京同仁医院，北京市中医药科技项目）

2. 适应证

防治放疗引起的唾液腺损伤和口腔黏膜炎。

3. 使用方法

以上药物煎水，每日约 600mL，分 6 次用，每次 100mL。先在口中含漱 3～5 分钟, 然后缓慢咽下。从放疗开始用至放疗完成后 1 周。

4. 注意事项

(1) 含漱前应适当加温, 以口腔舒适为宜。

(2) 含漱后 30 分钟内避免进食饮水, 以延长药液在口腔中的存留时间。

(3) 口干严重者可适当增加用量, 延长用药时间。

方法二：薄荷甘草漱口剂

1. 药物组成

薄荷 6g, 甘草 3g。(福建省中医学院附属人民医院)

2. 适应证

化疗所致唾液腺受损。

3. 使用方法

煎液含漱, 每日 4～6 次。

4. 注意事项

(1) 饮食宜清淡, 多吃蔬菜水果, 多饮开水, 不宜吃辛辣、煎炸等刺激食物, 以免导致热邪伤阴。

(2) 生活要有规律, 保证睡眠充足, 注意保持大便通畅。

方法三：中药生津剂

1. 药物组成

(1) 漱剂：金银花、菊花、山楂。

(2) 饮剂：党参、玄参、丹参、天冬、麦冬、甘草。(广东省口腔医院, 江西医学院第一附属医院)

2. 适应证

化疗所致唾液腺损伤。

3. 使用方法

饮剂和漱剂均煎水。饮剂每天 1 剂, 分 3 次口服, 每次约 60mL。漱剂每天 1 剂, 含漱, 每天不少于 4 次。

（四）牙齿及牙龈损伤

方法：当归杜仲散

1. 药物组成

当归、杜仲、大黄、石膏。（福建省中医学院附属人民医院）

2. 适应证

牙髓炎、根尖周围炎及牙周组织退行性变等。

3. 使用方法

将当归半份，杜仲、大黄、石膏各 1 份，混合研磨成粉末状散剂，过 100 目筛，备用。嘱患者晨间起床时，用洗净的手指或棉签蘸药粉涂擦轻摩患处牙龈 3 ~ 5 分钟。如牙周袋较深者，应将药物摩入牙周袋内。晚上临睡前，依同法施药一次。如此每日 2 次，每 15 日为 1 个疗程。

4. 注意事项

（1）晨间起床时使用其泻火效果最好。

（2）如病情需要，可多次重复治疗，一般无副作用。

（3）可结合心理护理、口腔护理和饮食护理。

（五）皮肤反应

方法一：芦荟外敷

1. 药物组成

鲜木立芦荟。（湛江农垦中心医院）

2. 适应证

鼻咽癌患者放疗后皮肤损伤。

3. 使用方法

将鲜木立芦荟洗净去刺后，捣烂，加入 75% 乙醇少许，再加入少许鸡蛋清，充分调匀放入消毒罐内备用。用时将药摊于消毒纱布上敷患处。每日换药一次，连续 24 小时敷药，9 天为 1 个疗程。

4. 注意事项

药厚约 0.5mm，宽度稍大于皮损边缘为宜。

方法二：碧玉散联合牛蒡解肌汤

1. 药物组成

（1）牛蒡解肌汤加减：牛蒡子、薄荷、连翘、栀子、牡丹皮、石斛、玄参、夏枯草、黄芩、白花蛇舌草、石膏。

（2）碧玉散：滑石、甘草、青黛。（广州中医药大学第一附属医院）

2. 适应证

放射性皮炎。

3. 使用方法

口服牛蒡解肌汤，外涂碧玉散。

方法三：中药外敷方

1. 药物组成

生马钱子、白芥子、血竭、红花、全虫、阿魏、片姜黄、元寸等 12 味中药。（河南安阳市肿瘤医院）

2. 适应证

放疗后皮肤纤维样变性。

3. 使用方法

先用热酒将阿魏化开，再将余药（除元寸）研为细末，用 55 度以上白酒调成糊状，再入元寸充分拌匀，瓷瓶收贮，勿令泄气，存放 3 天以上再用。先用温水洗净患处，视病变大小取塑料纸 1 张，将药糊平摊其上，敷于患处，外用橡皮膏或绷带固定。每日取下掺少许白酒再贴上。3 日 1 贴，2 个月为 1 个疗程。

4. 注意事项

该药有剧毒，只可外用，切忌内服。

（六）放疗后张口困难

方法一：中药贴熨方

1. 药物组成

全蝎、地鳖虫、蜈蚣、慈菇、苍耳子、冰片、芦荟。（长沙市郊中医药防治肿瘤研究所）

2. 适应证

鼻咽癌患者放疗后张口困难。

3. 使用方法

全蝎、地鳖虫、蜈蚣、慈菇、苍耳子、冰片、芦荟各等分，共研细末，用时先取白蜡 100~150g，高温熔解，再取药末 30g 加食醋适量调成糊状，入蜡液中对匀，倒入两个直径约 8cm 的搪瓷盆中，待凝固后，隔布置于双侧下颌关节处，覆盖两个 10cm × 10cm 棉垫。嘱患者自行揉按，并行张口运动，每次 20 分钟，重复治疗，加热至蜡不液化、患者皮肤能耐受为度。每日可行 2~3 次，3 天更换 1 次药物，21 天为 1 个疗程，连用 2~3 个疗程。

4. 注意事项

运用时应结合患者体质、年龄、病程、脉象等情况，酌情配合内服汤药以调整患者整体情况，可能疗效更著。

方法二：血栓通加归七软坚散外敷

1. 药物组成

（1）归七软坚散：当归 15g，乳香 15g，没药 15g，田三七 10g，全蝎 5g，威灵仙 30g，鳖甲 15g，冰片 10g，地龙 30g，葛根 20g。

（2）血栓通注射液。（湖南中医药大学附属第一医院）

2. 适应证

鼻咽癌患者放疗后张口困难。

3. 使用方法

血栓通注射液 20mL 加入 5% 葡萄糖注射液 250mL 静滴，每日 1 次。归七软坚散调热蜡外敷颞颌关节处。

4. 注意事项

配合对症止痛、支持治疗，并同时行张闭口锻炼，每日 100 次。

方法三：穴位注射配合口服药

1. 药物组成

（1）穴位注射：利多卡因、维生素 B_{12}、地塞米松。

（2）口服中药：可在辨证论治的基础上，使用清热解毒、化痰散结、活血祛瘀的中药，如山慈菇、山海螺、桃仁、红花、泽泻、茯苓、鸡血藤、猫爪草、胆南星、法半夏、白花蛇舌草、蚤休、夏枯草、蜈蚣、毛冬青、三棱、莪术等药物，或加用平消胶囊、鼻咽灵片、六神丸等辅助中成药口服。（吉林省肿瘤医院）

2. 适应证

鼻咽癌患者放疗后张口困难。

3. 使用方法

（1）穴位药物注射：注射药物为 0.5% 利多卡因 3mL + 维生素 B_{12} 500μg/mL + 地塞米松 2.5mg/0.5mL，注射剂量为 2.25mL。

（2）注射穴位：双侧颊车穴、下关穴、大迎穴，几个穴位交替注射，每个穴位注射后按摩 3～4 天。

（3）具体操作：穴位经 0.1% 新洁尔灭棉球消毒后，用 5mL 注射器，5 号半针头，斜刺或直刺 0.5～0.6cm，回抽无血且患者针刺部位有酸痛麻胀感时，注射药物 2.25mL。随后按摩该处穴位 5～10 分钟，然后操作者将双手大拇指分别放在两侧颞下颌关节处，嘱患者鼓腮，按摩 5 分钟。

4. 注意事项

治疗时应注意同时结合康复训练和心理护理。

（1）张口锻炼：大幅度张口锻炼，即口腔迅速张开，然后闭合，张口幅度以可以忍受为限，或行叩齿动作，最大限度地张口，形似打哈欠，充分暴露口腔，停住数秒，然后闭口，但不发生上下牙间的叩击音。

（2）支撑锻炼法：根据开口情况选择不同大小的圆锥软木塞，置于上下门齿间或双侧磨牙区，交替支撑锻炼。张口强度以能忍受为度，保持开口度大于3cm。

（3）搓齿及咬合锻炼法：活动颞颌关节，锻炼咀嚼肌。侧向与前伸锻炼磨牙，患者口唇闭合，上牙与下牙交替进行侧向与前伸锻炼，使牙齿的咬合面受到摩擦，前伸锻炼时下前牙要越过并覆盖上前牙。

（4）咀嚼肌锻炼：患者口唇闭合，用力将两侧颊部向口腔前庭外侧伸展，使颊部吹鼓如半球形，还可每天对着镜子会心微笑、屏气及进行发声运动。

（5）颈部肌肉锻炼：如头颈向左右侧弯、旋转，动作宜缓慢，幅度不宜过大。

（6）舌肌锻炼：练习舌前伸、后缩、卷动等。

（7）心理护理：鼻咽癌患者常较悲观，情绪低落，当出现放疗反应时，更易丧失治疗信心。因此，调节患者的心理状态，进行心理护理非常重要。应向患者讲解放疗的意义，口腔黏膜急性反应及张口受限等并发症发生的原因，让患者理解坚持有效的预防及治疗对减少并发症发生的意义，消除患者的恐惧感，鼓励其树立战胜疾病的信心，使其积极配合治疗。

参考文献

[1]Vera - Llonch M, Oster G, Hagiwara M, et al. Oral mucositis in patients undergoing radiation treatment for head and neck carcinoma [J]. Cancer,2006,106(2):329 - 336.

[2]房彤. 头颈肿瘤病人急性放射性皮肤和口腔黏膜损伤的调查分析[J]. 中华放射医学与防护杂志,1998,18(5):350 - 351.

[3]张代钊. 中西结合治疗放化疗毒副反应[M]. 北京:人民

卫生出版社,2000:71.

[4]陶炼,张悦红.加味导赤散治疗放射性口腔溃疡82例[J].四川中医,2000,18(3):52.

[5]沈红梅,贾立群,黄杰,等.加味养阴清肺汤防治急性放射性口腔炎的临床观察[J].辽宁中医杂志,2012,36(6):1076-1079.

[6]李荣林,林仕荣.中药含服液防治放射性口腔炎的疗效观察[J].中华口腔医学研究杂志,2008,2(3):260-263.

[7]唐玉平,杨敏,林高娟,等.穿心草防治放射性口腔炎的护理研究[J].护理研究,2011,25(9):2479-2481.

[8]张文陆,王言,崔惠霞.凉血解毒汤对急性放射性口腔炎的治疗作用[J].肿瘤防治研究,2013,40(2):195-196.

[9]林志仁,杜和灵,吉飞熊.鲜芦荟肉汁治疗放射性口腔黏膜损伤106例[J].现代中西医结合杂志,2009,18(27):3354.

[10]冯淑萍,李成田,周淑英,等.益气养阴生肌方治疗放射性口腔溃疡疗效观察[J].河北中医,2010,32(9):1329-1330.

[11]何洋,赵兰花,王新.康复新液联合蒙脱石散防治放射性口腔炎30例临床观察[J].河北中医,2010,32(2):736-737.

[12]刘倩,罗秀丽.银翘散加减方防治鼻咽癌放疗后口腔黏膜损伤29例[J].陕西中医学院学报,2012,35(2):43-44.

[13]任建华,李超,熊奎.双柏散防治放射性口腔炎的临床观察[J].湖北中医学院学报,2009,11(3):24-25.

[14]刘添荣,赖和英,刘美英,等.复方山茶油外涂治疗放疗后口腔溃疡效果观察[J].护理学杂志,2001,16(1):19.

[15]黄贵华.柿霜PPA粉治疗放射性口腔溃疡42例临床观察[J].山西中医,2004,20(1):38-39.

[16]王洪丽,王天松.自拟抗炎修复液含漱内服对急性放射性口腔炎的防治作用研究[J].临床合理用药,2011,4(1):16-17.

[17]高阳,胡尔西旦,包永星,等.复方蛋黄乳防治头颈部肿

瘤急性放射性口腔黏膜炎的疗效观察[J]. 现代肿瘤医学,2011,19(3):454-456.

[18]段然,董敏. 珍珠粉治疗急性放射性口腔炎的疗效观察[J]. 海南医学,2009,20(1):273-275.

[19]宋晓,赵岩,李辉. 中药雾化吸入治疗放射性咽炎60例[J]. 中国煤炭工业医学杂志,2004,7(5):476.

[20]任军,何伟,刘宜敏,等. 中药黏膜保护剂治疗鼻咽癌放射性黏膜炎临床观察[J]. 广东药学院学报,2006,22(3):344-345.

[21]刘焱,贾英杰. 贾英杰治疗鼻咽癌放疗后口干症经验[J]. 辽宁中医杂志,2008,35(2):175-176.

[22]李树珍,林光惠,王博,等. 中药穴位敷贴防治鼻咽癌放疗中口腔黏膜反应的临床观察[J]. 中华护理杂志,1999,34(10):619.

[23]李柳宁,郑剑霄,徐凯,等. 中药含漱在鼻咽癌围放疗期的临床研究[J]. 辽宁中医杂志,2007,34(12):1749-1750.

[24]谭华凤,林燕珍. 中药液漱口治疗头颈部肿瘤病人放疗引起口腔黏膜反应的护理观察[J]. 齐齐哈尔医学院学报,2006,27(1):82-83.

[25]佟玲,李超,许昌韶. 中药鼻咽冲洗在鼻咽癌调强放射治疗中的临床意义[J]. 中国医药指南,2012,10(26):610-611.

[26]杨新华,钟兰俊,刘秀清. 中药减轻头颈部肿瘤放疗急性放射反应的临床观察[J]. 中国中西医结合杂志,2003,23(8):630-631.

[27]陈效莲,黄火文,李连华,等. 中医配合放射治疗鼻咽癌279例疗效观察[J]. 广州医药,1990,(2):18-19.

[28]符林梅. 内服外用中药配合放射治疗鼻咽癌28例[J]. 海南医学,1998,(3):207.

[29]钟兰俊,薛洪范,张卫亮,等. 中药防治头颈部放疗反应的观察和护理[J]. 当代护士,2000,(12):32.

［30］冯焕敏,刘波,岳文江.中医护理干预在鼻咽癌放疗后预防口腔感染中的作用研究［J］.中华医院感染学杂志,2013,23(11):2630-2631.

［31］谢媛熙.浅谈鼻咽癌放射治疗所致口腔并发症的中医治疗与护理［J］.中华护理杂志,1987,22(12):549-550.

［32］蒋李懿,高海,黄国莲,等.中药生津剂在头颈部放疗中对唾液 pH 值的影响［J］.江西医学院学报,2006,46(6):123-124,127.

［33］王伟文.中药芦荟外敷治疗56例鼻咽癌患者放疗后皮肤损伤的疗效观察［J］.广东医学院学报,1995,13(1):75-76.

［34］林丽珠.周岱翰教授以中医温病学说辨治肿瘤放射病的经验［J］.广州中医药大学学报,2006,23(2):176-178.

［35］焦智民,李明鹤,王冬果,等.中药外敷治疗放疗后皮肤纤维样变性34例的临床研究［J］.中华放射肿瘤学杂志,1995,4(2):124.

［36］章贤君,刘种德,刘凯波.中药贴熨方治疗鼻咽癌放疗后张口困难50例［J］.中国中西医结合杂志,1992,12(2):120-121.

［37］许利纯,张红,曾柏荣.血栓通加归七软坚散外敷治疗鼻咽癌放疗后张口困难疗效观察［J］.中国中医药信息杂志,2007,14(1):60.

［38］单晓慧,丛志军,陶雨香.中西医结合防治鼻咽癌患者放射性张口困难90例［J］.中国中医药现代远程教育,2013,11(8):32-33.

第六章　中医外治肿瘤手术相关并发症

第一节　上肢淋巴水肿

一、概述

乳腺癌是女性最常见的恶性肿瘤之一，其发病率呈逐年上升趋势。手术切除是乳腺癌的首选治疗手段，有15%~20%的患者会出现术后患侧上肢淋巴水肿，影响肢体功能，这也是乳腺癌术后的常见并发症之一。

乳腺癌术中的腋窝淋巴结清扫会损伤局部淋巴管，导致淋巴回流不畅，这是引起上肢淋巴水肿的最主要原因，术后放疗可使症状加重。临床多表现为肿胀、疼痛、沉重感及丹毒样发作。测量上肢周径是评估乳腺癌相关淋巴水肿的最常用方法，通常按水肿程度分为三级：①轻度水肿：患侧上肢的周径比健侧粗3cm以下，多限于上臂近端，常发生于术后短期内。②中度水肿：患侧上肢的周径比健侧粗3~6cm，水肿范围包括前臂和手背。③重度水肿：患侧上肢的周径比健侧粗6cm以上，皮肤硬韧，水肿波及整个上肢，包括手指，患者整个上臂及肩关节活动严重受限。

西医针对淋巴水肿的临床治疗更注重术前、术中预防，目前尚无有效的内科保守治疗方法，多以物理治疗为主。通过抬高患肢、加压绷带、局部按摩、热疗、功能锻炼等改善局部循环，促进淋巴回流。若患者皮下组织发生广泛纤维化改变，病情恶化，可选择行肿胀吸脂术、淋巴管－静脉吻合术等改善局部症状。

二、中医认识

依据乳腺癌术后淋巴水肿的临床症状、体征等，中医对本病相关论述相当于"水肿""痹证""瘀证"等病证范围。

1. 病因病机

《医宗金鉴》指出，"乳岩有肝脾两伤，气血凝结而成"，可见"气滞血瘀"是乳腺癌的发病基础，日久则凝聚为坚实有形之物。手术虽可移除有形之物，但"久病必瘀"，其病本质仍然不变。《血证论》有云："瘀血化水，亦发水肿，是血病而兼水也。"根据中医学观点，乳腺癌术后所致上肢淋巴水肿，其病因无外乎肝郁气滞、瘀血阻络。

情志活动与肝的疏泄密切相关。肝喜条达而恶抑郁，肝善疏泄则气机畅。肝气郁结，气滞不能行津，水停则聚而成湿，导致痰饮、水肿的发生。情志不遂，郁怒伤肝，肝气不舒，横乘脾土，致肝郁脾虚，气血化生无源，气虚不能行血，脾虚无以化湿，瘀血水湿互结，停留肌肤之间，发为水肿。

水肿致肢体肿胀，进一步是气血运行受阻，加重了气滞血瘀。津血生化同源，血瘀则痰饮聚，痰饮生则血难行，两者互为因果，导致病情逐渐加重，形成恶性循环。

2. 治则治法

针对水肿的治疗，《素问·汤液醪醴论》提出"平治于权衡，去菀陈莝……开鬼门，洁净府"的基本原则，但结合乳腺癌的发病特点，在此基础上可结合疏肝理气、活血化瘀、温经通络、利水消肿之法。

《血证论》曰："以肝属木，木气冲和条达，不致遏郁，则血脉通畅。"治疗本病应以肝为本，理气活血，但水肿病治疗应同时兼顾肺脾肾三脏，通调三焦水道。乳腺癌患者经手术治疗后，正气虚衰，而邪毒仍在，治疗上不可为求速效而滥用攻逐、破血之品，过用利水、活血诸法，临床辨证应注意阴阳、寒热、虚实之间的错杂与转化，标本兼顾。

临床对于药物外敷、针刺、艾灸的局部治疗，多根据"不通则痛""结者散之"而采取行气导滞、活血散瘀、利水消肿的治则。

三、外治方法

方法一：经验方

1. 药物组成

川芎 30g，老鹳草 30g，伸筋草 30g，红花 15g，桂枝 15g，豨莶草 30g，川乌 10g。（中日友好医院中西医结合肿瘤内科）

2. 适应证

乳腺癌术后所致上肢淋巴水肿。

3. 使用方法

水煎后加温水 1000mL，药液温度调至 35～40℃，外敷或浸泡患侧上肢，每次 20 分钟，每日 1 剂，早晚各 1 次。

4. 注意事项

皮肤破损者禁用，防止误服。

方法二：外洗消肿方

1. 药物组成

骨碎补 20g，桃仁 15g，红花 20g，细辛 10g，姜黄 15g，透骨草 30g，伸筋草 30g，鸡血藤 30g。（中日友好医院中西医结合肿瘤内科）

2. 适应证

乳腺癌术后上肢水肿。

3. 使用方法

水煎 1000mL，先熏后洗，每次 30 分钟。

4. 注意事项

患肢皮肤破损者禁用。

方法三：清热消肿汤

1. 药物组成

黄芩、茯苓、泽泻、夏枯草、僵蚕、当归、三七粉各 50g。（杭州市中医院）

2. 适应证

乳腺癌术后上肢淋巴水肿伴有红肿者。

3. 使用方法

上药经 2 次加水煎煮后，浓缩成 300mL。患者取平卧位，充分暴露患侧上肢，用纱布充分浸泡药液后，涂擦于整个患侧上肢。

4. 注意事项

注意保暖。

方法四：活血通络汤

1. 药物组成

生黄芪 30g，当归 10g，赤芍 10g，红花 15g，川芎 10g，丹参 20g，牛膝 10g，桑枝 10g，炮山甲 9g，路路通 15g，地龙 10g，葛根 15g，秦艽 10g，九香虫 6g，皂角刺 10g，苏木 10g，泽泻 10g，甘草 6g。手臂红肿热痛加柴胡、黄芩、忍冬藤、蒲公英。（湖南省邵阳市中医医院）

2. 适应证

乳腺癌术后上肢水肿患者。

3. 使用方法

上药加水，武火煎煮 30 分钟，共煎 2 次，各取汁 200mL，混合为 400mL，将药液趁热倒入木盆内，温度以 70℃为宜，将患侧上肢清洁后架于木盆上，用浴巾或布单围盖后熏腾，待药液温度降至 35~40℃，将患肢浸泡于药液中。每次 20~30 分钟，分早晚熏洗，每日 1 剂，15 天为 1 个疗程。

4. 注意事项

避免烫伤，若有不适，立刻停止熏洗。

方法五：通脉消肿散

1. 药物组成

延胡索 15g，乳香 15g，制没药 15g，香附 20g，透骨草 25g，鸡血藤 30g，威灵仙 30g，桑枝 15g，独活 15g，木瓜 20g，黄芪 30g。（广西医科大学附属肿瘤医院）

2. 适应证

乳腺癌术后上肢水肿。

3. 使用方法

上药研细末与 35 度白酒调匀，以布包好，用时将药包入锅，加水 1000mL，隔水蒸 45 分钟，取出，待温度降至 38℃左右，将药包热敷患处，每天早晚各 1 次，每次 15 分钟。

方法六：双柏散

1. 药物组成

侧柏叶 60g，大黄 60g，黄柏 30g，泽兰 30g，薄荷 30g。（广东省佛山市桂州医院）

2. 适应证

乳腺癌术后上肢淋巴水肿。

3. 使用方法

饮片共研细末，开水与蜜糖各半，与药末共调煮为稠糊状，热敷患处，每日上下午各 1 次。

4. 注意事项

以适当温度外洗，忌过热而烫伤皮肤导致感染。

方法七：皮硝外敷法

1. 药物组成

皮硝 250g，可反复使用。（浙江中医药大学附属第一医院）

2. 适应证

乳腺癌术后上肢水肿。

3. 使用方法

以棉布制成 40cm × 20cm 大小袋子，两侧置绑绳，可根据患肢肿胀部位来调节松紧程度。将皮硝晒干研碎后装入袋内，围敷于肿胀的上肢，30 分钟后卸下，每日 2 次。

4. 注意事项

外敷后用温水擦洗皮肤，减少对皮肤的刺激。

方法八：循经揉压及艾灸配合

1. 取穴

天泉、曲泽、大陵、劳宫、中冲。（山东威海市文登中心医院）

2. 适应证

乳腺癌根治术后上肢肿胀。

3. 操作方法

先采取揉压法从天泉穴开始揉压至中冲穴，对大陵、劳宫应重压。然后将艾条点燃，在距穴位 1 寸左右进行艾灸，顺序为从中冲穴到天泉穴，每个穴位灸 5～10 分钟，灸至皮肤有红晕为度。每日 1 次，连续治疗 15 日。

方法九：加味身痛逐瘀汤配合刺血拔罐法

1. 药物组成

秦艽 10g，川芎 10g，桃仁 10g，红花 10g，甘草 6g，羌活 6g，没药 10g，当归 10g，灵脂 6g（炒），香附 10g，牛膝 10g，地龙 10g（去土），薏苡仁 30g，茯苓 30g，桑枝 15g，益母草 10g。火热重者加黄柏 10g，气虚明显者加黄芪 15g。（河北医科大学第四医院）

2. 刺血拔罐取穴

天宗、肩贞、天井、手三里、中渚、孔最、支正、四渎及阿是穴。

3. 适应证

乳腺癌术后上肢水肿。

4. 使用方法

中药加味身痛逐瘀汤水煎服，日一剂，分早晚 2 次服用，坚持服用 8 周。刺血拔罐：选取患侧上肢天宗、肩贞、天井、手三里、中渚、孔最、支正、四渎及阿是穴或皮肤有硬结肿胀最明显的阳性结节点。充分暴露叩刺部位，选择合适体位，充分消毒叩刺部位皮肤表面。先用三棱针叩刺所选部位，然后在叩刺部位上拔罐 10 分钟后起罐。

5. 注意事项

最后需用无菌敷料擦拭刺出血液，再次消毒叩刺部位。三棱针、火罐或气罐注意消毒。

参考文献

[1]朱世杰. 李佩文治疗乳腺癌经验撷英[J]. 北京中医药，2008,27(3):173-175.

[2]唐莉,王华中. 活血通络汤行中药熏洗在乳腺癌术后上肢水肿患者中的应用[J]. 实用预防医学,2012,19(2):251,233.

[3]陈闯,刘俊波,黎汉忠,等. 通脉消肿散外敷治疗乳腺癌患侧上肢肿胀 40 例临床观察[J]. 湖南中医杂志,2013,29(6):44-46.

[4]李珍,刘永存,钟小玲. 双柏散外敷治疗乳腺癌术后上肢淋巴水肿临床观察[J]. 辽宁中医药大学学报,2009,11(1):86-87.

[5]张咏梅,计芬琴,杜晶晶,等. 清热消肿汤为主治疗乳腺癌术后上肢淋巴水肿观察[J]. 浙江中医杂志,2013,48(1):48.

[6]李海龙,王芳,高秀飞.皮硝外敷治疗乳腺癌术后上肢水肿48例[J].传统医药,2013,22(8):96-97.

[7]王天松,于铭.循经揉压及艾灸配合肢体康复训练治疗乳腺癌根治术后上肢肿胀30例[J].河北中医,2002,24(9):667.

第二节　术后腹胀

一、概述

腹胀是腹部外科手术后最常见的并发症,常见于腹盆腔恶性肿瘤术后,由于麻醉及手术后胃肠蠕动功能受抑制,导致手术后肠功能恢复迟缓及肠麻痹的发生,还与手术损伤程度等许多因素有关,可导致患者腹胀难忍,严重者可恶心、呕吐。其对术后胃肠吻合口和腹壁切口的愈合有很大影响,并延长患者禁食期限,影响患者术后恢复。重度腹胀不仅可以使患者极度不适,而且还可以引起呼吸困难、下腔静脉血液回流受阻,对肠道吻合口和切口的愈合有不良影响。运用中西医结合措施,如中药灌肠、腹部热敷、脐周敷贴、按摩、针灸等方法促进了患者排气功能的恢复,促进胃肠蠕动,有利于腹胀症状的消除,达到了气机通畅,腑气下行之功效。

二、中医认识

中医认为,手术后腹胀属于"金刃所伤"的范畴,腹部手术后脉络损伤,气血瘀滞,津液亏损,气血亏虚,脾胃功能失调,致大肠传导功能失司,气机津液塞滞而腹胀、腹痛。对于恶性肿瘤患者,正气亏虚,加之术后更伤正气,故应属虚实夹杂证,急则治其标,应理气活血通腑。通腑为治疗大法,六腑以降为顺,以通为用,故治以行气通腑、降逆除胀之法,使气机流畅、肠鸣转气、便通胀消。

三、外治方法

方法一：复方莱菔子散

1. 药物组成

莱菔子、木香、当归、川芎、肉桂。（湖北省大冶市中医医院）

2. 适应证

术后腹胀。

3. 使用方法

莱菔子去壳炒热，余药按常规炮制，上述药物共研细末，散剂装入棕色瓶内备用。将复方莱菔子散 3 ~ 5g 置于神阙穴上，用加热之麝香膏覆盖，4 小时换药 1 次。

4. 临床研究

彭秋芬、雷小玲等临床观察表明，复方莱菔子散预防术后腹胀有效率达 100%，治疗术后腹胀有效率达 99.3%。与对照组比较，有显著性差异（$P < 0.01$），且无任何副作用，可促进肠功能早日恢复，有利于患者早期进食，早日康复。

方法二：莱菔承气汤

1. 药物组成

莱菔子 30g，乌药 12g，木香 10g，厚朴 15g，枳实 10g，大黄 10g（后下），芒硝 10g，大腹皮 15g，桃仁 10g，红花 10g。（天津市蓟县人民医院）

2. 适应证

术后腹胀。

3. 使用方法

水煎浓缩至 100mL，冷却至 38℃ 左右后取 50mL，保留灌肠，每天 2 次，连续灌肠 3 天。

方法三：中药热敷加针灸

1. 药物组成

（1）热敷中药：香附 30g，川芎 30g，莱菔子 50g，木香 30g，厚朴 30g，青皮 30g，枳壳 30g，小茴香 50g，麻黄 20g，吴茱萸 30。（甘肃省泾川县人民医院）

（2）穴位：足三里、公孙等。

2. 适应证

腹部手术后腹胀。

3. 使用方法

（1）上述药物蒸热后敷于脐部，可在患者脐窝神阙穴，脐周的中脘穴、天枢穴、中极穴，每次热敷 30 分钟到 1 小时，每日 2 次。

（2）可针刺足三里、公孙等，用平补平泻法，留针 30 分钟，每 5~10 分钟针一次。

（3）部分患者在使用上述方法的基础上，无禁忌证时可用新斯的明足三里穴位注射，有禁忌证者可用当归注射液、丹参注射液配合内关、公孙，效果更佳。

方法四：理气活血通腑针法

1. 取穴

足三里、上巨虚、下巨虚、内关、三阴交。

效果不明显者加天枢、中脘。

2. 方法

以上诸穴针刺得气后用泻法强刺激，留针 20 分钟。

方法五：耳穴贴压结合针刺足三里

1. 穴位组成

耳穴中脾、胃、大肠、十二指肠、交感、三焦；体穴足三里。（广东省中医院肛肠科）

2. 适应证

大肠癌术后患者。

3. 使用方法

耳穴贴压：准备好乙醇、棉签、耳穴模型、耳穴探测笔、胶布、托盘，选表面光滑、大小和硬度基本一致的王不留行子，使用前用沸水烫洗 2 分钟，晒干装瓶备用。采用 2 寸（0.3mm × 50mm）针灸针。用 75% 乙醇棉签把耳郭擦净晾干，对照耳穴模型，用耳穴探测笔在上述穴位探测敏感点，留下压迹。将王不留行子贴附在 0.5cm × 0.5cm 小胶布中央，用镊子夹住贴敷在压迹上，适当按压穴位，以产生酸麻微痛及热感为宜。每日按压耳穴 4 次，每次每穴按压 20 ~ 30s。

针刺足三里：标记患者双侧足三里穴，确保每次针刺区域一致，75% 乙醇针刺处 2cm 范围消毒，对准选定穴位，快速进针过皮，送针至一定深度，出现酸、麻、胀等针感后，留针 20 分钟后拔针，每日一次。疗程为术后第一日起至患者恢复肠鸣音、排气、排便及饮食。

4. 注意事项

治疗在术后第一天即可开始。隔天更换一次胶布，使用中应防止胶布潮湿或污染，以免引起皮肤炎症。如治疗过程中患者出现不适，如晕针、严重感染等，可根据实际情况及时中止治疗。

方法六：吴茱萸热熨

1. 药物组成

中药封包 10cm × 10cm，内含吴茱萸 100g，粗盐 100g。

2. 适应证

虚寒腹胀。

3. 结直肠癌术后患者

使用方法：患者取半卧位或仰卧位，用 75% 乙醇棉球消毒双侧足三里穴，将预先准备的药包放入微波炉中，加热 3 分钟直至药物散发出香气，温度控制在 40 ~ 45℃，将药包贴敷于足三里穴上，以患者感到温热而不烫伤皮肤为宜，用胶带固定。热熨每次持续 20 分钟，每日 3 次，每 3 天更换 1 次药物，7 天为一个观察周期，直至肛门排气、排便为止。

4. 注意事项

随时观察热敷局部有无皮肤潮红、瘙痒、水疱、渗液等过敏表现，观察有无皮肤灼伤。热熨后患者可在室内散步，注意避风，防止受凉。

方法七：穴位贴敷

1. 药物组成

大黄、枳实、芒硝、厚朴、陈皮、木香等，研成细末调成糊状。（山东中医药大学第二附属医院妇产科）

2. 适应证

妇科腹腔镜术后胃肠功能紊乱。

3. 使用方法

中药穴位贴敷（神阙、中脘、天枢、关元、足三里），每日一换，连敷 3 日。

参考文献

［1］彭秋芬,雷小玲,肖月英,等.复方莱菔子散外敷防治术后腹胀的临床观察［J］.湖北中医杂志,2002,24(9):32.

［2］张建君.理气活血通腑针法治疗术后腹胀疗效观察［J］.内蒙古中医药,2001,30(10):39.

［3］杨利群,陈哲宇.莱菔承气汤灌肠对术后腹胀的治疗作用［J］.中国中西医结合外科杂志,2003,9(3):194-195.

［4］梁瑞红,李红.腹部手术后腹胀的中医护理观察［J］.中国民族民间医药,2013,22(7):148.

第三节　术后创口不愈

一、概述

早期恶性肿瘤的主要治疗手段为手术切除，创口不愈为术后常见并发症，临床可见创面不鲜，创口周围暗红发硬，或局部表皮组织坏死干结，创口中央向内塌陷，间断性脓液或渗液流出，或见创口长期脓水淋漓，恶臭难闻，或伴局部组织水肿，不仅影响术后放疗的正常进行和功能恢复，而且给患者带来精神和肉体上的痛苦。目前，西医治疗有局部换药，紫外线、二氧化碳激光局部照射等。

二、中医认识

创口不愈属中医"疮疡"范畴。中医认为是由于气血亏虚，局部经络不通，气血瘀滞，热盛肉腐而成脓，正气不足，不能鼓阳排邪，创口则长期溃破不敛。治疗当从整体出发，治以补养气血，托里透毒，活血祛腐，除湿敛疮。

三、外治方法

方法一：紫归长皮膏

1. 药物组成

生地黄、甘草、当归、轻粉、橡皮粉、紫草、地骨皮、大黄等。（上海交通大学医学院附属第九人民医院）

2. 适应证

乳腺癌术后创口不愈。

3. 使用方法

创面常规消毒，膏药外敷，每2天1次。

4. 注意事项

保持创面清洁，定时消毒、换药。

方法二：紫草油纱布

1. 药物组成

香油1000g，紫草100g，当归、蜂蜡各45g，冰片5g。（新疆昌吉州中医院）

2. 适应证

术后创口不愈合、慢性溃疡。

3. 使用方法

（1）制备：取香油倒入净锅内，中火炼至没有油泡沫后，将紫草入油锅内炸成紫红色油，入当归炸至药枯，取出，除去药渣，滤取油液，放温时加蜂蜡和冰片，用净玻璃棒搅拌均匀，将消毒好的纱布块放入其中浸透，取出后放入消毒盒中高温消毒灭菌备用。

（2）用法：创面常规消毒，创口较深或有窦道者，用双氧水清除窦道内脓液及分泌物，将麝香粉粘在紫草油纱布引流条上，放至窦道底部，创口表浅者将紫草油纱布直接外敷于创面上，面积略超过周围正常皮肤。分泌物较多时，每日换药2次；分泌物减少时，改为每日换药1次；无分泌物，创面新鲜时，隔日换药1次。

4. 注意事项

保持创面清洁，定时消毒、换药。

方法三：乳没生肌散

1. 药物组成

乳香、没药、血竭、赤芍、白芷、龙骨、冰片等。（河北医科大学中医院）

2. 适应证

术后创口不愈，慢性溃疡。

3. 使用方法

上药共研细末，过 120 目筛，储瓶避光备用。创面常规消毒，腐肉多者先清创，然后将乳没生肌散均匀撒在创面上，外敷消毒纱布，胶布固定。创口较深或有窦道者先用 H_2O_2 清洗创面或窦道，将乳没生肌散撒在凡士林纱条上，放置于窦道底部，外敷消毒纱布固定。分泌物多时每天换药 1 次，分泌物减少、创面新鲜隔天换药 1 次。

4. 注意事项

保持创面清洁，定时消毒、换药。

参考文献

[1]廖明娟,黄纲,王永灵,等.中医内外合治治疗乳腺癌术后伤口不愈 35 例[J].新中医,2010,42(1):52－53.

[2]李晓红.紫草油纱布治疗创口不愈 32 例[J].四川中医,2001,19(2):58.

[3]赵翠芬,石玉兰,王春煦.乳没生肌散治疗创面久不愈合72 例[J].新中医,2007,39(3):61－62.

[4]高文武,高迎文.生肌散治疗创口不愈 95 例小结[J].四川中医,2003,21(8):73－74.

第四节　术后胃瘫

一、概述

腹部手术后胃瘫综合征（PGS）也称功能性胃排空障碍，是指胃大部切除术后激发的非机械性梗阻因素引起的功能性胃排空延迟，是临床上常见的腹部手术后的并发症之一，发生率为3%～4%。PGS 可表现为饱腹感、胃肠胀气、胃－食管反流、腹部疼痛、恶心、呕吐、体重下降等，严重者可引起并发症，从而延迟患者康复、降低生活质量。

目前，国际上尚无统一的 PGS 诊断标准，国内学者普遍采用的诊断标准为：①经 1 项或多项检查提示无胃流出道机械性梗阻，但有胃潴留。②胃引流量每天 > 800mL，并持续 10 天以上。③无明显水、电解质紊乱和酸碱失衡。④无引起胃瘫的基础疾病，如糖尿病、甲状腺功能减退等。⑤无应用影响平滑肌收缩药物史。

PGS 确切的发病机制尚未明确，一般认为与下列因素相关：①胃壁完整性缺失，正常胃排空功能受损。②胃电起搏点被切除，胃电起搏细胞数量减少，结构萎缩。③手术刺激影响胃正常调控功能。④胃迷走神经损伤。⑤麻醉时使用阿片类药物，延缓胃排空。⑥术后腹腔感染、营养不良、水及电解质失衡等易导致胃张力减退，运动减弱。

目前，西医主要内科治疗手段为：静脉营养支持，使用促胃肠动力药、大环内酯类抗生素、5 - 羟色胺受体激动剂、奥曲肽等。外科手段主要为：使用胃电起搏器、造口手术、胃切除手术等。

二、中医认识

1. 病因病机

肿瘤术后胃瘫综合征可归属为中医"痞满""呕吐""胃胀""纳呆"等范畴。中医认为，它的发生是由于手术损伤脾胃，脾胃运化失司，痰湿内阻，气滞血瘀，中焦气机升降失常，痞塞不通而成。临床上肿瘤术后胃瘫综合征治疗不同于普通外科术后胃瘫治疗，多以泄热通腑为主，但疗效并不理想。原因是普通外科患者以青壮年为多，体内湿热内蕴，术后余热未尽，因此以泄热通腑为主治疗效果显著。肿瘤患者以中老年为多，随着年龄增长，脏腑机能减退，阳气渐虚，加之手术损伤，以脾胃阳虚、虚寒内盛为主，此时采用大寒之药清热通腑为禁忌，应以温阳行气为主要治疗法则。

2. 治则治法

温阳通腑，健脾和胃，行气消痞，活血祛瘀。

三、外治方法

方法一：中医外治法

1. 药物组成

外敷中药方：木香、香附、丁香、厚朴、枳壳、姜半夏各20g，穿山甲10g，当归10g。

中药灌肠方：枳实、枳壳、厚朴、槟榔、乌药、桔梗、姜半夏。（北京中医药大学附属东方医院肿瘤科）

2. 适应证

腹部手术后胃瘫。

3. 使用方法

（1）中药外敷

1）药物制备：外敷中药方，如脘腹畏寒重，加乌药20g，干姜、肉桂各10g；大便不通，加枳实20g；疼痛加白芍、延胡索各20g。研成细末，混匀，以蜂蜜或油调成糊状药膏备用。

2）敷药方法：选上脘、中脘、下脘、神阙穴为贴敷点，敷药时用温水清洗局部穴位后，以鲜姜片轻擦穴位，再外敷上述药膏，外敷面积5.5cm，敷药厚度约为2mm，敷盖纱布，在纱布上再盖一层塑料薄膜，用无纺布固定，每日更换1次。

（2）灸法：隔上述外敷药膏艾灸，灸时揭去上面的纱布及薄膜，也可隔姜灸，另配灸足三里穴，每次灸20~30分钟，每日2次。

（3）中药灌肠

1）灌肠方：枳实、枳壳、厚朴、槟榔、乌药、桔梗、姜半夏。

2）灌肠方法：用第一、第二煎混合药液 200mL 灌肠用，每日灌肠 2 次，每次 100mL。药液温度以 39～41℃为宜，插入肛管深度 15～20cm，插入后将药液滴入，灌肠后，嘱患者先左侧卧，后右侧卧，最后平卧 30 分钟再起床，使药液均匀地分布在肠腔内，保留 1 小时以上，利于药液充分吸收，更好地发挥作用。

（4）观察指标：观察患者胃肠动力恢复时间，以肠鸣音恢复及肛门排气、拔出胃管、可进食为准。治疗时间为 4 周。

4. 注意事项

注意是否有皮肤过敏出现。

方法二：中药灌肠法

1. 药物组成

半夏 9g，黄芩 8g，黄连 4g，干姜 6g，人参 6g，炙甘草 6g，大枣 12 枚。

痞满较甚者去大枣，加枳实 10g；湿浊较重者加广藿香 10g，云苓 15g，茵陈 12g；寒邪较重者去黄芩，加肉桂 4g，良姜 6g。

2. 适应证

术后胃瘫。

3. 使用方法

每日 1 剂，水煎 2 次，取汁 600mL，分 2 次保留灌肠，3 天后逐渐过渡为胃管给药，1 周为 1 个疗程。

方法三：脐疗

1. 药物组成

小茴香、吴茱萸、肉桂、丁香等，等分研末封包，每包 15g。

2. 适应证

术后胃瘫。

3. 使用方法

术后常规用药，于 12 小时后给予加味暖脐散敷脐，以 3cm×3cm 无过敏胶布敷贴固定，每天更换 1 次，连用 3 天。

方法四：针刺法

1. 穴位组成

主穴：脾俞、胃俞、三焦俞。

配穴：足三里、丰隆、三阴交。

2. 适应证

术后胃瘫。

3. 使用方法

针刺时首先采取俯卧位，用 0.3mm×50mm 毫针，针刺背俞穴时针尖斜向脊柱成 45 度，进针 1~1.5 寸，得气后，将艾条剪成 1cm 长，套在针柄上，点燃施灸，共三壮，灸毕行针，再留针10 分钟，起针。刺配穴时采取仰卧位，进针得气后留针 15 分钟。每日 1 次，10 次为 1 个疗程。

方法五：子午流注按摩法

1. 穴位组成

合谷、足三里。

2. 适应证

术后胃瘫。

3. 使用方法

在术后常规治疗的基础上，5：00~6：00 按摩双侧合谷穴，8：00~9：00 及 22：00~23：00 按摩足三里穴，每穴 10~15 分钟。要求取穴正确，手法由轻到重，以患者有酸、麻、胀、痛感为度。择时选穴是根据中医子午流注理论，以经络气血流注的盛衰时间为主体而优选十二经疗效最佳的腧穴。

方法六：针药并用外治法

1. 药物组成

中药穴位贴敷方：砂仁、姜半夏、厚朴、枳实、香附、冰片等。（首都医科大学附属北京中医医院）

2. 适应证

肿瘤腹部手术后胃瘫。

3. 穴位组成

针刺穴位选用王乐亭"老十针"加减，包括内关（双侧）、足三里（双侧）、天枢（双侧）、上脘、中脘、下脘、气海。

4. 使用方法

针刺手法为平补平泻，留针 20 分钟，每日 1 次。中药穴位贴敷：药物研成粉末，每次取 10g 加适量凡士林调成糊状，外敷神阙及双侧涌泉，用 6cm×6cm 大小贴膜固定，外敷数小时后取下。针刺及外敷中药同时应用，每日 1 次，连续使用至胃瘫缓解，最长疗程为 21 天，如 21 天后判断无效，终止使用针刺＋外敷中药，继续应用基本治疗。

5. 注意事项

不能实施针刺的部位不予针刺。出现过敏现象即停用并洗净用药部位。

方法七：针刺联合穴位贴敷

1. 药物组成

丁香 10g，厚朴 10g，枳壳 10g，干姜 15g，肉桂 10g，穿山甲 15g，全蝎 6g 等。（北京中医药大学东方医院肿瘤科）

2. 穴位组成

足三里、三阴交、太冲、内关。

3. 适应证

消化道恶性肿瘤术后胃瘫。

4. 使用方法

在西医治疗组基础上采用自拟胃瘫外敷方加味穴位贴敷，用黄酒、蜂蜜等调成圆形膏药，微波炉高火加热后贴敷于中脘穴及神阙穴，每次贴敷时长 4～6 小时，每日 1 次。针刺联合穴位贴敷组在穴位贴敷组治疗基础上加用普通针刺治疗，针刺主穴选取足

三里、三阴交、太冲、内关，得气后留针 30 分钟，15 分钟行针
1 次，每日 1 次。

5. 注意事项

针刺不良反应主要包括晕针、滞针、弯针、断针、血肿等。

参考文献

[1]杨东东,杨琨,聂双发. 胃十二指肠术后胃瘫综合征的危险因素分析[J]. 山东医学,2012,52(6):63.

[2]斯厚刚. 腹部手术后胃排空障碍 30 例影响因素分析[J].中国乡村医药,2012,19(16):7.

[3]陶莹,张雅丽. 腹部手术后胃瘫综合征的治疗进展[J].现代中西医结合杂志,2010,19(1):117-119.

[4]左明焕,孙韬,姜敏,等. 中医外治法治疗肿瘤术后胃瘫综合征 31 例[J]. 世界中医药,2011,6(2):124-125.

[5]周琳. 半夏泻心汤治疗胃大部切除术后胃轻瘫 20 例[J].国医论坛,2004,19(3):5-6.

[6]马朝群,陈德轩,朱永康,等. 加味暖脐散敷脐对手术后胃肠功能的影响[J]. 中国中西医结合消化杂志,2006,14(5):328-329.

[7]邵乐文,俞小玲. 择时选穴按摩对胃肠道术后肠蠕动恢复的影响[J]. 中华护理杂志,2006,41(8):752-753.

[8]陈明,冯健,许晓峰,等. 肠动散敷脐促进腹部术后肠蠕动的临床研究[J]. 中国中西医结合外科杂志,2002,8(6):412-413.

[9]白晶梅,晋梅. 针刺加艾灸治疗胃瘫临床疗效观察[J].中国社区医师,2013,15(4):245-246.

[10]张伟. 加味身痛逐瘀汤配合刺血拔罐治疗乳腺癌术后上肢肿的临床研究[D]. 河北医科大学,2018.

[11]谭双. 耳穴贴压结合针刺足三里对大肠癌术后胃肠功能恢复的临床研究[D]. 广州中医药大学,2016.

［12］李益萍．吴茱萸热熨联合早期进食对结直肠癌术后胃肠功能恢复作用的研究［D］．浙江中医药大学，2017.

［13］王芸,魏本翠．穴位贴敷对妇科腹腔镜术后胃肠功能紊乱的临床观察［J］．世界最新医学信息文摘，2018，18(58)：140 - 141.

［14］刘惊涛,邓强．中医外治法对食管癌术后患者胃肠功能恢复的效果观察［J］．医学信息，2018，31(11)：145 - 147.

［15］郭佼．针药并用外治肿瘤腹部手术后胃瘫的疗效评价［D］．北京中医药大学，2017.

［16］田桢,李泉旺,肖俐,等．针刺联合穴位贴敷治疗消化道恶性肿瘤术后胃瘫综合征［J］．中医学报，2018，33(6)：953 -957.

第七章 中医外治肿瘤生物靶向药及免疫相关不良反应

第一节 生物靶向药物相关皮疹

一、概述

近年来，肿瘤的靶向治疗在临床的应用逐年增多，发挥的治疗作用也日益增大，即将成为 21 世纪具有前景的肿瘤治疗方式。目前，临床应用较为广泛的一类分子靶向药为小分子的酪氨酸激酶抑制剂（TKI），其中表皮生长因子受体拮抗剂（EGFRIs）类药物效果突出。2005 年 EGFR – TKI 的第 1 个产品在中国上市，2007 年特罗凯也登陆中国，除了良好的疗效，我们也发现了它们与化疗药物完全不同的毒性，EGFR – TKI 的主要副反应有皮肤不良反应、乏力、腹泻、恶心、呕吐、间质性肺炎等，其中比较严重的是皮肤不良反应。

EGFRIs 导致的最常见的皮肤不良反应包括痤疮样皮疹、瘙痒、皮肤干燥、皮肤红斑、毛细血管扩张、手足皮肤反应、指甲或甲周改变（甲沟炎）、毛发改变（如斑秃、脱发、睫毛过粗、毛发过多等）和色素沉着，也有出现荨麻疹和过敏的报道。依据 FDA 批准的Ⅲ期临床研究的结果，吉非替尼的皮疹发生率为 47%，其中 3 ~ 4 级毒性占 4.2%；厄罗替尼为 75%，其中 3 ~ 4 级毒性占 4.8%；西妥昔单抗为 90%，其中 3 ~ 4 级毒性占 4.8%；也有报告中称，8% ~ 17% 患者发生中度或严重副作用从而导致药物的剂量调整或治疗中断。皮疹导致患者无法参与正常的社会活动，而且可能导致靶向药物减量甚至停药，一定程度上限制了 EGFRIs 类药物的应用，严重影响患者的生活质量，影响肿瘤的治疗效果。

对 EGFRIs 相关皮肤不良反应的准确分级是进行有效干预治疗的基础。2007 年 12 月我国肿瘤学专家共商表皮因子受体抑制剂相关皮肤不良反应的防治，以局部应用抗生素及激素软膏为主，轻度皮疹不进行特殊处理，重度皮疹减少靶向药的用量甚至停药。

二、中医认识

1. 病因病机

EGFRIs 导致的痤疮样皮疹主要分布在皮脂腺丰富的头面部、颈部、前胸及后背等处，中位发生时间为服药后 1~2 周，在服药 3~4 周时达到高峰。EGFR - TKI 类药物导致的痤疮样皮疹与寻常型痤疮相似，可以借鉴对痤疮的认识。中医称为"肺风粉刺""风刺""粉刺"。中医学认为，痤疮的发生与风、湿、热三邪密切相关。如《医宗金鉴·肺风粉刺》云："此症由肺经血热而成。每发于面鼻，起碎疙瘩，形如黍屑，色赤肿痛，破出白粉汁，日久皆成白屑。"EGFR - TKI 类药物导致的痤疮样皮疹与常见的痤疮又有不同，伴有明显的瘙痒，具有"风邪"的特点，结合中医理论，初期符合风热、中期符合湿热、后期符合阴虚燥热。所以我们认为 EGFR - TKI 药物属于中医的"风邪""热邪"范畴，风邪持续时间较短，患者的瘙痒症状初期明显，逐渐缓解，热邪持续时间较长，以至于伤阴，燥证出现，患者周身皮肤干燥、菲薄，《素问·阴阳应象大论》曰"燥胜则干"，认为阴虚血燥为皮肤干燥的主要病机。

从中医证型分析，患者服用 EGFR - TKI 后，无论患者原来的证型如何，都会表现出典型的 EGFR - TKI 证型，初期：针头至粟米大小淡红色丘疹为主，分布于颜面、鼻唇、颈项、胸背周围，此起彼伏，瘙痒明显，微触痛，自觉干燥，皮色红或不变，面色潮红，口干不明显，舌红苔薄黄。中期：脓疱性痤疮样皮疹为主，或见于局部，或见于全身，皮疹色红，触痛瘙痒明显，或抓之易破，糜烂渗液，皮红，口臭溲黄便秘，舌红，苔黄腻。后期：皮疹稀疏，皮肤干燥，皮肤菲薄，有紧绷感，瘙痒，脱屑，皮色淡红，伴疲乏、口干眼干，大便干，或牙龈肿痛，舌质红，苔少或光剥无苔。

2. 治则治法

治疗上多采用清热、利湿、祛风为主，辅以养血滋阴。初期以风热型多见，宜疏风清热为主；中期则多表现为湿热型，以清热利湿为主；晚期常演变成阴虚燥热型，治疗上多采用滋阴清热，养血润肤之法。

三、外治方法

方法一：止痒平肤液

1. 药物组成

黄芩、苦参、白鲜皮等。（中日友好医院）

2. 适应证

EGFR - TKI 治疗相关的中、重度皮肤不良反应（包括痤疮或脓疱样丘疹，皮肤瘙痒、皮肤干燥等）。

3. 使用方法

（1）颜面部：给予止痒平肤液制成的面膜外敷，每次 30 分钟，每日 2 ~ 3 次，完成后用清水洗净。

（2）头部皮疹：将止痒平肤液直接外涂于皮疹部位，每次 30 分钟，每日 2 ~ 3 次，完成后用清水洗净。请勿强力清除分泌物。

（3）其他部位：将止痒平肤液直接外涂于皮疹部位，每次 30

分钟，每日 2～3 次，完成后用清水洗净。

（4）若皮疹广泛：可以将止痒平肤液加入洗澡水中，睡前泡洗 30 分钟。

4. 注意事项

避免用搔抓、摩擦或热水烫洗等方式止痒，禁止用手挤压皮疹，防止感染及炎症扩散，愈后遗留凹陷性瘢痕。

5. 临床研究

观察表皮生长因子受体拮抗剂相关皮疹 120 例：在痤疮样皮疹改善方面治疗组有效 57 例，稳定 23 例；对照组有效 7 例，稳定 33 例。在瘙痒程度改善上治疗组有效 45 例，稳定 35 例；对照组有效 3 例，稳定 37 例。

方法二：皮肤外洗方

1. 药物组成

皮肤外洗方：忍冬藤 30g，野菊花 15g，紫花地丁 30g，蚤休 30g，五倍子 15g，地肤子 15g，丹皮 30g，赤芍 30g。（中日友好医院）

2. 适应证

EGFR - TKI 治疗相关脓疱样皮疹。

3. 使用方法

内服荆防四物汤加减，皮肤外洗方煎汤外洗。

方法三：金银花水湿敷

1. 药物组成

金银花 50g。（四川省肿瘤医院）

2. 适应证

轻度 EGFR - TKI 治疗相关皮疹。

3. 使用方法

金银花 50g，加水 1000mL，用文火煎沸 10 分钟，湿敷患者皮疹处，每日 3 次，每次敷 10 分钟左右。

方法四：裴氏黄白散

1. 药物组成

明矾、寒水石各 200g，黄柏 500g。（甘肃省肿瘤医院）

2. 适应证

易瑞沙所致皮肤不良反应。

3. 使用方法

上药共研细末，过 100 目筛，使用时取适量用沸水冲泡后，无菌纱布湿敷患处。湿敷范围大于皮疹部位 2 ~ 3cm，加塑料软薄膜外裹，以防药物水分蒸发而降低疗效，每日 5 ~ 6 次。

方法五：中药水剂

1. 药物组成

苦参 16g，百部 16g，马齿苋 30g，麦冬 30g，丁香 10g，苍耳子 15g，金银花 30g，荷叶 16g。（江苏省中医院）

2. 适应证

靶向治疗所致轻、中、重度皮疹。

3. 使用方法

取上药，加入 1000mL 水中煮沸，文火煎 20 分钟，冷却后轻轻外洗皮疹患处，轻度患者每天清洗 2 次，中度患者每天清洗 3 次，重度患者每天清洗 4 次，均以 2 天为 1 个疗程。

参考文献

［1］Rhee J，Oishi K，Garey J，etal. Managenment of rash and other toxicities in patients treated with epidermal growth factor receptor － targeted agents［J］. Clin Colorectal Cancer，2005，5（Suppl2）：S101.

［2］余芳国，林丽珠. 中医药防治恶性肿瘤若干问题探讨［J］. 世界科学技术——中医药现代化，2009，11（5）：758 － 763.

［3］王红岩，邹超，崔慧娟，等. 外用清热利湿中药治疗表皮生长因子受体拮抗剂相关皮疹 120 例临床研究［J］. 北京中医药大学

学报(中医临床版),2013,20(4):14-17.

　　[4]张海霖,王国蓉,张仕碧.金银花液湿敷防治放疗加西妥昔单抗致皮肤反应的效果观察[J].中华护理杂志,2010,45(4):307-310.

　　[5]邱玉梅.治疗易瑞沙所致皮肤不良反应的疗效观察[J].西部中医药,2012,25(11):80-82.

　　[6]夏淳.中药水剂治疗肺癌患者口服吉非替尼所致皮疹的临床疗效观察[J].临床合理用药杂志,2019,12(17):62-63.

第二节　靶向药物所致皮肤干燥综合征

一、概述

　　靶向药物所致皮肤干燥综合征主要见于应用 EGFR - TKI 治疗的患者,该种皮肤干燥综合征的系列表现为全身或局部皮肤干燥、脱屑、皲裂、瘙痒、疼痛,严重者可有出血、擦伤,瘙痒、疼痛明显者可影响患者的生活及睡眠,给患者造成心理压力。除皮肤症状外,EGFR - TKI 所致皮肤干燥综合征还可伴有不同程度的全身症状,如眼睛干涩、口干、便秘,口腔、鼻腔、阴道等黏膜组织干燥,其中口干最为常见。

　　在 EGFR - TKI 的皮肤相关不良反应中,皮肤干燥一般不作为首发症状,常出现在皮疹之后,发生率为53.4%,多数发生在靶向药应用的5周之内,可与瘙痒并见。西医治疗主要以外用胶体燕麦霜、表皮生长因子软膏、维生素 K_1 乳膏等。

二、中医认识

1. 病因病机

　　《素问·阴阳应象大论》曰“燥胜则干”,靶向药所致皮肤干燥综合征以皮肤干燥、咽干、口干等一系列症状为主要表现，属"燥证"范畴。中医认为，EGFR – TKI 药物乃风邪、热邪，长期应用，热邪持续侵袭人体，耗伤阴液，脉道空虚，气阴两虚，无以润养肌肤，出现皮肤干燥、脱屑，甚至皲裂，乃血虚津亏，肌肤不得濡养而枯裂；若伴自觉瘙痒明显，则为血虚风燥之证候；若严重至出现皮损难愈，是气血虚弱不足以荣养；若患者觉局部皮肤疼痛或触痛，气血两虚，推动无力，加以津亏血燥，导致瘀血阻滞于肌肤，不通则痛。总而言之，"阴虚"为该病之本，多表现为血虚津亏等诸证。

2. 治则治法

《素问·至真要大论》中提及"燥者润之""燥者濡之"之法，为治疗燥证之总则，故治疗须以"滋阴养血，生津润燥"为要，体内津血充实则脏腑官窍、四肢百骸得以濡养滋润，肌肤之干燥自除。"治风先治血，血行风自灭"，故伴瘙痒症状明显者，应兼以养血活血。

三、外治方法

方法一：活血润燥乳膏

1. 药物组成

当归 30g，荆芥 15g，红花 10g，鸡血藤 20g，玉竹 20g。（中日友好医院）

2. 适应证

靶向药相关皮肤干燥（包括皮肤瘙痒、脱屑、色素沉着等）。

3. 使用方法

上药水煎 200mL，配维生素 E 乳 100mL 充分混匀调成糊状，装瓶。使用时用棉签蘸取适量乳膏涂抹于患处，每日 1~2 次。

4. 注意事项

避免过度搔抓患处，以防造成皮损。

方法二：纯中药萃取养肤霜

1. 药物组成

丹参、红景天、甘油、硅油、十六醇十八醇硬脂酸等。（中日友好医院院内制剂）

2. 适应证

靶向药相关皮肤干燥（包括皮肤瘙痒、脱屑、色素沉着等）。

3. 使用方法

清洁皮肤后将养肤霜均匀涂抹于干燥皮肤表面，每日 2 次，21 天为一疗程。

4. 注意事项

避免过度搔抓患处，以防造成皮损。

参考文献

［1］彭艳梅. 中医药治疗 EGFRIs 相关皮肤不良反应的临床和实验研究［D］. 北京中医药大学，2019.

［2］Jaka A，Gutierrez RA，Lopez PA，etal. Predictors of tumor re - sponse to cetuximab and panitumumab in 116 patients anda review of approaches to managing skin toxicity［J］. ActasDermosifiliogr，2015，106（6）：483 - 492.

［3］彭艳梅，张静怡，崔慧娟，等. 基于网络药理学分析止痒平肤液治疗靶向药相关皮疹和皮肤瘙痒的分子机制［J］. 中医杂志，2018，59（19）：1674 - 1678.

［4］邹超. 外用中药制剂治疗 EGFRIs 相关皮肤干燥的临床研究［D］. 北京中医药大学，2013.

第三节 靶向药物所致手足皮肤反应

靶向药物所致手足皮肤反应的病机与化疗药物所致手足综合征类似，但亦有所区别。使用化疗药物更容易发生虚寒瘀阻证，使用靶向药物更容易发生热毒蕴肤证，血虚风燥证与药物并无明显相关性。

化疗药物所导致的手足综合征常是对称性异常感觉，暗红色斑疹、水肿、脱皮、脱屑，与中医证型中的虚寒瘀阻证表现相似；靶向药物导致的手足皮肤反应常是感觉异常和烧灼感、红斑、角化过度、周围有炎症红肿，与中医证型中热毒蕴肤证表现更为相似。两者均有脱皮、脱屑的表现，考虑与血虚风燥证的症状相似。具体外治法可参见第四章第二节。

第四节　免疫相关性皮肤不良反应

一、概述

自 2014 年 7 月首个 PD－1 抑制剂 Nivolumab（纳武单抗）在日本获批用于治疗无法切除的黑色素瘤以来，恶性肿瘤的治疗逐渐步入免疫治疗的新时代，免疫治疗已经成为治疗恶性肿瘤的重要手段之一。

PD－1 抑制剂免疫治疗是一把双刃剑，在增强 T 细胞抗肿瘤功能的同时，也会导致自身免疫耐受失衡，产生免疫应答介导的毒副作用，称之为免疫相关不良反应。其中，PD－1/PD－L1 导致的免疫相关不良反应可以累及肺、肝、结肠、皮肤等不同器官，造成皮疹、瘙痒、咳嗽、恶心、腹泻等不良反应，其中又以皮肤不良反应最为常见，包括斑丘疹样皮疹、苔藓样皮疹、瘙痒症、白癜风、Stevens－Johnson 综合征等，轻者可逆，对症支持治疗可控制，重者危及生命，局限了免疫治疗的作用。对于免疫相关性皮肤不良反应，西医治疗主要是外用或口服糖皮质激素、霉酚酸酯等免疫抑制治疗，严重者需停用免疫检查点抑制剂。

二、中医认识

1. 病因病机

免疫治疗相关皮肤不良反应临床上常表现为伴有瘙痒、烧灼感的淡红色斑疹或紫红色苔藓样皮疹、银屑病、大疱性类天疱疮、多形红斑等，严重者伴有发热、咽痛、关节痛或腹痛的症状，中医认为这种皮肤及全身表现是药毒内郁化热，热毒炽盛，内入营血，气血两燔，一方面耗伤津液而肌肤失养，一方面灼伤血络，致迫血妄行而成。因此，可见患处疼痛、肿胀、灼热及红斑；湿热互结，蕴于肌肤，故发血疱甚至溃烂，伴发热、咽痛等热证表现。

2. 治则治法

热毒内盛，燔灼营血，久必生瘀。因此，免疫相关皮肤不良反应的中医外治应以清热解毒、透毒通络为主要原则。常用药物为大黄、紫草、黄芩、黄连、丹皮、马齿苋等。

三、外治方法

方法一：丹皮凉血外洗液

1. 药物组成

丹皮15g，大黄20g，苦参15g，紫草10g，地肤子20g，蛇床子10g。（中日友好医院）

2. 适应证

免疫治疗相关皮肤不良反应，以皮疹、皮肤红斑、灼热、瘙痒为主要表现。

3. 使用方法

上药水煎200mL，调至35~40℃，外洗皮损部位。

4. 注意事项

避免用搔抓、摩擦或热水烫洗等方式止痒，禁止用手挤压皮疹，防止感染及炎症扩散或愈后遗留凹陷性瘢痕。

方法二：中药湿敷法

1. 药物组成

黄连 20g，黄柏 20g，地肤子 15g，马齿苋 15g，五倍子 10g。（中日友好医院）

2. 适应证

免疫治疗相关皮肤不良反应，适用于皮损表现为红肿热痛，伴有瘙痒、渗出等。

3. 使用方法

上方加水 1000mL，煮沸后 30 分钟，纱布浸透，常温下湿敷患处。每天 2 次，每次 20 分钟。

方法三：止痒平肤液

1. 药物组成

黄芩、苦参、白鲜皮等。（中日友好医院）

2. 适应证

免疫治疗相关的皮肤不良反应，以皮肤瘙痒、干燥为主要特征。

3. 使用方法

（1）颜面部：给予止痒平肤液制成的面膜外敷，每次 30 分钟，每日 2~3 次，完成后用清水洗净。

（2）头部皮疹：将止痒平肤液直接外涂于皮疹部位，请勿强力清除分泌物。

（3）其他部位：将止痒平肤液直接外涂于皮疹部位。

（4）若皮疹广泛：可以将止痒平肤液加入洗澡水中，睡前泡洗 30 分钟。

4. 注意事项

避免用搔抓、摩擦或热水烫洗等方式止痒，禁止用手挤压皮疹，防止感染及炎症扩散或愈后遗留凹陷性瘢痕。

方法四：金银花水湿敷

1. 药物组成

金银花50g。

2. 适应证

轻度免疫治疗相关皮疹，适用于普通脓疱性丘疹，范围较局限，无继发感染征象。

3. 使用方法

金银花50g，加水1000mL，用文火煎沸10分钟，湿敷患者皮疹处，每日3次，每次敷10分钟左右。

参考文献

[1]斯晓燕,何春霞,张丽,等.免疫检查点抑制剂相关皮肤不良反应诊治建议[J].中国肺癌杂志,2019,22(10):639-644.

[2]李明,周博洋,李邻峰.PD-1/PD-L1抑制剂的皮肤不良反应[J].中国麻风皮肤病杂志,2019,35(8):509-512.

[3]HEPPT MV,STEEB T,SCHLAGER JG,eta1.Immune checkpoint blockade for unresectable Ormetastatic uveal melanoma:a systematic review[J].Cancer Treat Rev,2017,60:44-52.

[4]汶柯,童永亮,蔡芸,等.PD-1/PD-L1抑制剂导致免疫相关不良事件文献计量分析[J].中国新药杂志,2019,28(15):1907-1912.

[5]刘惠民,张维广.中药外洗治疗剥脱性皮炎30例[J].北京中医,1994(4):24.

第八章　中医外治肿瘤常见症状

第一节　便秘

一、概述

便秘是指粪便在肠内滞留时间过久，秘结不通，排粪周期延长，或周期不长但粪质干结，排粪艰难，或粪质不硬，虽有便意但便而不畅的症状，是肿瘤患者尤其是消化系统肿瘤患者常见的症状之一。

不同于普通的便秘患者，肿瘤患者的便秘往往由癌肿的堵塞、长期卧床胃肠运动减弱、吗啡等止痛药物的副作用等引起。便秘不仅会影响患者的进食，进一步恶化患者的营养状况，而且增强肠道对毒素的吸收，加重肠道肿瘤患者的负担，甚者会导致肠梗阻。

西医常用开塞露、甘油灌肠等治疗手段，虽然有一定效果，但往往难以持续奏效，易反复。

二、中医认识

1. 病因病机

中医学认为，便秘属腑气不通、大肠传导失司，并受到患者体质、饮食习惯、脏腑功能等诸多因素影响。便秘又可分为久病体弱、无力排便，津亏液少、肠道失润的虚秘；热结肠道，粪便内结的实秘。肿瘤患者因脏腑功能减退、气血阴阳亏虚，加之久卧病榻，往往导致肠道运化失司，传导无力，故肿瘤患者的便秘为虚实夹杂之证，以虚为本，以标为实。

2. 治则治法

早期肿瘤患者正气尚存，可以攻积泻下治标为主，辅以益气养阴之法；晚期肿瘤患者，尤其是老年患者，治疗多以益气养血、养阴增液为主，辅以行气通腑。

三、外治方法

方法一：中药腿浴方

1. 药物组成

生大黄 30g，枳实 15g，火麻仁 10g，杏仁 10g，栀子 10g，厚朴 10g，桃仁 10g，生地黄 10g，莱菔子 15g，陈皮 10g，淫羊藿 10g，木香 10g。

2. 适应证

便秘。

3. 使用方法

上述药物水煎后加入温水 1000mL，放入足浴盆中，将水温调至 35～40℃，浸泡双足及双下肢。

4. 注意事项

双下肢有皮肤破损者禁用。

方法二：消胀散脐敷 + 择时穴位按压

1. 药物组成

消胀散：黄芪、大黄、莱菔子、附子、麝香等。（上海中医药大学附属曙光医院）

2. 适应证

气虚体弱便秘、老年功能性便秘。

3. 使用方法

（1）取穴：气海、天枢、曲池、神阙。

（2）临床操作：清洁脐部后，以消胀散敷脐，每3天更换1次。根据子午流注，卯时（5:00~7:00）大肠当令，主管全身气血流行，指导患者此时指压气海、天枢、曲池、神阙，每穴各持续1分钟，重复3~5次。

4. 注意事项

脐部出现过敏反应要停用。

方法三：行气消积、通下润肠法脐敷

1. 药物组成

大黄、芒硝、桃仁、枳实、冰片。（天津中医药研究院附属医院）

2. 适应证

肠失温润、推动无力而致大肠传导失职之虚秘。

3. 使用方法

（1）药物制备：按6:6:3:3:1的比例将中药研成粉末，凡士林用温水稀释，与中药粉末调成膏状，制成厚度约0.5cm、大小约3cm×3cm的药饼。

（2）临床操作：将制备的药饼敷于脐中神阙穴，胶布固定。每次敷10小时，每天1次。

4. 注意事项

脐部出现过敏反应要停用。

方法四：中药保留灌肠

1. 药物组成

芒硝12g，生大黄20g（后下），枳实15g，厚朴15g，蒲公英15g，赤芍10g，甘草6g。（福建省肿瘤医院）

2. 适应证

热结气滞便秘。

3. 使用方法

（1）药物制备：上述中药水煎，去渣，取液200mL，温度为

39～41℃。

（2）临床操作：将制备好的中药倒入可调节的灌肠装置，连接 16 号单硅胶导尿管，患者每日午饭后 2 小时排空小便，取左侧卧位，屈膝，臀下垫 10cm 软枕，将导尿管前端涂石蜡油后轻轻插入肛门 20～25cm，用胶布固定在一侧臀部，打开调节开关缓缓灌入药液，约 25 分钟灌完，灌完后拔管，清洁肛周，保留 30～60 分钟，每日 1 次，持续 7 天。

4. 注意事项

动作要轻柔，注意插入导尿管要足够深，避免液体直接刺激直肠而引起排便反射。

方法五：针灸治疗

1. 适应证

热秘、气秘。（河北省鸡泽县中医院）

2. 使用方法

（1）取穴：照海、支沟穴为主穴，临证选配曲池、合谷、阳陵泉、足三里、脾俞、气海穴等。

（2）临床操作：平补平泻，每 10 分钟运针 1 次，留针 30 分钟。每日 1 次，5 次为 1 个疗程，间隔 3 天进行下一疗程。

方法六：导法＋经穴推拿

1. 药物组成

36～37℃白开水 20mL，蜂蜜 20mL。（广州市越秀区中医医院）

2. 适应证

阴虚便秘。

3. 使用方法

（1）药物制备：36～37℃白开水 20mL，蜂蜜 20mL，充分溶解。

（2）取穴：合谷、足三里、上巨虚、中脘、神阙、天枢、支沟、水道、归来、丰隆、长强。

（3）临床操作：每日或隔日灌肠 1 次。先用拇指按揉合谷、足三里、上巨虚、中脘、神阙、天枢、支沟、水道、归来、丰隆穴各 3～5 分钟，再用手掌以顺时针方向环形按摩腹部 10 分钟，使热量深透腹部，最后按压长强穴 2 分钟。

4. 注意事项

按摩前患者要排空小便，饭后 30 分钟内不能按摩，操作者指甲不宜过长，按摩应均匀柔和有力、缓慢持久，强度以患者局部有酸胀感为宜，疗程为 4 周。

参考文献

［1］汪小冬，蔡俊萍，张雅丽．消胀散敷脐配合择时穴位按压外治便秘的效果［J］．解放军护理杂志,2013,30(16):29－31.

［2］石剑峰，董月萍．中药敷脐治疗慢传输型便秘 38 例疗效观察［J］．新中医,2010,42(6):35－36.

［3］林惠芳，吴曦，林秀妹．中药保留灌肠治疗晚期癌症患者便秘 35 例［J］．福建中医药,2011,42(3):41.

［4］苗新胜，金诚信．针刺治疗便秘 76 例［J］．中医外治杂志,2009,18(4):51.

［5］李晓霞．导法配合经穴推拿治疗功能性便秘临床观察［J］．光明中医,2013,28(4):748－751.

第二节　腹泻

一、概述

腹泻是指粪便含水量及大便次数增加，粪便稀薄或水样，不成形，带黏液脓血或未消化的食物，常见于急慢性肠炎、肠易激综合征、溃疡性结肠炎等肠道疾病。

腹泻也是肿瘤（尤其是胃肠道肿瘤）患者常见的症状之一，患者经过放化疗后，往往出现化疗相关性腹泻、放射性肠炎等继发病变，出现肠道功能紊乱，炎性渗出物和黏液分泌增多，产生腹泻甚至黏液脓血便症状。长期慢性腹泻，会引起肠道吸收功能降低，水液和电解质紊乱，加重肿瘤患者的营养不良，降低免疫能力，出现恶病质。

目前，西医以对症止泻为主，辅以补液、补充电解质，但往往只能产生短期效果。

二、中医认识

腹泻属中医学"泄泻"范畴，其病机多为脾胃虚弱，肾阳虚衰。

1. 病因病机

腹泻往往因感受外邪、饮食不洁（节），致脾胃虚弱，不能运化水谷精微，反化生湿浊，清浊不分，混杂而下。病久及肾，损伤肾阳，阳气不足，脾失温煦，更致难愈。肿瘤患者因癌毒内侵，久病内伤，加之忧愁多虑，脾胃必虚弱失运，而经过手术之大伤气血、化疗之扫除余癌后，虚者愈虚，易形成脾肾阳虚之顽固性腹泻。

2. 治则治法

早期之腹泻多为实证，当以运脾化湿为法，健脾胃之气，祛内生之湿。肿瘤患者往往是虚证为主，当以温阳止泻为法，温脾肾之阳，止虚寒之泻。由于患者脾胃运化功能较差，口服药物常常事倍功半，配合中医药的外治法，透皮及里，疗效更著。

三、外治方法

方法一：丁桂散贴脐

1. 药物组成

丁香、肉桂、吴茱萸、小茴香、干姜、冰片等。

2. 适应证

消化道虚寒性腹泻。

3. 使用方法

将上述药物按一定比例研磨成散，外敷于脐部，外用纱布固定，每日 1 次，每次 8～12 小时。

方法二：中药敷剂

1. 药物组成

黄连、吴茱萸、丁香各 15g，肉桂、木香各 10g。（安阳市肿瘤医院）

2. 适应证

阳虚型腹泻。

3. 使用方法

（1）药物制备：上述诸药精选并筛碾成粉末状，装于小药袋内封口备用，每袋 20g。每次用前取 1 袋，用 40℃ 米醋 15mL 调成糊状。

（2）临床操作：患者取仰卧位，暴露脐部，取调好的糊剂置于脐内填满（用量 5g 左右），轻按压，余者（约 15g）均匀平涂于两层纱布之间（范围 6cm×6cm），敷盖脐部。用大于纱布范围的一次性输液包装塑料袋覆盖其上，宽胶布固定，必要时用绷带固定。嘱患者尽可能取仰卧位。每天更换药物 1 次，7 天为 1 个疗程。

4. 注意事项

脐部皮肤如出现红肿、皮疹、灼痛、水疱等过敏现象，应暂停敷脐。

方法三：艾叶、干姜脐部热敷

1. 药物组成

艾叶 60g，干姜 60g。（湖北省武汉市第九医院）

2. 适应证

顽固性腹泻。

3. 使用方法

艾叶 60g（切丝），干姜 60g（捣成粉末），拌匀，用纱布包纳，敷于脐部及下腹部（关元穴），然后用远红外线或光热照射，每次 30 分钟（亦可用热水袋热敷，每次 30～50 分钟）。每日 2 次，5 天为 1 个疗程。用药过程中无须换药。

4. 注意事项

注意热敷温度，避免灼伤。

方法四：祛泻壮元袋

1. 药物组成

附子、淫羊藿、黄芪、白术、茯苓、木香、白芍、陈皮、乌梅、地榆、甘草等。（烟台市市直机关医院）

2. 适应证

虚寒型腹泻。

3. 使用方法

（1）药物制备：诸药混合共碾成粉，以 25g 药粉装入直径约 12cm 的圆形布袋内，并展平缝纫固定，即为一个药贴。

（2）临床操作：取两个药贴分别装于布袋，并用宽松紧带分别固定于神阙穴（肚脐）与命门穴（第二腰椎棘突下），昼夜不取。

4. 注意事项

对药袋中药物过敏者忌用。

方法五：痛泻要方足浴

1. 药物组成

痛泻要方由白术、白芍、防风、陈皮等组成。（广西壮族自治区骨伤医院）

2. 适应证

伴有腹痛症状的腹泻。

3. 使用方法

水煎浴足，每日 2 次，每次 30 分钟左右，水温根据患者自己的耐受情况调节，一般为 30～40℃。

4. 注意事项

周围神经病变、糖尿病足患者注意泡洗温度，避免烫伤。

方法六：天灸敷药

1. 药物组成

天灸药饼：白附子、白芥子、细辛、延胡索、甘遂。（广州中医药大学第一附属医院）

2. 适应证

慢性顽固性腹泻。

3. 使用方法

（1）药物制备：取上述诸药各等分，研极细末加生姜汁调成膏状铺平，厚约 0.2cm，将其切成 1cm×1cm 方块，在药块中央加入适量麝香备用。

（2）取穴：天枢、关元、中脘。

（3）临床操作：于初伏、中伏、末伏取药饼贴敷于选定的穴位上，于每伏交替时加用大肠俞、胃俞、脾俞穴，用 3cm×3cm 胶布固定。贴药后局部出现灼热发红或轻微刺痛即可将药物去除，一般可贴 2～3 小时。如患者局部有灼热刺痛可提前去除药物，如局部反应不明显，可适当延长贴药时间。

4. 注意事项

（1）嘱患者当天禁食寒凉生冷和辛辣之物，敷药的部位 10 小时内不宜着冷水。

（2）若去药后局部皮肤有轻度灼热、发红或起小水疱为正常现象，可在局部涂上万花油。

（3）若敷药局部出现较大水疱，可用消毒针将水疱挑破，涂上龙胆紫，再覆盖消毒纱布，防止局部感染。

参考文献

[1]张先俊,王传良,鞠爱红.祛泻壮元袋治疗虚寒性腹泻的临床研究[J].临床和实验医学杂志,2003,2(3):180-182.

[2]陆达海,覃翠竹,李翠葵.中医外治法治疗肠易激综合征的疗效观察[A].中国中西医结合学会消化系统疾病专业委员会、广西壮族自治区中西医结合学会.第21届全国中西医结合消化系统疾病学术会议暨国家级中西医结合消化系统疾病新进展学习班论文汇编[C].北京:中国中西医结合学会消化系统疾病专业委员会、广西壮族自治区中西医结合学会,2009:327-329.

[3]胡斌清.艾叶、干姜脐部热敷治疗顽固性腹泻21例[J].上海中医药杂志,2008,42(4):39-40.

[4]冯碧芳,李月梅.天灸敷药治疗慢性腹泻44例[J].新中医,2006,38(5):61.

[5]许守芳.中药敷脐治疗甲氨蝶呤化疗致腹泻效果观察[J].护理学杂志,2004,19(5):35-36.

第三节　失眠

一、概述

失眠是临床常见的一种睡眠障碍,作为一种生理心理疾病,主要表现为睡眠时间不足和(或)睡眠质量不佳,并引起身体机能低下。

对于恶性肿瘤患者而言,由于体内肿瘤的存在,以及手术、放化疗等创伤性治疗后,往往会造成身体内环境的紊乱,加上癌症本身带来的疼痛及心理压力,极大地影响患者的睡眠质量,从而导致恶性肿瘤患者更容易出现失眠,甚至顽固性失眠。

目前,西医往往采取镇静类、抗焦虑抑郁类药物口服治疗失眠，短期效果尚可，但长期应用往往具有成瘾性、耐药性、导致效果大大降低。

二、中医认识

失眠，中医称为"不寐""不得卧"等，总的病机可概括为阳盛阴衰，阴阳失交。正如《类证治裁》所载："阳气自动而静，则寐；阴气自静而动，则寤。不寐者，阴阳不交也。"

1. 病因病机

失眠以五脏虚弱为本，气滞、痰浊、血瘀、热扰为标，本虚标实，虚实夹杂，病位在心，与肝、胆、脾、肾等脏腑密切相关。张景岳言："盖寐本乎阴，神其主也，神安则寐，神不安则不寐。其所以不安者，一由邪气之扰，一由营气之不足耳。"故顽固性失眠的病机总体分为虚、实两方面。虚者责之肾精亏虚，心肾不交；心脾气血两虚，脑神失养。实者责之肝胆气郁，化火上扰；痰瘀互阻，上阻脑络。

肿瘤患者经过手术、放化疗等治疗后，五脏皆虚，气血亏虚，同时会产生诸多病理产物，如痰浊、瘀血等，包括未清除的癌毒，致痰瘀互结、气滞血瘀。早期肿瘤患者，往往由于体内癌毒较盛，加之外来治疗对自身的侵袭，失眠常表现为烦躁易怒、易惊醒、因难以耐受的癌痛无法入睡、彻夜不能眠等；而晚期肿瘤患者，正气虚羸，心神失养，失眠常表现为头晕乏力、精神萎靡、多梦易醒。

2. 治则治法

失眠患者因症状、情绪、心理等表现的不同，治法也不尽相同，虚者以宁心益气、养血安神、交通心肾为法，实者以清热化火、理气化瘀化痰为法。肿瘤失眠患者往往虚实夹杂，治疗上往往要虚实并治，益气养血安其心神，化痰逐瘀祛其邪，方可奏效。近些年临床用针刺、艾灸、耳穴、足浴等外治手段，都收到较好的疗效。

三、外治方法

方法一：中药腿浴方（补心方）

1. 药物组成

太子参 15g，五加皮 10g，鬼箭羽 15g，党参 15g，夜交藤 30g，生首乌 15g，巴戟天 15g，柴胡 10g，茯苓 10g，白芍 10g，淫羊藿 20g，桂枝 10g。

2. 适应证

失眠。

3. 使用方法

将上述中药水煎，药液用热水调至 1500~2000mL，倒入足浴盆中，温度调至 35~40℃，浸洗时以没过踝关节为宜。浸洗时间为 15~20 分钟，同时双足互相搓洗。

4. 注意事项

双下肢皮肤破损者禁用，使用过程中出现皮肤过敏者停用。

方法二：中药足浴

1. 药物组成

艾叶、干姜、陈皮各 50g。（广东省佛山市第一人民医院）

2. 适应证

阳虚体质失眠。

3. 使用方法

（1）药物配制：煎成 500mL 药液，滤液备用，或用机器统一煎成 100mL 浓缩药液备用。

（2）临床操作：睡前在洗脸盆中倒入 2500~3000mL 温水，再倒入药液（自煎 500mL，机器煎 100mL），水温 40~50℃ 为宜，稍冷却，及时添加热水，边泡边搓脚心，至下肢及背部微微汗出为止，每次约泡 30 分钟，及时擦干双脚，注意保暖，足浴后即睡觉。

4. 注意事项

周围神经病变、糖尿病足患者注意泡洗温度，避免烫伤。

方法三：菖蒲郁金散贴脐＋电针

1. 药物组成

石菖蒲 8g，郁金 8g，枳实 8g，沉香 8g，朱砂 3g，琥珀 3g，炒枣仁 8g。（延边大学附属医院针灸科）

2. 适应证

虚证失眠。

3. 使用方法

（1）药物配制：上述药物共研细末贮瓶备用。

（2）取穴：四神聪、双侧安眠及双侧神门。

（3）临床操作：治疗时取上药末适量填脐，再滴入生姜汁适量，外盖纱布，胶布固定。24 小时换药 1 次，7 天为 1 个疗程。针灸时患者取坐位，皮肤常规消毒，先取四神聪，以 150°角、逆督脉循行方向、沿头皮与颅骨膜间快速进针，平刺 10 分钟左右，施以平补平泻手法。行气后取双侧安眠、神门施以轻度泻法，3 分钟后接 66805－2A 电针仪，将正负极连接在前神聪和后神聪的毫针针柄上，选用连续波，强度以患者耐受为度，留针 25 分钟，每日 1 次，7 天为 1 个疗程。

4. 注意事项

脐部过敏者停用。

方法四：发疱疗法

1. 药物组成

生姜 5g，百草霜 1g，大蒜 10g。（宁夏师范学院医疗系）

2. 适应证

痰热内扰型失眠。

3. 使用方法

（1）药物配制：上述药物捣碎混合备用。

（2）取穴：取冲阳（双侧）、太冲（右侧）。

（3）临床操作：贴敷上述药物24小时，发疱1次。

4. 注意事项

对发疱药物过敏者忌用。

方法五：艾灸

1. 穴位组成

主穴：百会、涌泉。

配穴：健忘加三阴交；眩晕加合谷、太冲；头痛加行间、风池；心悸气短加内关、太冲；心烦易怒加四关；遗精阳痿或月经不调加关元；多梦加隐白、本神；纳呆加中脘、足三里；多疑加神门、太冲；精神萎靡不振加关元。（广东省佛山市中医院三水分院）

2. 适应证

神经症状明显的失眠。

3. 使用方法

先根据患者伴有的神经症状，选好相应的配穴毫针刺，平补平泻，留针30分钟。再将清艾条点燃，对准百会穴、涌泉穴施行温和灸，以患者感觉温热舒适为度。每穴灸15～20分钟。每天1次，10天为1个疗程，共治疗2个疗程。

4. 注意事项

注意艾灸与皮肤的距离，避免灼伤。

方法六：耳穴脉冲治疗（空军总医院）

1. 穴位组成

心、肾、皮质下、神经衰弱点、脑干等。

2. 适应证

轻度失眠。

3. 使用方法

耳穴脉冲：选取穴为双耳神门、枕，乙醇棉球局部消毒，固定电极，调整电流至所需刺激量，每次 30 分钟，每天 1 次，7 天为一个疗程，间隔 3 天，进行第二疗程治疗；

耳穴压豆：用王不留行子在上述耳穴贴压，每天按压 3～4 次，每次按压 1～2 分钟。

4. 注意事项

注意脉冲电流大小，根据患者耐受量调节。对耳豆过敏者忌用。

参考文献

[1]金东席,郑胜哲. 菖蒲郁金散贴脐结合电针治疗失眠 53 例[J]. 四川中医,2006,24(9):99－100.

[2]罗廷威,陈淑婉,伍巧玲. 足浴睡眠方治疗轻度失眠 62 例[J]. 中医外治杂志,2010,19(4):30.

[3]谢福利,段小莉,孙宁,等. 发疱疗法治疗痰热内扰型失眠 57 例[J]. 中医外治杂志,2007,16(1):10－11.

[4]林伟春,梁婉仪. 艾灸配合心理疗法治疗失眠 36 例[J]. 中医外治杂志,2006,15(3):22－23.

[5]盖亚男,许海燕. 耳穴脉冲治疗失眠 200 例的体会[J]. 中医外治杂志,2004,13(6):31.

第四节　下肢水肿

一、概述

下肢水肿是指由于液体在血管、淋巴和组织间隙之间平衡失调，引起下肢组织间液积聚而成，是不同疾病发展过程中的一种临床表现。常见病因为下肢静脉回流障碍、肾功能不全（水钠潴留）、低蛋白血症、下肢淋巴回流障碍等。

目前，西医根据病因的不同采用利尿、补充蛋白质、穿弹力裤袜等手段治疗。

二、中医认识

中医学将下肢水肿称之为"股肿"，主要表现为单侧或双侧小腿凹陷性水肿。

1. 病因病机

下肢水肿是全身气化功能障碍的一种表现，病变脏腑涉及肺、脾、肾三脏，病因涉及虚、瘀、湿。肺脏通调水道，脾主运化水液，肾主水，三脏虚损，敷布津液不利，水液不循常道，流溢四末，湿聚于下，阻于脉络，则发为水肿。脾气亏虚，无力推动血液运行，瘀阻脉络日久，则与水液互结，水肿缠绵难愈。肿瘤患者经过癌毒的侵袭，加之手术、放化疗后，往往脏腑亏虚，水液通路受阻，血流不畅，加之患肢静多动少，经气不利，更易发生下肢水肿。

2. 治则治法

早期湿邪阻于脉络，中期湿瘀互结阻滞脉络，后期湿瘀日久，成毒化热，灼伤脉络，故治法也针对病机而设。早期健脾利湿通络，中期健脾利湿，活血通络，后期健脾利湿，活血清热。

三、外治方法

方法一：消水方

1. 药物组成

葶苈子15g，大枣30g，瓜蒌20g，椒目10g，猪苓20g，汉防己12g，生黄芪40g，桔梗10g。

2. 适应证

下肢水肿、全身浮肿等。

3. 使用方法

将上药煎成药汁，备用。在腿浴治疗器中加入 2500~3000mL 清水，根据患者要求，将温度调整至 38℃ 左右，然后再加入药液，将双腿泡于药液中。

方法二：舒筋活络洗剂

1. 药物组成

透骨消 30g，伸筋草 15g，桑枝 15g，桂枝 15g，乳香 15g，没药 15g。（广东省中医院大学城医院）

2. 适应证

下肢水肿气虚血瘀证。

3. 使用方法

上药加水 3000mL，煮开后用文火煎煮 15~20 分钟，待水温降至 35~40℃时，熏洗患肢 30 分钟，每天 2 次，疗程为 10 天。

4. 注意事项

周围神经病变、糖尿病足患者应用时注意水温，避免烫伤。

方法三：冰硝散外敷

1. 药物组成

芒硝 4000g，大黄 100g，冰片 10g。（河南省洛阳市第一中医院）

2. 适应证

下肢水肿伴深静脉血栓者。

3. 使用方法

将芒硝、大黄、冰片研为粗末，均匀摊平，装布袋外敷于患肢并固定，每 4 小时更换一次，使用 2 天后更换布袋内药物，14 天为 1 个疗程。

方法四：足浴联合下肢按摩

1. 适应证

宫颈癌根治术后下肢水肿。（华中科技大学同济医学院附属同济医院）

2. 使用方法

（1）足浴方法：用40～50℃温水浸泡双足，每天2次，每次30分钟。15分钟左右加热水1次，以温度计测试水温，保持原有温度。擦干双足后进行双下肢人工按摩。

（2）按摩手法：协助患者屈伸双下肢踝关节、膝关节及髋关节数次，再从一侧踝关节开始，双手交替挤压腿部肌肉至大腿根部，力度适中，重复进行，方向始终由肢体末端向近心端，以促进淋巴回流。每次30分钟，平均每侧下肢15分钟。

方法五：间歇充气加压治疗（杭州市第一人民医院）

1. 适应证

下肢淋巴水肿、静脉水肿。

2. 使用方法

采用间歇充气加压治疗仪，将下肢置于压力袖套中，设定压力系数（50～130mmHg）。治疗压力大小可根据患者感觉及耐受情况随时调节。每次治疗20分钟，每天上下午各1次，连续治疗30天。

3. 注意事项

治疗前必须用彩色多普勒超声排除下肢静脉血栓形成情况。

参考文献

［1］闫英. 慢性下肢静脉性水肿的中医诊治规范研究［A］. 中华中医药学会. 中华中医药学会周围血管病分会学术大会论文集（一）［C］. 北京：中华中医药学会，2009：155－158.

［2］杨志敬，何铭锋，谢仁明，等. 舒筋活络洗剂熏洗治疗中风后患侧下肢水肿46例临床观察［J］. 中医药导报，2012，18（8）：94－95.

［3］刘惠洁. 冰硝散外敷治疗下肢深静脉血栓形成患肢水肿的疗效观察［J］. 中国现代医生，2010，48（8）：127，150.

［4］张宏，范莹. 足浴联合下肢按摩预防宫颈癌根治术后下肢

水肿[J]. 护理学杂志,2013,28(20):45-46.

[5]杨丹丹,徐琳峰,陈丽娜. 间歇充气加压治疗下肢水肿的疗效观察[J]. 中国康复医学杂志,2009,24(4):369-370.

第五节　头痛

一、概述

头痛是临床常见的症状,通常指局限于头颅上半部,包括眉弓、耳轮上缘和枕外隆突连线以上部分的疼痛。头痛的原因有很多,主要分为原发性和继发性,前者原因不明,又称特发性头痛,常见如偏头痛、紧张性头痛。后者可涉及多种病证,如脑血管疾病、颅内感染、外伤、药物等。头痛的发病机制复杂,由颅内外痛觉感受器受到刺激,经痛觉传导通路传导到大脑皮质而引起。头痛的防治原则包括病因治疗、对症治疗及预防性治疗。病因明确的头痛尽快解除病因,如颅内抗感染、脱水降低颅内高压、颅内肿瘤切除等。对于病因不明的原发性头痛则以止痛对症治疗为主。

二、中医认识

1. 病因病机

中医学认为,头为"诸阳之会""清阳之府",脑为髓海之所在,居于人体之最高位,五脏之精血、六腑之清气皆上注于头,手足三阳经亦上会于头。若六淫之邪上犯清窍,阻遏清阳;或痰浊、瘀血痹阻经络,壅遏经气;或肝阴不足,肝阳偏亢,上扰清窍;或气虚清阳不升;或血虚头窍失养;或肾精不足,髓海空虚,均可导致头痛的发生。其基本病机可以归纳为"不通则痛"和"不荣则痛"。根据感邪性质,又可分为内伤头痛和外感头痛,外感头痛一般病程较短，预后较好；内伤头痛大多起病较缓，病程较长。

肿瘤患者往往免疫力低下，易感外邪出现外感头痛。肿瘤患者内伤头痛的成因多为痰浊、瘀血等有形实邪痹阻经络，壅遏经气所致，属"不通则痛"；但肿瘤病程日久，经过手术或放化疗后，患者正气渐损，在局部邪实的基础上兼见正气亏虚，为虚实夹杂证。

2. 治则治法

肿瘤患者感受外邪所致的外感头痛，常以风邪为主，治疗当祛风，兼以散寒、清热、祛湿。因肿瘤为有形之邪，属实，若为内伤头痛，则多以虚实夹杂为主，应在益气养血或补肾填精时兼以平肝、化痰、行瘀。

三、外治方法

方法一：穴位贴敷

1. 药物组成

细辛 5g，川芎 20g，蔓荆子 10g，钩藤 20g，僵蚕 20g，元胡 30g。（中日友好医院）

2. 使用方法

上述药物研末成粉，陈醋或黄酒调和成糊状，均匀涂于纱布中心，涂布直径 2~3cm，根据疼痛部位取穴贴敷，前额头痛选取印堂、两侧头痛取太阳、颠顶头痛取百会、后头痛选取风池。诸头痛可配以涌泉。

3. 适应证

诸头痛。

4. 注意事项

出现贴敷穴位局部皮肤过敏者停用，并用湿毛巾擦洗穴位，或以苯海拉明霜涂抹过敏部位。

方法二：熏洗法

1. 药物组成

透骨草 30 ~ 60g，川芎 30g，白芷 15g，僵蚕 20 ~ 30g，细辛
15g。风热型加连翘30g、薄荷9g、菊花20g；风寒型加荆芥15g、
防风 15g、羌活 15g；气虚血瘀型加升麻 10g、柴胡 15g、赤芍
20g；痰浊肾虚型加半夏 15g、天麻 10g、白术 15g、枸杞 20g。
（河南省开封市第二人民医院）

2. 适应证

诸头痛。

3. 治疗方法

将上药共入砂锅内，加水 1000mL，煎至 600mL，关火后用厚
纸将砂锅口糊封，并视疼痛部位大小，盖纸中心开 1 孔，令患者
痛位对准纸孔。满头痛者，头部对准砂锅口（两目紧闭或用毛巾
包之），上面覆盖 1 块大方毛巾罩住头部，以热气熏蒸，每日 1
剂，每剂 2 次，每次熏 10 ~ 15 分钟，并用温凉适度的药液洗
痛处。

4. 注意事项

熏蒸时应视患者耐受情况适当调整距离，避免烫伤；每次熏
洗后应避风寒至少 1 小时。

方法三：穴位按摩

1. 穴位组成

太阳、百会、风池、合谷、涌泉。

2. 适应证

诸头痛。

3. 按摩手法

用拇指掌面，自两眉间从下而上推至前发际，反复进行 15 ~
20 次；用拇指掌面，点揉头颞侧太阳穴，反复 2 分钟；用拇指掌
面，按揉头顶部百会穴，连续按揉 2 分钟；用手指捏拿后颈部，

反复捏拿挤提 1 分钟；用手指按揉位于颈项后枕骨下两侧发际凹陷处风池穴，反复进行 3 分钟；用手指或手掌按揉头痛处，约 3 分钟；用拇指指端于对侧虎口处合谷穴稍用力点压，以出现酸、麻、胀感觉为宜；用手指点按足背第 1~2 趾缝上约 2 寸凹陷处的太冲穴，以感酸、麻、胀为宜；用手搓擦足心处涌泉穴，以局部出现温热感为宜。

4. 注意事项

手法要轻柔，用力适度；避免过度劳累、紧张；皮肤病患者慎用此方法。

参考文献

[1]陈凯. 中药熏蒸法治疗头痛 90 例[J]. 中医外治杂志，2005,1:52.

[2]葛英姿,孙莉红. 穴位敷贴对脑转移瘤引起头痛的疗效观察[J]. 世界最新医学信息文摘,2015,86:156-158.

[3]北京按摩医院. 按摩治疗学[M]. 北京:华夏出版社,1991.

第六节　疲乏

一、概述

世界卫生组织（WHO）将乏力定义为"躯体和心理的应对能力下降，对休息的需要增加，在过去数月内曾出现连续 2 周的活动能力下降的一种状态"。癌症患者的乏力称为癌因性疲乏（CRF），是癌症患者的一种主观感受，具有起病快，程度重，能量消耗大，持续时间长，不可预知，并且不能通过休息和睡眠缓解的特点，它从体力、精神、心理、情绪等方面影响患者，临床上可出现无精力、虚弱、懒散、冷漠、思想不集中、记忆力减退、沮丧等多种表现形式。根据调查结果显示，接受治疗的恶性肿瘤患者疲乏发病率可达 70% ~ 100%。其中 14% ~ 28% 的患者在接受癌症治疗前就出现疲乏不适症状。发生癌性疲乏的肿瘤类型中，前列腺癌约 14%、胃肠肿瘤约 28%、乳腺癌约 20%。导致癌因性疲乏的因素很多，包括肿瘤本身消耗、手术、癌症放化疗、癌症慢性合并症状、心理社会因素等多个方面，中枢兴奋剂、皮质类固醇激素等的应用皆可导致疲乏。中医学中并无"疲乏"这个概念，但根据其临床表现，当归属于中医"虚劳"范畴。

二、病因病机

虚劳涉及五脏六腑，总属脏腑亏虚，以脾、肝、肾为主，首推脾，心、肺次之，总不离阴阳失调、气血不足，同时夹湿、夹痰，或气滞血瘀。根据现代医生临床经验总结，概括如下：

1. 内伤致虚

《杂病源流犀烛·虚损劳瘵源流》云："虽分五脏……其所以致损者有四：曰气虚、曰血虚、曰阳虚、曰阴虚。"故虚劳总不离乎五脏，而五脏之虚，又不外乎气、血、阴、阳，CRF 患者多有脏腑气血阴阳亏虚，其中又以阴虚、阳虚为本，以脾、肝、肾为要。

2. 外损致虚

清代著名医家吴澄采百家之言，集虚劳之大成，并创造性地提出了"外损致虚"的观点。手术、放化疗后所致的疲乏，根据其对患者的作用特点，可将其归属为中医"外损致虚"范畴，此类患者多正气不足，易感外邪，所谓"邪之所凑，其气必虚"。

3. 因虚致实或因实致虚，虚实夹杂

除前述"外损致虚"之虚实夹杂病因病机外，患者脏腑气血阴阳亏虚，亦会导致实邪内生。同时，内生之实邪常有碍脏腑的功能，引起脏腑的亏虚。

三、治则治法

CRF 患者总属虚证，治疗上应以扶助正气、健脾益肺、温补脾肾等补虚法为主，若伴有气滞，则应配合疏肝理气，若兼夹痰、瘀等实邪，则应在扶正的基础上兼顾化痰祛瘀等法。

四、外治方法

方法一：经络疏通疗法

1. 药物组成及穴位

生黄芪、苏叶、柴胡、檀香、乳香、艾叶、白芷、桂枝等药物装于纱布袋中，制成药熨袋。针灸取穴：双侧合谷、太冲。艾灸取穴：气海。（中日友好医院肿瘤科）

2. 适应证

癌性疲乏。

3. 使用方法

患者取俯卧位，将"溃疡油"均匀涂抹于患者腰背部并走罐，至局部皮肤泛红而不出痧为宜（若出痧则会影响后续治疗）。

擦净腰背部将加热后的药熨袋（由生黄芪、苏叶、柴胡、檀香、乳香、艾叶、白芷、桂枝等药物组成）敷于患者夹脊穴与八髎穴 20 分钟。

患者取仰卧位，针刺双侧合谷、太冲，同时艾灸气海穴。针、灸均进行 30 分钟。

以上治疗连续进行 3 天，每 3 周治疗 1 次，3 次为一疗程。

4. 注意事项

艾灸要注意患者体位、穴位的准确性，保证体位舒适自然、穴位准确；施灸时注意防止落火、预防火灾发生；防止施灸皮肤过热，灼伤患者。

方法二：艾条悬灸法

1. 物品准备及穴位

艾灸条 1 根。穴位包括：足三里、血海、太溪、悬钟、气海、关元。（安徽中医药大学第一附属医院肿瘤科）

2. 适应证

脾肾亏虚型疲乏。

3. 使用方法

取穴足三里、血海、太溪、悬钟、气海、关元，距皮肤 2 ~ 3cm 进行悬灸，以患者感觉有温热感但无灼痛为宜。

4. 注意事项

艾灸时要注意患者体位、穴位的准确性，保证体位舒适自然、穴位准确；施灸时注意防止落火、预防火灾发生；施灸时要充分暴露体表部位，故冬季要保暖、夏季高温时要防中暑，同时还要注意室内空气的流通；若患者出现头晕、眼花、恶心、面色苍白、心慌、汗出等，甚至发生晕倒时，应立即停灸，嘱患者平躺静卧，一般可自行缓解；对于皮肤感觉迟钝者，将食指和中指置于施灸部位两侧，以感知施灸部位的温度，避免烫伤。

方法三：耳穴压豆法

1. 物品准备及穴位

75% 乙醇棉球、镊子、王不留行子。穴位：肝、脾、胃、神门、交感。（江苏省中医院介入科）

2. 适应证

肿瘤患者出现疲乏等症状。

3. 使用方法

用 75% 乙醇棉球对耳郭皮肤进行消毒，待干后用镊子夹取耳贴对准上述耳穴贴好，用指腹轻轻按压，力度以患者感到酸、胀、痛、热感且能忍受为宜。指导患者及家属每日按压 4 ~ 6 次，每次 3 ~ 5 分钟，每次贴压一侧耳穴，3 天后改为另侧耳穴，两耳交替进行，10 次为 1 个疗程，共计 1 个月。

4. 注意事项

贴压耳穴应注意防水，以免脱落；夏天易出汗，贴压耳穴不宜过多，时间不宜过长，以防胶布潮湿或皮肤感染；如对胶布过敏者，可用黏合纸代之；耳郭皮肤有炎症或冻伤者不宜采用；对过度饥饿、疲劳者，精神高度紧张者，年老体弱者，孕妇按压宜轻，急性疼痛性病证宜重手法强刺激，习惯性流产者慎用。

参考文献

[1]丁春花,屠德敬,金林红.中药足浴联合穴位按摩干预晚期癌症患者癌因性疲乏的临床研究[J].护理与康复,2017,8:823–826.

[2]许晓洲,祝永福,夏黎明.艾灸治疗脾肾亏虚型癌因性疲乏临床研究[J].中医药临床杂志,2017,5:712–715.

[3]卢伟.癌症患者化疗期间癌因性疲乏中医临床辨治探讨[J].吉林中医药,2010,30(12):1054–1055.

[4]丁菊香.耳穴压豆对肿瘤化疗患者癌因性疲乏的影响[J].当代护士(中旬刊),2017,7:98–100.

第九章　中医外治肿瘤

第一节　皮肤癌

一、概述

皮肤癌是常见的恶性肿瘤之一，它包括基底细胞癌、鳞状细胞癌、恶性黑色素瘤等，其中以基底细胞癌和鳞状细胞癌最为常见，约占皮肤癌的90%。皮肤癌好发于老年人。各国皮肤癌发病率差异较大，皮肤癌在我国的发病率较低，但在白色人种中却是常见的恶性肿瘤之一。近年来，由于臭氧层的破坏加重，造成全球范围内皮肤癌发病率逐年上升，并呈年轻化趋势，因此，皮肤癌的防治已成为全球肿瘤领域的一个研究热点。在皮肤癌等体表恶性肿瘤的治疗中，中药外治法不但对局部肿瘤有直接消散作用，而且能减轻癌性疼痛等症状，具有重要的临床意义。

二、中医认识

中医文献中无皮肤癌之名，但古籍中有关于体表生疣、失荣、赘瘤及翻花疮等记载。如《诸病源候论》云："翻花疮者，初生如饭粒，其头破则血出，便主恶肉，渐大有根，脓汁出，肉反散如花状。"《医宗金鉴》亦云："推之不动，坚硬如石，皮色如常，日渐长大……日久难愈，形气渐衰，肌肉削瘦，愈溃愈硬，色现紫红，腐烂浸淫，渗流血水。疮口开大……形似翻花瘤证。"这些描述与皮肤癌颇为类似。因此，皮肤癌属于中医"翻花疮""恶疮""石疔""石疽""癌疮"等范畴。

1. 病因病机

本病虽然证候多样复杂，但究其病因不出内外二因，内为脏腑功能失调，外为六淫之邪入侵。至其为病，则无非气血壅滞，营卫稽留之所致。其病理机制，一为正虚，年老体弱，阴阳失调，气血不足，肌肤失养；二为气滞血瘀，郁怒忧思，肝气郁结，气血瘀滞，阻于肌肤；三为湿浊，饮食厚味，醇酒炙煿，壅塞脾胃，运化失司，湿浊内生；四为外邪入侵，风、毒、燥、热、寒、暑等外邪入侵。内外之邪交结久稽留恋，内耗阴血，夺精灼液，以致肝血枯燥，难荣于外，肺气失养，皮毛不濡，终致皮生恶疮。

2. 治则治法

风、毒、燥、热、寒、暑等外邪侵入，脏腑功能失调，气血运行不畅，而致湿热蕴毒，气滞血瘀，日久内外之邪交结，耗伤阴津，皮毛失于濡养，而致皮生恶疮，故治宜清热解毒化浊，活血化瘀，祛腐生肌。

三、外治方法

方法一：经验方

1. 药物组成

姜黄 30g，山慈菇 20g，红花 10g，紫草 10g，土鳖虫 10g。（中日友好医院中西医结合肿瘤科经验方）

2. 适应证

皮肤转移癌。本方具有祛腐生肌、抗癌的功效。

3. 使用方法

（1）水煎浓缩，用无菌纱布浸泡后外敷患处，或水煎浓缩成膏剂，直接将膏剂涂抹于患处。

（2）使用前先用生理盐水冲洗患处，然后再用 IL－2 冲洗，之后用上方外敷。

方法二：五虎丹

1. 药物组成

水银、白矾、青矾、牙硝各六两，食盐三两。（湖南中医学院附属第二医院）

2. 适应证

皮肤癌，包括鳞癌、基底细胞癌、恶性色素瘤等体表不同部位的恶性肿瘤。

3. 使用方法

（1）肿瘤已溃烂者，用五虎丹糊剂（五虎丹研细末调适量糯米浆而成）均匀涂布肿瘤表面，约 0.2cm 厚，外贴神仙膏（广丹、黄枸、麻油煎熬成膏药）密封。否则药力不佳，药物流散而损伤正常组织。

（2）癌瘤未溃烂者，用五虎丹针（又名拔毒钉，五虎丹研细末与米饭调研均匀后，搓成钉状，干燥备用）1 支（根据肿块大小也可用 2～3 支）。先用三棱针直刺肿块 1～2cm（进出针要快），然后取五虎丹针 1 支，顺针眼插入肿块，外贴神仙膏。

4. 使用注意

（1）五虎丹为强烈平胬、吊毒、祛腐、拔毒之外用药，使用时对局部有刺激作用，一般 1～3 天内出现灼热、疼痛、局部肿胀等反应。如剧痛不能耐受，可予对症处理。7～10 天坏死之肿块开始松动、液化，15～20 天，肿块脱落，留有新鲜肉芽创面，平整无癌瘤，病理切片正常，尚可生肌收口。如仍有残余癌瘤，可行第二次五虎丹治疗，直至痊愈。

（2）该药制剂含汞，汞离子对部分皮肤病患者有致敏作用，如果反复应用五虎丹，可致汞离子慢性蓄积，出现慢性汞中毒，表现为皮损周围红斑、丘疹、瘙痒剧烈，或口舌生疮、流涎、牙齿松动等现象。处理方法：立即停止用药，并以绿豆 30g、灯心草 10g、生甘草 10g，水煎口服，以解其毒。

方法三：三品一条枪粉

1. 药物组成

白砒 45g，明矾 60g，雄黄 7.2g，没药 3.6g。

2. 适应证

无淋巴结转移的皮肤瘢痕癌。烧伤后之瘢痕亦易发生癌变，瘢痕癌发生于血管缺乏的纤维组织中，淋巴管被致密的瘢痕组织所闭塞，癌细胞在转移前必须穿过瘢痕障碍，因而局部淋巴结转移缓慢，这是能够取得良好疗效的恶性肿瘤之一。

3. 使用方法

（1）用呋喃西林液棉球轻拭局部，将三品一条枪粉 0.3 ~ 0.6g 撒布于癌灶，用凡士林纱布覆盖，加盖纱布后固定，每天换敷料 1 次，3~5 天上药 1 次。

（2）上药使用 3~5 次可将癌组织全部腐蚀，待坏死组织全部脱落后，多点取活体组织送病理检查，证实局部无癌组织存在时，改用四环素软膏涂布，使新生肉芽组织形成鳞状上皮覆盖。

4. 使用注意

三品一条枪粉治疗瘢痕癌必须排除淋巴转移。

参考文献

[1]肖毅良. 五虎丹治疗皮肤癌 162 例[J]. 中国中西医结合外科杂志,1997,3(3):208.

[2]高佑芬,杨学志,张莉萍. 三品一条枪粉治愈皮肤瘢痕癌 7 例[J]. 中国中西医结合杂志,1989,(8):493.

第二节　食管癌

一、概述

食管癌是常见的消化道恶性肿瘤之一，以吞咽梗阻，饮食不下为其主要症状。全世界每年约有 30 万人死于食管癌，不同国家和地区、不同种族、不同性别的发病率和死亡率都有明显的差异。我国是食管癌的高发国家，其发病一般北方多于南方，男性多于女性，多发于 40 岁以上，尤以 50～69 岁为多。

食管癌的治疗除了用中医药外，还有手术、放疗、化疗及生物治疗等，但各种方法都有其局限性和不足之处，而综合治疗能取长补短，最大限度地发挥各种疗法的优势。

目前，综合治疗愈来愈受到临床的广泛重视，它的优越性已为医患所认同。中医外治食管癌近来也在临床广泛应用，取得了较好疗效。

二、中医认识

中医文献并没有"食管癌"这个名称，但从临床症状表现来看，噎膈与现代的食管癌十分相似。如《济生方》对噎膈有专门的描述，"其为病也，令人胸膈痞闷，呕逆噎塞，妨碍饮食，胸痛彻背，或胁下支满，或心忡喜忘，咽嗌气不舒"。《症因脉治·噎膈论》："伤噎膈之证，饮食之间渐觉难下，或下咽稍急，即噎胸前，如此旬月，日甚一日，渐至每食必噎，只食稀粥，不食干粮。"可以看出，噎膈的临床表现与现代医学的食管癌、食管炎、食管憩室、食管痉挛等食管相关疾病类似，所以食管癌属于中医"噎膈"的范畴。

1. 病因病机

噎膈的发生与忧思暴怒、酒色过度、瘀血、顽痰、逆气、阴血枯涸等有关，多以阴血亏虚，尤其是肾水的枯竭为本，兼夹痰饮、瘀血、气滞等为标。《景岳全书·噎膈》中说："酒色过度则伤阴，阴伤则精血枯涸，则燥结病于下。"提出噎膈的发生与酒色过度耗伤阴血有关。故其病机实者多系气、血、痰互结于食道，虚者系津血日渐枯槁。总之，本病正虚为本，气滞、痰凝、瘀结为标，属本虚标实。

2. 治则治法

中医多将本病归因于虚、郁、痰、瘀四端，总属本虚标实，治宜扶正祛邪，标本兼治。中医治法以理气开郁、滋阴润燥为原则。近年食管癌的研究有了更深入进展，根据食管癌的病因病机，可以将治则整理归纳为扶正培本法、清热解毒法和涤痰化瘀法。

三、外治方法

方法一：通膈利咽散

1. 药物组成

水蛭 10g（炙），全蝎 20g，蜈蚣 20g，僵蚕 30g，露蜂房 30g。（国医大师朱良春经验方）

2. 适应证

食管癌。

3. 使用方法

上药共研细末，每日 2 次，每次 4g。同时结合中医辨证分型汤药治疗。

方法二

1. 药物组成

三七、象贝、郁金各 10g，川黄连 5g。

2. 适应证

食管癌吞咽困难。

3. 使用方法

上药共研为细末，加蜂蜜适量，制成如枣核大丸，放于口中噙化，每日 4~5 次，每次 1 丸。

方法三

1. 药物组成

蜣螂 1 个，川贝 9g，青黛 6g，玄明粉 6g，木香 3g，沉香 3g，朱砂 3g，牛黄 1.5g。

2. 适应证

食管癌、贲门癌疼痛。

3. 使用方法

上药共研细末，以万年青捣汁加陈酒合团擦胸部，每日数次。

参考文献

[1]周衡，黄贵华．中医对食管癌的认识和治疗研究进展[J]．辽宁中医药大学学报，2012，14(2):212-215.

[2]郑玉玲．食管癌的中医外治法[J]．实用中医内科杂志，1994，8(4):44.

第三节　宫 颈 癌

一、概述

宫颈癌（CC）是最常见的妇科恶性肿瘤，全球每年大约有37 万宫颈癌新发病例，且死亡率高达 50%，其发病有年轻化的趋势。

近几十年宫颈细胞学筛查的普遍应用，使宫颈癌和癌前病变得以被早期发现和治疗，宫颈癌的发病率和死亡率已有明显下降。本病的主要临床表现为接触性阴道出血、宫颈糜烂，发病原因可能为女性性生活频繁、多名性伴侣和妊娠相关疾病等。

西医的治疗方法主要有药物局部治疗、物理治疗、手术治疗和疫苗接种。西医治疗目前存在的缺陷是，药物治疗的 HPV 病毒转阴率相对较低，物理和手术治疗具有一定创伤性，且对于操作者的技术要求较高，疫苗无法适用于所有人群。

二、中医认识

中医学并无"宫颈癌"之名，其临床表现多为带下量增多，绵绵不绝，或量不多，色黄，或赤或青绿，质稠或清稀如水，气味秽浊或腥臭，符合中医"带下病"的诊断。"带下病"这一病名的明确提出，是在隋代巢元方的《诸病源候论·妇人杂病脉证诸候·带下候》中，其分别论述了青、赤、黄、白、黑五色带下。

1. 病因病机

主要病因为湿邪侵袭，湿分为内湿与外湿。外湿者，多由房事不洁导致湿热瘀毒之邪内袭胞宫，客于胞门，气血瘀阻，湿毒内积而成。内湿，因房劳多产、七情内伤或饮食不调，致脏腑功能失调，多为脾虚、肾虚及肝郁所致湿浊下注为患。湿邪性重浊、黏滞，病情常迁延难愈，随病程进展损伤冲任，使任脉不固，带脉失约，湿浊下注于胞宫、子门。

2. 治则治法

中医防治本病应以祛湿为主，应辨证论治，拟方内服，调治脏腑功能失调以祛内湿。中药外治直接祛除胞宫、子门之湿热瘀毒之邪，同时对于已成之宫颈癌前病变用西医学物理或手术的方式联合治疗。因病变部位在胞门，目前中医多采用局部外治法，将具有清热解毒、燥湿止痒及祛腐生肌作用的药物制成煎剂、散剂、栓剂等剂型，在子门处局部治疗，也可佐以健脾益气之药物，以达到扶正祛邪的目的。

三、外治方法

方法一：熏洗Ⅰ号栓剂

1. 药物组成

木贼草、制香附、薏苡仁、白花蛇舌草、虎杖和金钱草各20g，另加适量的乳香、没药、枯矾、夏枯草、土茯苓、紫草和紫花地丁。（南京中医药大学第一临床医学院，江苏省中医药局科研课题）

2. 适应证

$I_A \sim II_B$ 期宫颈癌合并高危型 HPV 感染患者。

3. 使用方法

每日早晚 2 次采用熏洗Ⅰ号方剂局部熏蒸外洗，再用熏洗Ⅰ号栓剂，塞入阴道内，用药 20 天为 1 个疗程。

4. 注意事项

治疗期间禁止盆浴及性生活。出现皮肤瘙痒、皮疹等过敏反应者，停止用药。

5. 临床研究

对首次放疗的 80 例 $I_A \sim II_B$ 宫颈癌患者随机分组。试验组常规放疗加用中药熏洗Ⅰ号局部治疗干预，对照组单纯常规放疗。结果：试验组 HPV 阳性率由 67.5% 降低到 37.5%（$P < 0.05$）；对照组由 72.5% 降低到 65.0%（$P > 0.05$）。5 年无瘤生存率，试验组为 65.0%，对照组 42.5%；盆腔淋巴结转移率，试验组为 7.5%，对照组为 25.0%。二者均有显著性差异。结论：早期宫颈癌放疗配合使用补清方中药熏洗Ⅰ号，HPV 阳性率明显降低，5 年无瘤生存率优于单纯放疗组，且盆腔淋巴结转移率较低。

方法二：宫保散

1. 药物组成

雄黄、硼砂、苦参、蛇床子、冰片、紫草等。（黑龙江中医药大学）

2. 适应证

宫颈癌前病变合并 HPV 感染。

3. 使用方法

CIN Ⅰ级者每日上药 1 次，CIN Ⅱ级者每日上药 2 次，用药 4 周。

4. 注意事项

治疗期间禁止盆浴及性生活。出现皮肤瘙痒、皮疹等过敏反应者，停止用药。

方法三：青黛紫草合剂

1. 药物组成

青黛、紫草。（哈尔滨医科大学附属肿瘤医院）

2. 适应证

宫颈糜烂、CIN Ⅰ～Ⅱ级合并 HPV 阳性。

3. 使用方法

隔日上药 1 次，用药 30 次。

4. 注意事项

治疗期间禁止盆浴及性生活。出现皮肤瘙痒、皮疹等过敏反应者，停止用药。

方法四：自拟方

1. 药物组成

莪术 40g，黄连 30g，土茯苓 30g。（广安门医院妇科李光荣教授）

2. 适应证

宫颈癌前病变及各期宫颈癌。

3. 使用方法

煎水待温度适宜，加生大蒜汁适量冲洗阴道，每日 1 次，有清热活血解毒之功效。

4. 注意事项

治疗期间禁止盆浴及性生活。出现皮肤瘙痒、皮疹等过敏反应者，停止用药。

方法五：止血消糜生肌散

1. 药物组成

苦参、蛇床子、白鲜皮、黄柏、白及、枯矾、地榆。（山东省泰安市中医院）

2. 适应证

宫颈癌前病变及各期宫颈癌。

3. 使用方法

苦参 10 份，蛇床子 10 份，白鲜皮 5 份，黄柏 4 份，白及 4 份，枯矾 3 份，压成粉，过 120 目筛，高压高温消毒，地榆 5 份，压粉，过 120 目筛，高温消毒，混匀装入瓶内密封备用。

患者取膀胱截石位，急性阴道炎症者，先消毒外阴、阴道，用窥器充分暴露宫颈，干棉球拭净阴道及宫颈分泌物，而后用带线干棉球蘸少许生理盐水，取药粉 3g，置于干棉球上，敷于宫颈上，2 小时后自行取出，隔天 1 次，10 次为 1 个疗程。此后，每于经净 3 天，用 1 个疗程，连用 3 个疗程，Ⅲ度宫颈糜烂及呈乳突型者，加用 2 个疗程。

4. 注意事项

治疗期间禁止盆浴及性生活。出现皮肤瘙痒、皮疹等过敏反应者，停止用药。

方法六：消疣汤

1. 药物组成

土茯苓 30g，山豆根 25g，黄柏 25g，苦参 30g，百部 25g，老

紫草 25g，蛇床子 20g，鹤虱 20g。（黑龙江中医药大学）

2. 适应证

HPV 感染且 CIN Ⅰ~Ⅱ级。

3. 使用方法

于月经干净后 3 天开始，常规消毒外阴，窥阴器暴露宫颈，用碘伏棉球消毒宫颈及阴道，再用无菌干棉球拭去宫颈黏液，以消疣汤水煎剂 100mL 冲洗宫颈患处，后用无菌干棉球按压片刻，退出窥阴器。如不能到医院换药者，患者可将消疣汤洗液 100mL 放置于阴道冲洗器中冲洗，隔日 1 次，每月患处给药 10 次。

4. 注意事项

尤靖安与消疣汤交替使用，用药方法同消疣汤。3 个月为 1 个疗程。用药期间禁止性生活。尤靖安为重组人干扰素 a－2b 凝胶，为透明水凝胶剂。

方法七：宫瘤灵

1. 药物组成

鸦胆子、黄连、蛇床子、苦参、野菊花、贯众等。（江苏省镇江市中医院）

2. 适应证

HPV 感染者。

3. 使用方法

煎煮后取浓缩液，以带尾线无菌棉片浸透上药湿敷宫颈，保留 8 小时后取出，月经干净后第 3 天开始，每日 1 次，经期停药，可同时配合稀释液熏洗外阴。

4. 注意事项

治疗期间禁止盆浴及性生活。根据 HPV DNA 滴度决定疗程长短，治疗后第 3 个月月经干净第 3 天复查 TCT 及 HPV。

参考文献

[1]郎景和．子宫颈病变防治的几个问题[J]．世界医学杂

志,2004,8(11):1－3.

[2]谈勇.临床中医家·夏桂成[M].北京:中国中医药出版社,2001:159－164.

[3]胡慧.宫颈持续性高危型人乳头瘤病毒感染的中医治疗概况[J].上海中医药大学学报,2013,27(2):97－99.

[4]张培影,徐侠,刘凌,等.自制补清方方剂"熏洗Ⅰ号"对ⅠA～ⅡB期子宫颈癌合并HR－HPV感染放疗后的临床干预研究[J].中国医药指南,2010,8(2):5－9.

[5]丁琳婷,冯晓玲,张素冰,等.宫保散对宫颈癌前病变合并HPV感染的临床研究与治疗[J].中国医药导刊,2011,11(5):842－844.

[6]耿晓星,戴智莉,王晶.青黛紫草合剂治疗宫颈上皮内瘤变、HPV感染及宫颈炎症的临床观察[J].中国中西医结合杂志,2008,28(11):1042－1044.

[7]郭永红.李光荣教授治疗宫颈癌前病变及宫颈癌的经验[J].中华中医药杂志,2013,28(10):2967－2969.

[8]李丽娜,陈菊,陈焱.止血消糜生肌散外用配合中药口服治疗宫颈糜烂106例[J].光明中医,2012,27(8):1686－1687.

[9]赵贺.消疣汤联合干扰素a－2b凝胶治疗HR－HPV感染宫颈病变的临床研究[D].哈尔滨:黑龙江中医药大学,2012.

[10]沈业霞.中西医结合在防治宫颈HPV感染癌前病变及术后复发中的探讨[J].中国性科学,2009,18(9):5－13.

第四节　结直肠癌

一、概述

结直肠癌是发达国家第二大常见癌症死亡原因,具有高复发和远处转移的生物学特性，据相关文献报道，25%的结直肠癌患者初诊时已属中晚期，且第一次手术后仍将复发或转移的患者超过25%。由于人们饮食结构及环境的不断变化，中国城市中结直肠癌的发病率呈上升趋势。目前，结直肠癌治疗首选方法是手术，但是由于早期结直肠癌患者症状无特异性，很多患者就诊时已属晚期，失去手术根治的机会。中晚期结直肠癌多表现为神疲乏力、食少纳呆、腹胀腹痛、便血、便秘或腹泻。中医药治疗中晚期结直肠癌，在稳定瘤体、改善临床症状、提高生存质量等方面有独特疗效，尤其是中药灌肠治疗中晚期结直肠癌，疗效确切。

二、中医认识

中医古籍中并无结直肠癌的确切称谓。在古代中医典籍描述中，类似于"肠覃""脏毒""锁肛痔""肠癖""下血"等病证，描述了结直肠癌患者"腹痛""里急后重""血便""脓血便""腹部包块"等临床表现和疾病的进展过程。

1. 病因病机

本病与饮食不节、起居失常、感受外邪、情志因素等有密切关系。一般认为，感受外邪、情志因素是结直肠癌发病的重要原因，脏腑本虚，是结直肠癌发生的根本原因。由于各种致病因素的作用，使机体阴阳失调，脏腑经络气血功能障碍，从而引起气滞、血瘀、痰凝、湿聚、热毒等各种病理状态的发生，进一步发展，相互作用，导致了肿瘤的形成。

2. 治则治法

结直肠癌发生于肠道，与脾胃功能密切相关。脾胃为后天之本，脾气虚弱则脾不升清，胃阴不足则胃不降浊，故而湿浊塞滞。邪毒内侵，与痰湿、血瘀互结，久之形成肿块，阻碍中焦气血运行，使脾气更虚，胃失和降，最终造成肠腑不通。因此，脾胃虚弱，湿热蕴毒，痰瘀互结是其基本病机。故治宜健脾和胃，清热解毒，化瘀散结。

三、外治方法

方法一：肠安煎

1. 药物组成

薏苡仁 20g，茯苓 20g，郁金 15g，白花蛇舌草 30g，败酱草 30g，苦参 20g，厚朴 10g，苍术 20g，冰片 5g。（湖南省中医药研究院附属医院肿瘤科）

加减：便血加紫草 30g，地榆 20g。腹泻加黄连 10g，黄芩 15g。便秘加枳实 10g，大黄 12g。

2. 适应证

中晚期结直肠癌，证属脾虚血瘀、湿热毒蕴。症见：腹胀，腹痛，食少纳呆，便秘或腹泻，便血，肛门排气减少，神疲乏力，舌淡紫，有瘀点，脉细。

3. 使用方法

（1）中药肠安煎，水煎煮后留取药液 200～500mL，保留灌肠，必要时可辨证论治，同时内服，每天 2 次，连续观察治疗，2 周为 1 个疗程。

（2）嘱患者于便后灌肠，灌肠液先置于热水内保持 36～37℃。患者取左侧卧位，导管插入肛门，深度为 15～20cm，将药液缓慢灌入肠道，灌肠完毕后嘱患者臀部抬高约 10cm，保留灌肠液 30 分钟以上再放出，以利吸收。

4. 临床研究

观察肠安煎中药保留灌肠治疗中晚期结直肠癌的临床疗效和安全性。方法：将 60 例结直肠癌患者随机分为中药保留灌肠组和中药内服组，治疗 2 周，观察药物对临床症状、生活质量，以及瘤体、体重等的影响。结果：两组均能改善中医证候，总有效率治疗组和对照组分别为 66.67% 和 63.33%。治疗组在减轻便血、便秘、腹痛、腹胀、腹泻等临床症状，提高生活质量方面，疗效优于对照组（P<0.05）。两组在减轻临床症状食少纳呆、神疲乏力，以及对瘤体的客观疗效上，无统计学差异（P>0.05）。结论：肠安煎中药保留灌肠能明显改善中晚期结直肠癌患者的便血、便秘、腹痛腹胀、腹泻症状，提高生活质量，稳定瘤体。

方法二：协定处方

1. 药物组成

灌肠 1 号：槐花、鸦胆子、皂刺、血竭、白花蛇舌草、大黄、败酱草。

灌肠 2 号：黄芩、黄连、黄柏、苦参、侧柏炭、槐花。

2. 适应证

灌肠 1 号适应证：无手术指征，病灶距离肛门 4cm 以上，有里急后重、脓血便、肛门坠痛者。

灌肠 2 号适应证：术后吻合口炎症持续存在，大便次数频繁，一般情况尚好者。

3. 使用方法

（1）中药浓煎 100mL，高位保留灌肠。

（2）患者取侧卧位，根据肿瘤部位将肛管插入 10～40cm，滴入中药浓煎剂 10mL，每日 1 次，保留时间 2～6 小时（至少 1 小时）。中药浓煎剂滴入后，根据大肠生理走向，让患者采取抬高臀部仰卧位、左侧卧位、臀膝位、右侧卧位等不同体位，使药液充分到达病变部位被并被吸收。

4. 使用注意

高位结肠滴注，关键要掌握体位、药物的温度、结肠滴注的深度、药物保留的时间、如何改变体位，以保证药物最大限度地与病灶或手术吻合口接触，促使药物被充分吸收，发挥良好的治疗效果。如果患者的肠道激惹较明显，则在灌肠前 30 分钟服用莨菪碱，以缓解肠道激惹症状，延长药物的保留时间。

方法三：肛门癌外敷方

1. 药物组成

红芽大戟 30g，硼砂 10g，蟾酥 3g，儿茶 20g，松香 30g，雄黄 30g，红升丹 10g，白降丹 10g，白胡椒 10g，血竭 30g，白及 30g，煅石膏 30g 等。

2. 适应证

肛门癌。

3. 使用方法

将上述药物共研细末后混匀，未溃肿物用香油或凡士林调成适量软膏外敷，隔日一换；已溃者直接将药末撒于患处，每日一次。

参考文献

[1]江滨,丁义江. 中医文献对直肠癌病因病机的探讨[J]. 辽宁中医药大学学报,2009,11(4):5-6.

[2]蒋益兰,唐蔚,蔡美,等. 肠安煎保留灌肠治疗中晚期结直肠癌 30 例临床小结[A]. 中国中西医结合学会肿瘤专业委员会. 第 3 届国际中医、中西医结合肿瘤学术交流大会暨第 12 届全国中西医结合肿瘤学术大会论文汇编[C]. 北京:中国中西医结合学会肿瘤专业委员会,2010:716-720.

[3]郭利华. 李斯文教授学术思想和临床经验的总结及对肺癌证治规律的研究[D]. 云南:云南中医学院,2011.

第五节　乳腺癌

一、概述

近 50 年来乳腺癌严重威胁着人们的健康，几乎所有人群的乳腺癌发病率都在上升，平均每年约升高1%，估计全球每年发病患者超过100万。尽管对乳腺癌的治疗已经取得了很大进步，但仍然有25%的患者死于该病。乳腺癌发病的主要因素包括年龄、饮食习惯、乳腺癌家族史、早初潮及晚绝经、未生育者、过量雌激素摄入、电离辐射、BRCA1/2基因突变等。乳腺癌的发病机制复杂，但真正病因尚不明确。20世纪末，人们提出了乳腺癌连续发生过程的"多阶段发展模式"假说。目前，多数学者认为，许多因子，如Wnt-2、c-myc、雌激素受体（ER）、孕激素受体（PR）等与乳腺癌的生长、发展、转移有关，但具体机制并不清楚。

乳腺癌的主要治疗手段有手术、放疗、化疗和内分泌治疗。随着乳腺癌普查水平和早期诊断水平的提高，加之临床放射、药物及生物治疗等的发展，乳腺癌治疗开始缩小手术范围，采取综合治疗，总体生存率明显提高。

二、中医认识

乳腺癌在古代中医文献中被称为"乳石痈""乳岩""乳栗"等，古代医书中对乳岩的症状描述大多相似，多数医家描述为初起乳房小肿块，逐渐增大，质地坚硬，推之不移，溃后若泛莲、似菜花等。

1. 病因病机

窦汉卿的《疮疡经验全书·乳岩》曰，"此毒阴极阳衰"，提出阴毒论。朱震亨指出，肝气郁结是乳腺癌发病的原因。《景岳全书》记载："凡脾胃不足及虚弱失调之人，多有积聚之病。"《冯氏锦囊秘录》提出，气血亏虚是乳腺癌发病的重要因素。巢元方强调，毒邪蕴结的作用。《马培之外科医案》曰，"乳头为肝肾二经之冲"，提出肾在发病学的重要地位。陈实功的《外科正宗》曰，"忧郁伤肝，思虑伤脾，所愿不得志者，致经络痞涩"，进一步指出了气郁、气滞是发病的主要病机之一。综上医家医书

之论，病因病机可归纳为：总属本虚标实之证，因虚致实，虚实
相兼，整体虚与局部实互见。正气亏虚、脏腑功能失调是乳腺癌
发病的根本原因；七情内伤、六淫外侵、邪毒留滞是发病重要因
素。乳腺癌患者始终以正气亏虚为本，以气滞、血瘀、痰凝、邪
毒内蕴为标，其中又以痰瘀互结为发病主要机制。

2. 治则治法

在治疗方面新安医学奠基人汪机指出："患者或责效大速，
或不戒七情，俱难治。"清朝著名医家吴谦也认为："乳岩初期，
若患者果能清心涤虑，静养调理，庶可施治。"元代朱丹溪曰：
"乳岩治疗应在调养情志的同时兼以本草单方青皮汤，间以加减
四物汤，行以经络之剂。"明代著名医家龚廷贤提出："初起多服
疏气行血之药，须情思如意，成疮如岩时五灰膏去腐生新，宜服
十味流气饮。"清代《外科集验方》提到："治乳痈，清心远虑，
戒暴怒，薄滋味，仍服内托活血行气之药，庶有可生之理。"另
外，《疮疡经验全书》《外科医案汇编》《洞天奥旨》《外科大成》
《疡医大全》《青囊秘诀》等也载有治则和方药分析，这些方剂多
行清肝解郁、培补气血、化痰散结、补益肝肾、清热解毒等原
则，用药各具特色，部分文献记载有外治方法。因此，基本治法
为清心涤虑，辅以行气活血、通经补益。

三、外治方法

方法一：

1. 药物组成

雄黄、老生姜各等分。

2. 适应证

乳腺癌位于体表，或者手术后胸壁复发。

3. 使用方法

将雄黄置于等量老姜内，放在陈瓦上文火焙干至金黄色，研

末，外敷于表面。

4. 注意事项

中药外治乳腺癌主要针对浅表溃疡灶或皮肤转移灶，禁用于针对乳腺肿物进行消瘤或拔毒，否则易造成肿瘤溃破、扩散，延误病情。

方法二：

1. 药物组成

密陀僧、赤芍、全当归、乳香、没药、赤石脂、苦参、百草霜、桐油、香油、血竭、儿茶、川大黄等。(《医宗金鉴》)

2. 适应证

乳腺癌溃烂。

3. 使用方法

将上述药物制成药膏贴之。

方法三：

1. 药物组成

黄柏、土黄连等。

2. 适应证

乳腺癌溃烂、腐臭。

3. 使用方法

上述药物水煎后湿敷患处。

4. 注意事项

保持创面清洁，定时用生理盐水清洗。

方法四：

1. 药物组成

麝香 0.5g，生半夏 3g，丁香 3g，木香 3g。(《肿瘤临证备要》)

2. 适应证

乳腺癌。

3. 使用方法

将上述药物研细末，用薄棉纱包裹，塞对侧鼻孔内。

参考文献

[1]张文雪,叶耀辉,黄慧莲,等. 中医药治疗乳腺癌的研究进展[J]. 江西中医药,2012,43(12):75-78.

[2]郭智涛,司徒红林,任黎萍. 突出中医外治法治疗乳腺癌之我见[J]. 天津中医,2001,18(4):44-45.

第六节　黏膜白斑

一、概述

黏膜白斑是发生在黏膜上的白色斑片，但是作为一种疾病，它主要是指那些以角化过度和上皮增生为特点的黏膜白斑。本病多发生于40岁以上的成人，好发于口腔的下唇、牙龈、颊部及舌背黏膜，食道黏膜，女性的外阴、阴道内或宫颈处，偶见于男性的龟头或包皮两侧。

口腔黏膜白斑为口腔黏膜上以白色为主的损害，不具有其他任何可定义的损害特征，一些口腔黏膜白斑可转化为癌，是国际公认的癌前病变，口腔黏膜白斑与吸烟有密切关系。

外阴白斑是外阴皮肤黏膜失去正常色泽而呈白色，伴有阴部奇痒难忍、疼痛为主要临床特征的常见难治病之一。

长期以来，皮肤病理学家一直把黏膜白斑看成是癌前病变，并认为最终将有20%~30%发展成癌症。事实上，直到今天，医学界对于黏膜白斑病的定义、范围、诊断标准，以及是否为癌前病变尚未形成统一的认识。对于黏膜白斑，目前尚无较好的治疗方法，常规给予抗感染和手术治疗，中医辨证论治疗效确切。

二、中医认识

中医无黏膜白斑的病名，临床上主要根据其表现进行辨证论治。口腔白斑：以口腔黏膜反复溃疡、疼痛为主要临床表现。外阴白斑：以痒为主，发病部位在外阴，体征为外阴呈局限或弥漫性皮肤黏膜变白、退色，表皮粗糙、肥厚、增生、角化，或萎缩、变薄、弹性降低，或粘连、干裂，甚或溃疡、红肿、溃烂等。本病与中医学之"阴痒""阴蚀""阴疮""狐惑"等病证有相似之处。

1. 病因病机

外阴白斑的发生多由外界之风、热、湿、燥邪所伤，而产生外阴之病理变化。中医学认为，前阴者，宗筋之所聚，太阴阳明之所合。精窍通于肾，溺窍通于膀胱。又"冲脉隶于阴阳，胞脉属心而络于胞中"，又"厥阴之脉绕阴器，系于肝""肾开窍于二阴""督脉者，其络循阴器，合篡间是也""筋者聚于阴器，络于舌本，诸筋之会也，又属督脉"。外阴白斑发病的内在因素与肾、肝、心、脾之功能失常，相应之经络、气血失调，以及冲、任、督、带的损伤关系密切。肝肾不足，血虚精亏，脾肾阳虚，肝郁脾虚，湿注下焦，血虚血瘀，生风化燥，致经络阻滞。

2. 治则治法

根据中医整体观和辨证施治原则，现代中医认为，口腔白斑是一种全身性疾病的局部表现，外来的风邪毒邪，包括过寒过热的温度刺激，烟酒、霉菌及局部慢性刺激作用，或七情抑郁动火伤血，均可引起气郁、气滞、气失通畅，则血不行，气血失和，蕴积不散，而致白斑。脾主肌肉，脾主运化水湿，脾开窍于口，若脾失运化，湿停毒郁，发于口腔黏膜，黏膜受湿邪侵蚀，则发白斑。此外，正气虚弱，外邪毒邪乘虚而入亦可发病。故对本病的治疗可采取理气活血、清热解毒、健脾化湿、扶正祛邪等。

三、外治方法

（一）口腔黏膜白斑

方法一：

1. 药物组成

煅石膏9g，煅人中白9g，青黛3g，薄荷1.5g，黄柏2.1g，川黄连1.5g，炒月石18g，冰片3g。

2. 适应证

口腔黏膜白斑，属湿热蕴毒证。症见：白斑颜色偏老偏黄而厚，可伴有局部糜烂、渗液、瘙痒，口干口臭，苔黄舌红，脉象滑数。

3. 使用方法

将煅石膏、煅人中白、青黛各研细末和匀，再用水飞三四次，研至无声为度，晒干，再研细，将其余五味各研细后和匀，瓶装封固，勿令泄气。漱净口腔，用药少许，吹敷患处。

方法二：柳花散

1. 药物组成

黄柏30g，青黛10g，肉桂3g，冰片1g。

2. 适应证

口腔结节性黏膜白斑。

3. 使用方法

将上述药物研末，外搽于患处。

方法三：冰硼散

1. 药物组成

冰片、硼砂（煅）、朱砂、玄明粉。

2. 适应证

口腔黏膜白斑。

3. 使用方法

上述药物研末混匀，加适量蜂蜜调，饭后涂于患处。

方法四：

1. 药物组成

姜黄 30g，山慈菇 20g，紫草 20g，土鳖 10g，山豆根 10g，甘草 10g。

2. 适应证

口腔黏膜白斑、苔藓样变及口腔癌。

3. 使用方法

上述药物浓煎，每次含漱 1~3 分钟，每日 3~5 次。含漱后半小时内勿进食水，睡前含效果更佳。

（二）外阴白斑

方法一：

1. 药物组成

黄柏 15g，苍术 15g，蛇床子 30g，苦参 30g，荆芥 12g，赤芍 6g，红花 6g，黄芪 20g。

2. 适应证

外阴白斑，证属肝经湿热、瘀血阻滞。症见：白斑颜色偏老偏黄而厚，可伴有局部糜烂、渗液、瘙痒，口干口臭，舌红苔黄腻，或有瘀斑，脉象滑数。

3. 使用方法

上药加水煎汤，去渣备用。取药液待其温度适宜时，坐浴，每日 2 次，每剂药可用 2~4 次。若患者对蛇床子、苦参、赤芍过敏，可改用白鲜皮 30g，地肤子 20g，丹参 6g，硬萎型者可加莪术 10g。

方法二：

1. 药物组成

何首乌、生地黄、当归、赤芍、苦参、蛇床子、百部各 30g。

2. 适应证

外阴黏膜白斑。

3. 使用方法

上述药物用纱布包好，放入盆内，用水煎煮 20 分钟后，加雄黄、冰片各 6g，5 分钟后捞出纱布包，熏洗患处 15～20 分钟。每日 1 剂，每剂洗 2 次。

4. 使用注意

治疗期间应禁房事，忌食辛辣刺激性食物。

方法三：

1. 药物组成

蛇床子 10g，鸡血藤 10g，淫羊藿 10g，白鲜皮 10g，土槿皮 10g，野菊花 10g，泽泻 10g，艾叶 5g，花椒 4g，冰片 3g。

2. 适应证

外阴白斑，包括增生型、萎缩型等属于外阴白色病变者。湿热内盛，热蕴阴部与湿浊胶结，日久入络生风，或血虚而生风化燥。治宜杀虫止痒为主，佐以祛风利湿，清热解毒，活血化瘀。

3. 使用方法

水煎，每日 1 剂，于温热时坐浴 10～15 分钟，然后用浸药湿纱布局部热敷 10～15 分钟，同时轻轻揉搓。一般每日 2 次。

参考文献

[1]黄玲. 中药局部外用治疗外阴白斑 21 例临床观察[J]. 江苏中医药,2005,26(11):33.

[2]许文学,杨建宇,李杨,等. 中医治疗癌前病变专题讲座(十五)——黏膜白斑[J]. 中国中医药现代远程教育,2012,10(17):91-92.

第七节　原发性肝癌

一、概述

原发性肝癌（以下简称肝癌）是原发于肝脏的上皮恶性肿瘤，其中超过90%的肝癌为肝细胞癌，其余为胆管细胞型肝癌和胆管癌。导致肝癌的主要因素主要包括乙型肝炎病毒感染、长期接触黄曲霉毒素、饮水污染、酒精性肝硬化等。肝区疼痛、乏力、食欲缺乏、消瘦是最具有特征的临床表现。此外，进行性肝大、脾大、腹水及黄疸是其重要体征。肝癌是高转移潜能的恶性肿瘤，以肺转移最常见，骨、脑、淋巴结转移及腹腔种植转移也较常见。手术治疗是目前早期肝癌最有效的治疗方案，早期不可切除者可行肝移植或局部介入治疗，晚期以化疗及生物靶向治疗为主。

二、中医认识

中医认为肝居胁下，为足厥阴经所系，此外肝胆相表里，足少阳胆经也循行于胁下。肝癌在中医中多属癥瘕、积聚、肝积、臌胀、黄疸等范畴。如《癖黄候》中说："气水饮停滞集聚成癖，因热气相搏，则郁蒸不散，故胁下满痛，而身发黄，名曰癖黄。"《圣济总录》中说："积气在腹中，久不瘥，牢固推之不移者癥也，此由寒温失宜，饮食不节，致腹气虚弱，饮食不消，按之其状如杯盘牢结，久不已，令人身瘦而腹大，至死不消。"又如："心间烦闷，腹中有块，痛如虫咬，此为血黄。"上述所描述"癖黄""癥""血黄"等与肝癌的发生与转归非常相似。

1. 病因病机

肝癌病因病机总分为三类：一为情致所伤，致肝气郁结，气滞血瘀；或肝郁伤脾，脾虚失运，湿滞痰凝；或肝火旺盛，消铄津液，炼液为痰，痰瘀互阻，胶结日久，发为肝积。二为饮食不洁，致脾失健运，痰湿内停。湿邪阻滞气血而致气血不畅、痰瘀交阻，日久蕴毒化热而成肝积。三为素体肝肾亏虚，正气虚弱致气、血、痰、瘀阻滞发为肝积。总而言之，肝癌本质为本虚标实，肝肾两虚为本，气郁、血瘀、痰凝、毒蕴为标。

2. 治则治法

肝癌病位在肝，与肝、脾、肾密切相关。结合虚实夹杂的疾病本质，治疗宜补肝肾、疏肝解郁的同时，辨证论治，针对病理产物行活血、化湿、理气、解毒。

三、外治方法

方法一：膏药外敷

1. 药物组成

白英 100g，丹参 100g，大黄 180g，石膏 250g，明矾 120g，青黛 500g，冰片 200g，马钱子 100g，五倍子 100g，黑矾 60g，全蝎 100g，蜈蚣 100g，紫草 300g，二丑 300g，甘遂 300g，水蛭 60g，乳香 150g，没药 150g，夏枯草 200g。黄酒调和成膏。

2. 适应证

肝癌合并肝区疼痛及腹水。

3. 使用方法

研末制成膏药，敷于肝区，每日一换，7 日为一疗程。

4. 注意事项

有门脉高压、消化道出血倾向患者禁用。皮肤破损处及皮肤过敏处禁用。

方法二：金铠甲膏药

1. 药物组成

当归 400g，人参 400g，白术 400g，川芎 400g，丹参 400g，

鸡内金 500g，全瓜蒌 500g，鳖甲 500g，皂刺 500g，水蛭 600g，全蝎 600g，细辛 600g，透骨草 300g，冰片 100g，明矾 100g。熬膏浓煎，加白及粉调成糊状。

2. 适应证

肝癌伴肝区疼痛。

3. 使用方法

上药制成膏剂，涂于神阙穴、肝俞穴及疼痛处。

4. 注意事项

孕妇禁用，皮肤破损处及皮肤过敏处禁用。

方法三：消胀止痛膏

1. 药物组成

血竭 15g，冰片 10g，红花 10g，乳香 12g，没药 12g，沉香 15g，雄黄 3g。（山东中医药大学附属医院肿瘤科）

2. 适应证

中晚期肝癌伴肝区疼痛、腹胀。

3. 使用方法

研末，以醋或香油调为糊状，外敷在剑突下至右肋下锁骨正中线处或有肿块疼痛处，每 2 日换 1 次。

方法四：外敷止痛方

1. 药物组成

蟾蜍 30g，丹参 30g，大黄 60g，青黛 40g，全虫 20g，蜈蚣 20g，二丑 50g，甘遂 50g，乳香 50g，没药 20g。

2. 适应证

肝癌合并腹水者。

3. 使用方法

食醋 1000mL，文火熬至 1/4，与上药研末调糊状敷于腹部。

参考文献

[1]李岩.肿瘤临证备药[M].北京:人民卫生出版社,1980.

［2］殷向怡. 中医穴位贴敷治疗肿瘤的机理研究和临床应用［J］. 世界最新医学信息文摘,2015,15(77):104 – 105.

［3］朱海洪,姜国盛. 中药内外治疗中晚期肝癌 38 例［J］. 中医杂志,2002(8):609.

第八节　前列腺癌

一、概述

前列腺癌是西方发达国家常见男性恶性肿瘤,相关数据显示,前列腺癌占男性新发癌症的 26%,排名第一,而病死率仅次于肺癌。随着我国人口老龄化加剧,生活方式及饮食结构逐渐西化,前列腺癌近 10 年的发病率呈明显上升趋势,且主要集中在老年患者。

现代医学治疗前列腺癌可行放化疗、内分泌治疗、免疫治疗、靶向治疗,早期前列腺癌可行前列腺切除术或根治性放疗,而对于晚期前列腺癌,内分泌治疗仍是目前的主要治疗方法。中药联合治疗,尤其对去势治疗抵抗性前列腺癌,显示出在维持患者生活质量、延长生存时间方面的优势。

二、中医认识

前列腺癌在古代中医学中未见系统描述,散见于淋证、癃闭、肾岩、血证等相关记载中。结合中医理论"肾藏精,主生殖,开窍于前后二阴"及前列腺的解剖位置和功能,中医认为前列腺由肾所主,居下焦。《灵枢·经脉》曰:"肝足厥阴之脉,起于大趾丛毛之际……循阴股,入毛中,过阴器,抵小腹,夹胃,属肝。"前列腺为肝经循行,与脾胃关系密切。此外,"肾主骨生髓",肾精不足,髓无以生,骨无所养,痰湿毒邪易乘虚入骨,蕴阻骨络，久之形成骨转移瘤。

1. 病因病机

《素问·上古天真论》曰：男子"八八，则齿发去……今五脏皆衰，筋骨解堕，天癸尽矣。故发鬓白、身体重，行步不正而无子耳……男不过尽八八，女不过尽七七，而天地之精气皆竭矣。"肾为先天之本，因劳倦过度、久病体虚、肾气失养，加之年老体衰，致年老之人肾气亏虚，元气衰败，是形成前列腺癌的基础。脾肾亏虚，气血津液运行失常而形成痰湿血瘀，反过来痰湿血瘀阻碍气机调达，进而影响脾肾功能，二者互为因果。所以前列腺癌为脾肾亏虚为本、痰瘀互结为标的本虚标实之证。

2. 治则治法

前列腺癌治疗需兼顾"正""邪"两个方面，"正"为脾肾亏虚之本，"邪"为痰瘀互阻之标。治疗宜补肾健脾、祛瘀化痰并用。通过温经通络、活血化瘀、调补肝肾，缓解疲乏、尿频、尿急、腹胀等前列腺癌常见症状，降低前列腺特异性抗原（PSA），控制前列腺癌发展。

三、外治方法

方法一：温通穴位贴

1. 药物组成

炒芥子 2g，细辛 3g，醋甘遂 3g，炙元胡 6g，桂枝 3g，檀香 3g。（中日友好医院中西医结合肿瘤内科）

2. 适应证

前列腺癌阳虚痰湿证。

3. 使用方法

①患者取坐位或仰卧位，清洁贴敷部位皮肤。②将温通穴位贴贴于双侧三阴交穴位上。③连续贴 5 天，休息 2 天，每天贴敷 6~8 小时，14 天为一疗程。

4. 注意事项

①有皮肤过敏及接触性皮炎等严重皮肤病、对贴敷药物成分及胶布过敏患者禁用。②敷后局部有温热感或皮肤出现发红、灼热、疼痛时可提前取下。③凡贴敷后出现过敏反应者，勿再次贴敷。④在贴药当日饮食宜清淡，戒烟酒，忌食辛辣刺激性食物及海鲜、牛肉、狗肉、韭菜等，以减少不良反应的发生。

方法二：消瘀散结灌肠剂

1. 药物组成

山慈菇、夏枯草、莪术、虎杖各 30g，吴茱萸 15g。（广州中医药大学第一附属医院）

2. 适应证

前列腺癌。

3. 使用方法

上药煎煮过滤，100mL 保留灌肠，每日 2 次，60 天为一个疗程。

参考文献

［1］Chen W，Zheng R，Baade PD，etal. Cancer statistics in China，2015［J］. CA Cancer J Clin，2016，66（2）：115 - 132.

［2］陈铭，高松占，蔡甄波. 消瘀散结灌肠剂治疗晚期前列腺癌 18 例［J］. 甘肃中医，2007（7）：42 - 43.

第十章　温经通络中医外治法

　　笔者根据常见肿瘤并发症"本虚标实"的病机特点，认为肿瘤的发生与脏腑经络密切相关，随着肿瘤进展和治疗，癌性疼痛、恶性胸腹腔积液、放化疗不良反应等各种肿瘤并发症，进一步加重肿瘤患者元气虚损、经络不通的病变，创新性地运用中医外治以通为补、标本兼治的理论，在国内率先以"温经通络"为基本治法，创建中医外治肿瘤并发症 12 项关键技术，为肿瘤并发症治疗拓展了新的理论和方法，并通过临床多中心随机对照研究，证明温经通络法外治多种疑难肿瘤并发症疗效显著，提高肿瘤患者生活质量，延长生存期，填补多项肿瘤并发症治疗的空白。同时，创建中西医结合治疗癌性疼痛疗效评价的新方法，解决中药止痛疗效评价的客观性和伦理性问题，并纳入国家中医药管理局专科临床路径。温经通络法外治肿瘤并发症关键技术在临床应用 30 余年，惠及海内外广大患者。除前文叙述各种并发症之外，下面介绍几种温经通络特殊外治疗法。

第一节　经络疏通疗法

一、概述

　　经络疏通疗法是一系列基于经络理论、气化理论的治疗方法，采用针、灸、罐、熨四法合为一体，通过疏通经气、激发元气，以实现调气和血、温阳培本的目的，临床适用于肿瘤放化疗所导致的疲乏、消瘦、四末不温、恶风寒、贫血、免疫功能低下等症状及亚健康状态。

二、作用机理

经络疏通疗法主要治疗部位包括足太阳膀胱经、合谷穴、太冲穴及气海穴。足太阳膀胱经为一身之藩篱，《黄帝内经》称之为"巨阳"，能够统领、输布全身的阳气。《伤寒论》中亦以太阳病为诸病之首、诸病之始，其本证、变证亦属最多。另一方面，十二经的正常运行又基于元（原）气的正常运动，《难经》有"（肾间动气）此五脏六腑之本，十二经脉之根，呼吸之门，三焦之原"的认识。

八髎穴最早出自《素问·骨空论》："腰痛不可以转摇，急引阴卵，刺八髎与痛上，八髎在腰尻分间。"八髎穴位于骶骨后部，包括上髎、次髎、中髎和下髎4穴，依次对称分布在第1至第4骶后孔。八髎穴局部主治腰骶区和盆腔各器官相关的疾病，又因其在足膀胱经之上，根据"经络所通，主治所及"的中医理论，可治疗头项部、下肢疾病。因此，八髎穴可应用于妇产科疾病、男性生殖系统疾病、膀胱功能失调、运动系统疾病等多种疾病的治疗。

合谷和太冲，左右共四穴，合称四关。明代医家徐凤在《针灸大全》注言："四关者，五脏有六腑，六腑有十二原，十二原出于四关，太冲、合谷是也。"开四关，即是针灸取穴双侧合谷、太冲。"关"是门户、关卡的意思，四关位于人体左右上下四个位置，以针刺"开四关"，气机得以升降流通、上下调达，正是符合"左右者，阴阳之道路也"。

肿瘤患者因放化疗引起诸多神经系统、免疫系统功能性病变，如乏力、疼痛、恶风寒等，从经络理论与气化理论的层面上，均是元气与阳气的生成与输布问题，因此通过经络疏导疗法，激发肾气，达到"气血流通、百病不生"的目的。

三、方法与操作

1. 罐

患者取俯卧位，将"溃疡油"均匀涂抹于患者腰背部并走罐，至局部皮肤泛红而不出痧为宜（若出痧则会影响后续治疗）。

2. 熨

擦净腰背部将加热后的药熨袋（由生黄芪、苏叶、柴胡、檀香、乳香、艾叶、白芷、桂枝等药物组成）敷于患者夹脊穴与八髎穴20分钟。

3. 针、灸

患者取仰卧位，针刺双侧合谷穴、太冲穴，同时艾灸气海穴。针、灸均进行30分钟。

以上治疗连续进行3天，每3周治疗1次，3次为一疗程。

四、验案举隅

1. 化疗后白细胞减少

刘某，女，44岁。卵巢癌化疗后，为行下一周期化疗入院，查白细胞2.7×10^9/L，因白细胞水平偏低，不能化疗。患者面色暗黄，少气懒言，舌质淡胖，脉沉细，证属阳气不足，予经络疏通疗法治疗，药熨夹脊穴、八髎穴，针四关、灸气海。治疗3天后患者精神明显转佳，面色有红润之象，查血常规提示白细胞水平10.2×10^9/L，顺利完成化疗。

2. 顽固性湿疹

李某，女，49岁。全身反复多发湿疹10年，就诊时可见背部及双臂、双腿背侧多发深褐色湿疹，成片状，患者自诉周身湿疹加重半年余，阵发性瘙痒难耐，夜间瘙痒较重，严重时影响睡眠。观其湿疹部位，以后背、双腿前侧为主。望其面色暗淡无华，舌质暗淡、苔薄白水滑，双脉沉细，但形体壮实，语声洪亮。此系元气鼓动不利，阳气被郁，气血流行不畅所致，故建议其行经络疏导疗法。治疗 1 次（连续 3 天）后瘙痒大减，皮疹形状稳定，眠可，食欲好转。随访 3 周，3 周后复诊见皮疹大部分消退，只留瘢痕，诉治疗后瘙痒症状基本缓解，纳眠可。

第二节　温通穴位贴

一、概述

温通穴位贴是中日友好医院中西医结合肿瘤内科特有的院内制剂，由白芥子、细辛、姜黄、甘遂、元胡、桂枝、檀香等中药组成，具有温阳化痰、散寒通络的作用，故名为"温通穴位贴"。

二、作用机理

肿瘤的临床表现存在多样性，因此中医治疗肿瘤在临床辨证施治时也有痰、湿、瘀、毒、虚之别。但无论是古籍文献抑或是现代研究均表明，阳气不足、寒凝瘀滞是癥瘕积聚或肿瘤发生的重要机制。因此，肿瘤的中医治疗经常不离"温"和"通"。

不同肿瘤患者，虽然肿瘤发生部位不同，但根据中医辨证论治的原则，同为阳虚痰湿、邪阻经脉的患者，均可采用温通穴位贴外用治疗，表现了中医"异病同治"的思想理论。温通穴位贴治疗肿瘤是建立在中医经络理论体系基础上的。中医整体观念认为，以五行学说、藏象学说及经络学说为核心，达到"外治及里，控制肿瘤"的目的。中医内服外治、攻补兼施，重在调理人体的平衡状态，改变肿瘤内外不良环境，促进人体气血通畅、阴阳平衡，方可发挥中医药控制肿瘤的功效。同时根据经络循行与脏腑的对应关系，针对不同症状表现，选取不同穴位治疗，可以达到更好疗效，使得温通穴位贴在临床应用时具有起效快速、作用持久、使用方便的特点。

三、临床应用

温通穴位贴在肿瘤临床中的应用较为广泛，包括应对肿瘤并发症、治疗西医治疗副反应以及辅助治疗肿瘤等多方面，以下就温通穴位贴的主要应用进行简要论述。

1. 疼痛

中医认为凡是疼痛均可分为"不通则痛"和"不荣则痛"两类病机，其中不通则痛为实证，多因寒凝、瘀血等原因所致，而不荣则痛为虚证，多因气血不能充养脉络所致。可见，大部分疼痛的病因病机仍为阳气不足、寒凝瘀滞，其治则与温通穴位贴相符。故温通穴位贴在临床常用于各种恶性肿瘤引起的疼痛，轻度疼痛可以单独使用，中重度疼痛可以联合阿片类药物，达到缓解疼痛并减少西药用量的效果。

用法方面，针对不同的疼痛，常以阿是穴为主，在疼痛局部进行贴敷，使药物温通之力直达病所，也可配合取疼痛部位所在经脉的原穴或合穴，以便更有效地激发经气，标本同治。局部取穴通常根据疼痛范围大小选取 1~3 个穴位，使用前清洁局部皮肤，每天贴敷 6~8 小时，用药 5 天，休息 2 天。若出现皮肤过敏症状则停止使用。

2. 化疗药物所致周围神经炎

化疗药物如紫杉醇、铂类、长春新碱等在治疗恶性肿瘤的同时，会导致一定程度的周围神经炎，临床常见症状为化疗后的手足麻木、感觉异常。此类病人常伴有肢端皮肤苍白或变黑症状，且触碰温度较低物体时麻木疼痛加剧。中医认为该症状病机为寒凝瘀阻，病属药毒范畴，因化疗药物影响，寒邪凝滞于经脉，气血随之停滞，气血不能布达四末，故见四末不荣而麻木疼痛，且遇寒加重，故临床也可用温通穴位贴予以治疗。通过其温阳散寒的功效使患者机体组织的气血得以畅通，改善病证。

治疗方面，取穴多以肢端阳经原穴为主，原穴是元气在各经留止之处，最能激发强化该经气血。取阳经原穴、配合药物温通之力，能够更快地达到温阳散寒、行气通络之效。

3. 腹胀

肿瘤患者在治疗过程中常常会出现腹胀，多因手术、腹腔转移等原因所致，有研究显示，术后腹胀的各种中医外治法中，穴位敷贴的疗效最为显著。针对病属痰湿阻滞的腹胀患者，临床常应用温通穴位贴治疗。此类患者临床常伴有乏力、嗳气、纳差、头晕等症状，其舌象常表现为厚腻苔。多因痰湿阻滞脏腑气机，导致气机升降失常，引起腑气不通，因此治疗上可以理气化痰为法。由于腹胀患者常伴有进食困难，中医外治法凸显出独特的优势。

治疗痰湿阻滞型的腹胀，临床多选取气海、足三里及三阴交穴进行贴敷；气海为肓之原穴，能主脘腹胀满、大便不通等；配合足阳明合穴足三里，能够促进"多气多血"的阳明脉更好地运化痰湿。此外，加用三阴交穴取"阴中求阳"之意，同时也能促进痰湿之邪从水道而出。

4. 浅表肿瘤

浅表肿瘤多指恶性肿瘤转移或源发自皮下组织的肿瘤，其质地坚如石子，推之不移，中医认为多属阴寒凝滞气机，病邪或痰或瘀，常因病情已属晚期而无法手术治疗。因其阴寒之性，故通过放疗联合局部的温通穴位贴敷，可以达到逐渐缩小肿瘤并减轻或消除疼痛的效果。

临床应用时可直接将温通穴位贴贴于肿物表面，根据肿物大小可贴敷 1～3 贴，但应注意体表肿物伴有皮肤破溃者不宜使用。另外，如炎性包块、软组织损伤造成的瘀血肿胀等浅表肿物，需加以辨证，若证属阳热则不宜使用温通穴位贴治疗。

5. 前列腺癌

近年来，前列腺癌在我国的发病率有明显上升趋势，对于晚期激素抵抗性前列腺癌，尚缺乏除放化疗外较有效的药物治疗手段。中医认为，前列腺癌的基本病机是精气不足为本、气郁痰凝为标，因此在补益精气的同时予温通穴位贴温阳化痰，达到标本同治的效果。

针对前列腺癌常独取三阴交穴，因其"主诸阴位之病"，足厥阴肝经、足太阴脾经、足少阴肾经同调，温肾健脾疏肝，对于肝肾亏虚所致的精气不足，于三阴交穴行温阳化痰之法，既能借三阴交滋阴养精，又可借药物开痰以通补虚之路，标本同治，临床配合西医治疗，常能达到降低前列腺特异性抗原（PSA）、缩小肿瘤或长期稳定病情的疗效。

四、验案举隅

1. 温通穴位贴治疗癌性疼痛

患者李某，男，45岁。直肠癌晚期、肝转移、多发骨转移。来诊时诉下腹痛、肝区及腰背痛明显，呈持续性，影响睡眠及工作，NRS评分7分。日常口服奥施康定30mg，12小时1次，有时未按时服药，止痛效果不理想。自诉出现阵发性疼痛加剧时加服盐酸吗啡片10~20mg可控制疼痛，每日暴发痛次数≤2次。

首先进行癌痛教育，规范奥施康定用法，加用温通穴位贴配合奥施康定，将温通穴位贴贴于肝区及背部阿是穴，每日保留8小时，每天换药1次。治疗次日疼痛明显减轻，NRS评分5分，4天后疼痛控制良好，未出现暴发痛，无需加服盐酸吗啡片。

2. 温通穴位贴外治前列腺癌

李某，82岁。因病理性骨折发现前列腺癌伴多发转移，查PSA17ng/mL，在内分泌治疗过程中出现消瘦、乏力、纳差、尿频、尿急，夜尿10余次，因夜尿而至失眠，精神差，故求中医治疗。观患者形体瘦弱，语声低微，舌淡暗，脉沉细。予患者内服温肾活血中药，并予温通穴位贴贴敷双侧三阴交穴，治疗1周后夜尿转为4~5次，1个月后夜尿控制，睡眠可连续6小时，精神转佳，乏力、食欲亦大有改善。原法继续治疗3个月，查PSA已降到2.6ng/mL。

参考文献

[1]何新慧,朱娇玉,吴中平.历代文献癥瘕、积聚证治计算机分析[J].上海中医药杂志2004,38(11):62－64.

[2]孙秉严,孙丽赢.孙秉严治癌40年经验集[M].北京:华龄出版社,1997.

[3]陆家星,周红光.从温法论治肿瘤思路探讨[J].辽宁中医杂志,2019,46(5):941－943.

[4]丁美祝,胡佩欣,申倩,等.中医外治法缓解腹部术后腹胀有效性的网状Meta分析[J].广州中医药大学学报,2019,36(7):1039－1044.

[5]陈峨霞,张宁苏.恶性肿瘤体表转移肿物的中医外治法[J].中医药学刊,2003(6):981.

[6] Fujita K,Nonomura N. Urinary biomarkers of prostate cancer[J]. Int J Urol,2018,25(9):770－779.

[7]曾庆琪.前列腺癌的中医药诊治[J].中国肿瘤外科杂志,2019,11(5):309－312.

第三节　通络散洗剂

一、概述

通络散是由中日友好医院中西医结合肿瘤科经过多年的临床实践与实验研究研制的外用制剂，由老鹳草、川乌、桂枝、红花、淫羊藿等组成，主要有"温经通络，活血化瘀"功效，根据中医"异病同治"的理论，可用于治疗多种临床疾病，最常用于治疗手足综合征、手足皮肤反应及化疗后周围神经毒，此外也可用于术后皮下积液、足跟痛、乳腺癌术后淋巴结肿大等。

二、作用机理

中医认为无论化疗、生物靶向治疗所致皮肤毒性，还是化疗引起周围神经毒，均属"痹症""血痹"的范畴。《素问·五脏生成》曰："血凝于肤者为痹。"《杂病源流犀烛》曰："麻，气虚是本，风痰是标；木，死血凝滞于内，而外夹风寒，阳气虚败，不能运动。"《医学原理》曰："有气虚不能导血荣养筋脉而作麻木者，有因血虚无以荣养筋肉，以致经隧涩而作麻木者。"抗癌药物多是毒邪，损伤正气，气血不足，则肌肤失养，故见手足麻木、感觉迟钝；气为血之帅，血为气之母，气虚则血停，血停则瘀阻，不通则痛，故见手足的疼痛；血瘀、血虚肌肤失养，加之化疗毒邪侵蚀而致血败肉腐，故对久痹络病的治疗着眼于"通"字，"惟通则留邪可拔"。

三、功能主治

通络散主要起到温经通络，活血化瘀的作用。主要用于化疗或靶向治疗引起的手足综合征及手足皮肤反应、化疗致周围神经毒、术后皮下积液、足跟痛、乳腺癌术后淋巴结肿大等属血瘀寒凝者。

四、组成及用法

1. 方药
老鹳草、川乌、桂枝、红花、淫羊藿。
2. 用法
将中药煎煮约1000mL，取药液，恒温（35~40℃）泡洗手足，尽量将药液浸没病变部位，每次 20 分钟，每日 2 次，5 天为一疗程。泡洗后可适当涂抹尿素软膏或凡士林。

3. 注意事项

（1）控制好温度，自觉舒适即可，对于感觉异常患者，注意防止水温过高导致烫伤，化疗致周围神经毒患者禁凉水接触及泡洗。

（2）若出现皮肤发痒、红肿、脱屑等过敏反应，立即停止泡洗，清洗干净后外涂苯海拉明霜抗过敏，若情况严重请及时就医。

五、验案举隅

通络散外治奥沙利铂引起的重度周围神经毒性

洪某，男，72 岁。2009 年 11 月在外院行肠癌根治术，术后病理为：①直肠见直肠隆起型中分化腺癌伴大量黏液分泌，肿瘤侵犯肌层达纤维膜脂肪组织，基底切缘未见癌。②乙状结肠盘状隆起型中分化腺癌，肿瘤侵犯肌层达浆膜脂肪组织淋巴结转移癌7/14。③升结肠肿物为绒毛状管状腺癌，切缘未见肿瘤。患者于 2009 年 12 月开始行 FOLFOX 方案化疗 10 周期，奥沙利铂150mg + 5 -Fu 3500mg + LV 100mg，共 6 个周期，其中第 6 次化疗期间患者出现手足麻木，临床诊断为周围神经毒性反应，该次化疗结束休息约 1 个月后上述症状缓解，遂继行化疗 4 个周期，至 2010 年 5 月 12 日化疗结束。该患者出现了手足的麻木症状加重，根据其临床表现，参照美国国家癌症研究院制定的周围神经毒性标准（0 级：无；1 级：轻度感觉异常，腱反射减退；2 级：轻、中度感觉迟钝，中度感觉异常；3 级：重度感觉异常伴功能障碍）。该患者周围神经毒性反应当属 3 级。给予通络散外治 2 个疗程后，患者手足麻木症状缓解，评价为 0 级。治疗结果为治愈。

参考文献

[1]娄彦妮,贾立群,邓海燕,等.外用通络散治疗奥沙利铂化疗致周围神经毒性的临床研究[J].北京中医药,2008(4):258-260.

[2]娄彦妮,陈信义,田爱平,等.中医外治化疗性手足痛的多中心、随机、对照临床研究[J].北京中医药,2013,32(4):261-265.

[3]娄彦妮,田爱平,张侠,等.中医外治化疗性周围神经病变的多中心、随机、双盲、对照临床研究[J].中华中医药杂志,2014,29(8):2682-2685.

[4]娄彦妮,陈信义,田爱平,等.通络活血法外用治疗化疗性手足综合征临床研究[J].辽宁中医药大学学报,2013,15(4):68-70.

第四节　舌痛调护法

一、概述

中日友好医院中西医结合肿瘤科多年来致力于中医肿瘤学研究,在临床和科研实践中建立了中医临床舌象数据库,并对相应数据库进行分析,其中舌痛虽不是临床常见舌诊的病证,却给病人生活质量造成了严重的影响。基于舌诊临床数据库,结合中医理论对舌痛进行中医的辨证与分析,以虚实为纲,针对病机给出内服及外用的治疗方法。

舌痛症,是以舌体烧灼样疼痛为主要症状的疾病,现代医学称之为"灼口综合征",又称舌感觉异常、舌黏膜感觉异常等,其表现常无特征性的组织学改变,临床常以舌体灼痛或刺痛为主症,伴有味觉异常、口腔异物感、胃脘不适、情志不遂等症状,甚则影响饮食和睡眠。舌痛症的病因尚不明确,故现代医学仅以神经性疼痛治疗该病,治法以营养神经为主,疼痛剧烈者予封闭治疗,且疗效不甚理想。单纯舌痛发病率较小,剧者更甚,因此中医古籍中缺乏对舌痛症的论述，也缺少对其的中医辨证与治疗经验。

以舌炎——舌体黏膜溃疡为主要表现的疾病，应与舌痛症相鉴别。舌炎因其临床表现伴有明确的创面，在中医认识中不可归属于舌痛，而多属"疮疡"范畴。

二、作用机理

舌痛不仅是舌体的一个病变，而是牵涉全身，是全身病理状态的一个局部的、外在的表象。其症状表现在舌体局部，故其根本病机为舌体之"络病"。舌痛亦属痛证范畴，凡疼痛之症，究其根本皆属络脉不通所致，其病性可分为虚实两部分，即气血津液亏虚之不荣则痛和气血壅滞之不通则痛，津亏络损型舌痛，病位多在脾胃。《灵枢·经脉》言"脾足太阴之脉……连舌本，散舌下"，揭示了从经脉上与舌关系最密切者为脾，更进一步提出"是主脾所生病者，舌本痛"，明确指出舌痛是脾经病变所致。脾胃是"气血生化之源"，而脾胃有疾则水谷津液不得化，脾土虚损，运化失司，津液亏虚，循经上犯，脉络不荣，而见舌痛之症。

在虚实辨证的基础上，还当关注虚证舌痛多夹杂实邪。叶天士在《临证指南医案》中提出："初病在经，久病在络……经主气，络主血"，故临床久痛不愈之舌痛，常伴有瘀血，临床表现出舌体刺痛、舌质紫暗甚至出现瘀斑瘀点，故治疗时亦可辅以活血化瘀之法。此外，在现代医学实验中，采用川芎嗪和低分子右旋糖酐交替使用治疗舌痛，观察其血液流变学检查发现，在症状有明显缓解的同时，患者血液成分及流动等有异常改变，在一定程度上反映了舌痛症的内在病理基础；也有研究表明，舌部的微血管炎是造成舌痛症的重要因素，这些基础研究为寻找舌痛症的中医病机提供了有力的支持。

由临床数据可以初步看出，在数量方面舌痛症患者多证属津亏络损型，占比 76.8%，且病程较长，结合此类患者多兼有瘀血，符合"久病入络"的中医病理过程。

对于瘀血阻络型舌痛，笔者创立外用"舌痛含漱液"，以络石藤消肿止痛，配合桂枝、白芷祛风通络，再辅以麦冬、栀子育阴，以防火热，寒热并用，煎汤含漱，于早晚清洁口腔后含漱 10~15 分钟，充分发挥外治法局部治疗效专而力宏的特点，并以内服与外治相结合、整体辨证与局部辨证相结合，达到标本同治的目的。

三、研究证据

中日友好医院肿瘤科门诊收治 82 例舌痛患者，经舌痛含漱液加减治疗 4 周后随访并进行疗效评价，总有效率为 93.9%。疗效评价标准——痊愈：舌痛完全消失；有效：舌痛发作频率较治疗前减少 50% 以上，且疼痛 NRS 评分在 3 分以下；无效：舌痛发作频率较治疗前减少未达 50%，或疼痛评分未下降至 3 分以下。具体结果如下：

	总数	痊愈	有效	无效
例数	82	20	57	5
占比	100%	24.4%	69.5%	6.1%

四、验案举隅

高某，女，40 岁。舌体反复疼痛近 1 年，无明显溃疡，每于进食时疼痛加剧，NRS 评分 8 分。患者诉一年来舌面反复疼痛，疼痛性质无法形容，时重时轻，严重影响进食。曾于口腔科、消化科、疼痛科多次就诊，均诊为"神经性疼痛"，予口服甲钴胺等营养神经治疗无效，后行封闭治疗疼痛可缓解，但 2 周后疼痛如前。观患者体态偏瘦，肌肉不丰，可见因舌痛影响进食以致营养情况不佳。平素口干、纳呆、腹胀、略有嗳气，眠可，二便调。望其舌紫暗，苔薄白有裂纹，切其脉细。证属脾失健运，阴虚津亏，舌络不荣而见舌痛，故以沙参麦冬汤内服滋阴生津，又因患者舌紫暗且久病，必有瘀血阻络，故加用"舌痛含漱液"外治内服兼顾。嘱患者早晚清洁口腔后各含漱 10～15 分钟，晚上含漱后勿饮水进食。2 周后患者舌痛减轻，可正常进食，食欲恢复。4 周后舌痛消失，腹胀、嗳气等症状亦有所缓解。

　　舌痛的中医治疗缺乏详细可循的古籍文献记载，历代医家在其著作中缺少对该病的论述，更缺少专述供后人参考。但通过中医整体理论的分析，加之临床实践与观察，可将舌痛一症大致分为津亏络损证、火热灼络证、瘀血阻络证三种证型，其中瘀血阻络证多夹杂于津亏络损证中，且各证型有较明显、易区分的典型伴随表现，故只要抓住辨证要点，内服与外用并举，进行中药治疗相较于西医治疗有着较为显著的疗效。

参考文献

[1] Lopez - Jornet P, Camacho - Alonso F, Andujar - Mateos P, etal. Burning mouth syndrome：update [J]. Oral Health Dent Manag, 2014，13(2):418 - 424.

[2] Coculescu E C, Tovaru S, Coculescu B I. Epidemiological and etiological aspects of burning mouth syndrome [J]. J Med& Life, 2014, 7(3):305 - 309.

[3] Gurvits G E, Tan A. Burning mouth syndrome [J]. World J Gastroenterol, 2013, 19(5): 665 - 672.

[4] 廖喜珍. 活血化瘀治疗舌痛症的血液流变学观察[J]. 口腔医学研究,2006(3):286、294.

[5] 刘振卿,李辉,刘天国,等. 活血化瘀治疗舌痛症的临床研究[J]. 华西口腔医学杂志,1997,13(1):552.